高齢者のための
和漢診療学

編集
寺澤捷年
富山医科薬科大学大学院教授

医学書院

高齢者のための和漢診療学

発　行	2005年 1 月 6 日	第 1 版第 1 刷ⓒ
	2014年 8 月15日	第 1 版第 3 刷

編集者　寺澤捷年（てらさわかつとし）
発行者　株式会社　医学書院
　　　　代表取締役　金原　優
　　　　〒113-8719　東京都文京区本郷 1-28-23
　　　　電話　03-3817-5600（社内案内）
印刷・製本　真興社

本書の複製権・翻訳権・上映権・譲渡権・公衆送信権（送信可能化権を含む）は㈱医学書院が保有します．

ISBN978-4-260-12730-1

本書を無断で複製する行為（複写，スキャン，デジタルデータ化など）は，「私的使用のための複製」など著作権法上の限られた例外を除き禁じられています．大学，病院，診療所，企業などにおいて，業務上使用する目的（診療，研究活動を含む）で上記の行為を行うことは，その使用範囲が内部的であっても，私的使用には該当せず，違法です．また私的使用に該当する場合であっても，代行業者等の第三者に依頼して上記の行為を行うことは違法となります．

[JCOPY] 〈㈳出版者著作権管理機構　委託出版物〉
本書の無断複写は著作権法上での例外を除き禁じられています．
複写される場合は，そのつど事前に，㈳出版者著作権管理機構（電話 03-3513-6969，FAX 03-3513-6979，info@jcopy.or.jp）の許諾を得てください．

編　集
寺澤　捷年　千葉中央メディカルセンター・和漢診療科部長

編集協力
田原　英一　麻生飯塚病院・漢方診療科部長

執筆者一覧(執筆順)

寺澤　捷年　千葉中央メディカルセンター・和漢診療科部長
田原　英一　麻生飯塚病院・漢方診療科部長
川俣　博嗣　高名清養病院
久永　明人　筑波大学大学院講師・精神医学
古田　一史　金沢聖霊総合病院(漢方内科・内科・健診センター)
佐藤　伸彦　ものがたり診療所・所長
古谷　陽一　市立砺波総合病院・東洋医学科
三潴　忠道　飯塚病院東洋医学センター所長
野上　達也　富山大学附属病院和漢診療科
萬谷　直樹　ベイサイドクリニック院長
金木美智子　金木クリニック院長
引網　宏彰　富山大学大学院医学薬学研究部・和漢診療学講座
南澤　潔　亀田メディカルセンター・東洋医学診療科部長
林　　克美　とさクリニック
伊藤　隆　鹿島労災病院和漢診療センター長
野崎　和也　沼津市立病院・総合内科医長
長坂　和彦　諏訪中央病院東洋医学センター部長
小暮　敏明　社会保険群馬中央総合病院・和漢診療科部長
松浦　伸　北聖病院・和漢診療科
貝沼茂三郎　九州大学医学部附属病院総合診療科・臨床講師
横山　浩一　証クリニック神田院長
山本　樹　サンバリー高岡病院病院長
下手　公壱　斐川中央クリニック院長

序に寄せて

富山医科薬科大学大学院 医学系研究科教授(COE) 寺澤捷年

　私は現在，富山医科薬科大学が申請し採択された文部科学省のCOEプログラムの推進責任者に任じられている。COEはCenter of Excellenceの略称で，「卓越した教育研究拠点」を意味するが，世界的な教育研究拠点となるにふさわしい拠点形成に対して，文部科学省が5年間にわたり集中して研究費を投入する国家プロジェクトである。

　私どものプログラムの課題名は「東洋の知に立脚した個の医療の創生」である。これは漢方医学に代表される東洋の叡智を動員して西洋医学との融和を図り，患者の個別性を認識した，新たな医療の枠組みを創生しようとするものである。

　本書はこのCOEプログラムの一環として企画されたものであり，高齢社会を迎えたわが国の医療の中で，漢方医学の知恵を活用していただくための具体的方法を「現場の経験」に基づいてまとめたものである。従来の内科学書や老年医学の教科書とは大いに趣を異にしているが，これは現場のニーズを反映した必然の結果である。執筆者はCOEの中核を担う富山医科薬科大学医学部・和漢診療学講座とその連携施設の医師たちであるが，いずれも高齢者医療の豊富な現場経験を持つ面々である。

　和漢診療学という学問は私どもが開拓した領域であるが，その理念は漢方医学に固執するのではなく，これと西洋医学の異なったパラダイム（思考の枠組み）の融和を図ることによって，より弾力性に富んだ治療学を形成することにある。具体的には，目前の患者に「個別的」で「最も有効・安全」で，より「根本的」に対処し，しかも「経済効率の良い」医療を提供することをめざすものである。この理念に基づく教育研究拠点形成の提案がCOEプログラムとして採択されたことに，私どもは大きく勇気づけられている。また，2002年から医学・薬学教育のコア・

カリキュラムがスタートしたが，この新カリキュラムには「和漢薬を概説できる」ことが明記された．すなわちこれから育つ医師・薬剤師は漢方医学についての基本的知識を習得することになったのである．

　このような新たな時代を迎えた今日，本書が療養型病床群で活躍している医療従事者，ならびに，高齢者の診療と在宅医療に日夜取り組んでおられる数多くの地域医療従事者の方々から大きな支持が得られることを切望する次第である．それは，わが国独自の豊かな医療の形成に連なる道と信じるからである．

　本書は企画立案してから約5年の歳月を要したが，この間，執筆に当たられた諸氏が臨床の現場で貴重な経験を集積していたことを考えると，この期間は無駄なものではなかったと思っている．本書の誕生の最大の功労者は編集協力者の田原英一氏であり，彼の情熱と牽引車の役割なくして本書は生まれなかった．また，現在は医学書院を退職されたが，企画立案時に編集担当として貴重な助言を数多くいただいた横田公博氏，医学書院書籍編集部の井上弘子氏，制作担当でヒマラヤ遠征隊の隊友でもある武田誠氏の終始変わらぬ励ましと緻密な編集作業に対し厚くお礼を申し上げ，本書の序とする次第である．

　2005年元旦に識す

目 次

1章　漢方治療の基礎知識 ―――――――――――――――――― 1

気血水の概念と病態　*1*
   1．気　虚　*2*
   2．血　虚　*3*
   3．気血両虚　*3*
   4．瘀　血　*5*

五臓の概念と病態　*6*
   1．肝　臓　*7*
   2．心　臓　*7*
   3．脾　臓　*7*
   4．肺　臓　*7*
   5．腎　臓　*8*

陰陽の概念　*8*
   1．陰陽の理論　*8*
   2．虚実の理論　*8*
   3．六病位の考え方　*9*

証の概念　*10*
   1．証の定義と意味するもの　*10*
   2．証と西洋医学的病名との関係　*11*

2章　高齢者の漢方的診察法とその問題点 ―――――――――― 13

望　診　*13*
聞　診　*14*
問　診　*14*
切　診　*15*
   1．全身の触診　*15*
   2．腹　診　*15*
   3．脈　診　*15*

3章　漢方エキス製剤と服用のポイント ─── 17

　　意識の問題　*17*
　　実際の服用　*19*
　　問題点と工夫　*20*
　　　1．黄色は注意　*20*
　　　2．偽アルドステロン症　*21*
　　　3．下　痢　*22*
　　　4．誤嚥の危険　*22*
　　　5．散剤としての注意　*22*
　　　6．その他　*22*

4章　高齢者にみられる疾患および病態　どう対処したらよいか？── 25

　　高齢者の夜間奇声　*26*
　　不穏・興奮　*30*
　　性的逸脱行動　*35*
　　意欲の低下　*41*
　　うつ状態　*46*
　　不　眠　*52*
　　睡眠呼吸障害　*58*
　　パーキンソン病　*63*
　　耳鳴り　*68*
　　視力障害（かすみ眼）　*72*
　　浮　腫　*78*
　　貧　血　*85*
　　麻痺性イレウス　*89*

　　発汗過多　*95*
　　褥　瘡　*101*
　　創傷治癒遅延　*107*
　　皮膚剥離　*111*
　　かゆみ　*116*
　　疥　癬　*120*

誤嚥性肺炎　*122*
感冒，インフルエンザ　*127*
歯周炎　*132*
呼吸不全　*135*
重症感染症　*142*
緑膿菌感染　*147*
MRSA対策　*153*

腰痛・膝関節痛　*158*
関節リウマチ　*163*
肩関節周囲炎・頸肩腕症候群・肩こり　*170*
しびれ（帯状疱疹後神経症）　*176*
手足の冷え性　*181*
反射性交感神経性ジストロフィー　*188*

機能性慢性便秘　*193*
食欲不振　*198*
感染性腸炎　*205*
慢性下痢　*210*
経管栄養，胃瘻栄養に伴うトラブル　*213*

尿路感染症　*221*
排尿障害　*225*
慢性腎不全　*230*

5章　漢方における生活指導のポイント ―― 236

食べる　*237*
寝　る　*239*
出　す　*239*
動　く　*240*
清　潔　*241*

よりよく生きることと事故防止　*241*
　　感染症との闘い　*242*

6章　家族・介護職・看護職などへの指導 ────── 244

7章　医療経済と漢方 ──────────────── 248
　　療養型病床群に漢方薬を導入　*248*
　　　1. 薬剤費の急激な減少　*249*
　　　2. 抗菌薬で考えると　*250*
　　　3. 頻用処方　*251*
　　漢方治療導入の二次的な効果　*253*
　　外来治療における漢方薬の医療経済的な効果　*253*
　　　1. 薬剤費節約の理由　*254*
　　　2. 頻用処方　*255*
　　西洋医学と東洋医学の融合　*255*

付録1　漢方製剤一覧表（販売メーカー一覧表） ─────── 257
付録2　方剤一覧表（保険薬価基準収載方剤） ──────── 267
付録3　方剤一覧表（保険薬価基準未収載方剤） ─────── 343

事項索引 ────────────────────── 357
　　和文索引　*357*
　　欧文索引　*367*

方剤索引 ────────────────────── 368

1章 漢方治療の基礎知識

　漢方医学は西洋医学とは別個に成立した医療の体系であり，独特のパラダイム（思考の枠組み）を持っている。そこで，漢方方剤を最も効果的に，また安全に用いるためには，この医学の持つ病態認識の基本について知っておく必要がある。この独特の病態認識法の詳細については「症例から学ぶ和漢診療学 第2版」（寺澤捷年著・医学書院 1998年）などの成書を参照していただくことにし，ここでは本書の「和漢診療学的アプローチの基本的考え方」あるいは「処方選択のチャートと解説」を理解するために必要な事柄を簡潔に解説したい。

　読者の皆様には，必ずしもこの章から読み進める必要はなく，各章を通して疑問が生じた場合に，本章に立ち戻って知識を整理していただくのも一方法であると考えている。

● 気血水の概念と病態

　漢方医学の世界では，われわれ人間の存在は大きな宇宙の中の「小宇宙」と考えている。大きな宇宙に存在する「気」が小さな閉鎖空間を形成したものが「生命体」である。「気」はエネルギーであり，目でみることはできない。

　この「気」は人間の存在を支える生命力であり，精神的側面と身体的側面を一括して統御している。西洋医学が心と身を二元的に捉えるのに対して，漢方医学は心身一元論の立場をとっているが，それはこの「気」の思想を根拠としている。

　実際の生体内では，「気」の一部が液化し，身体の構造的な部分の健全性を担保していると想定している。この液化した「気」（き）で赤色のものを「血」（けつ）と呼び，無色のものを「水」（すい）と称している。

この気・血・水の量が健全に保たれ，体内をくまなく循環している状態を「健やか」と考える。おのおのの要素の量的な不足状態，あるいは循環の障害，偏在などを病的な状態と考えている。おのおのの要素の不足状態を気虚（ききょ），血虚（けっきょ），津液枯燥（しんえきこそう）と言い，循環の障害を気鬱（きうつ），瘀血（おけつ）と呼び，「気」の偏在を気逆，「水」の偏在を水滞（水毒）と称している。

ここでは，高齢者の漢方治療に当たってとくに重要な4つの病態を記すことにする。他の病態については成書を参照していただきたい。

1. 気　虚

気虚は生命の根源的エネルギーである「気」の量に不足を生じた病態である。その診断基準を**表1-1**に掲げた。「気」は生体の機能的側面を主として担保する。これに不足を生じると，俗にいう「元気のない」状態となり，感染症に罹患しやすく，回復が遅れる。

気虚を改善するための漢方方剤を**表1-2**に掲げた。古来，薬用人参が珍重されてきたが，それは気虚を改善する重要な生薬（しょうやく）であるからである。

表1-1　気虚の診断基準

気虚スコア			
身体がだるい	10	眼光・音声に力がない	6
気力がない	10	舌が淡白紅・腫大	8
疲れやすい	10	脈が弱い	8
日中の睡気	6	腹力が軟弱	8
食欲不振	4	内臓のアトニー症状[1]	10
風邪をひきやすい	8	小腹不仁[2]	6
物事に驚きやすい	4	下痢傾向	4

判定基準　総計30点以上を気虚とする。いずれも顕著に認められるものに該当するスコアを全点与え，程度の軽いものにはおのおのの1/2を与える。

[1] 内臓アトニー症状とは，胃下垂，腎下垂，子宮脱，脱肛などをいう。
[2] 小腹不仁とは，臍下部の腹壁トーヌスの低下をいう。

表1-2 気虚を改善する漢方方剤

類	特異的症候	適応となる方剤
人参湯類	上腹部痛，胸痛，下痢傾向，心下痞鞕	人参湯
	頭痛，嘔吐，腹痛，下痢傾向，胃部振水音，心下痞鞕，冷え	呉茱萸湯
	食欲不振，胃部膨満感，冷えの傾向は少ない	四君子湯
	食欲不振，悪心，嘔吐，胃部振水音	六君子湯
	心窩部のつかえ，胃液の逆流，動悸，浮腫傾向，胃部振水音	茯苓飲
	頭重，頭痛，めまい感，冷え症，食後に倦怠感が増強	半夏白朮天麻湯
	顔色不良，精神不安，不眠，出血傾向	帰脾湯
	食欲不振，倦怠感，微熱，軽い胸脇苦満	補中益気湯
	夏まけ，夏やせ，食欲不振，下痢傾向，時に微熱	清暑益気湯
桂枝湯類	盗汗，皮疹，首筋のこり，軽い両側腹直筋の攣急	桂枝加黄耆湯
	臍周囲痛，両側腹直筋の攣急，浅黒い皮膚，時に手足のほてり	小建中湯
	盗汗，臍周囲痛，全身倦怠感，浸出性の炎症，皮疹	黄耆建中湯
	腹痛（側腹部痛・下腹部痛），冷え症，痔出血，性器出血	当帰建中湯

2. 血虚

生体の構造的側面を健全に保つ，赤色の体液「血」に不足を生じた病態である。その診断基準を**表1-3**に掲げた。この診断基準には示さなかったが，造血系の異常，各種臓器の線維化，皮膚バリアの破壊などは血虚として理解してよい。

血虚を改善する漢方方剤を**表1-4**に示した。

3. 気血両虚

生体の機能的側面を担保する「気」と構造的側面を担保する「血」の両者が不足した病態である。言い換えると「気虚」と「血虚」の併存している病態である。高齢になるに従い生体組織に退行性の変化が生じ，機能の低下が起こるのは必然であり，気血両虚の病態の頻度は増すのである。このような病態に対処する具体的手段を持っていることに漢方治療の今日的存在意義があると筆者は考えている。

気血両虚を改善する漢方方剤を**表1-5**に掲げた。

表1-3 血虚の診断基準

血虚スコア			
集中力低下	6	顔色不良	10
不眠,睡眠障害	6	頭髪が抜けやすい[注1]	8
眼精疲労	12	皮膚の乾燥と荒れ,赤ぎれ	14
めまい感	8	爪の異常[注2]	8
こむらがえり	10	知覚障害[注3]	6
過少月経,月経不順	6	腹直筋攣急	6

判定基準 総計30点以上を血虚とする。いずれも顕著に認められるものに該当するスコアを全点与え,程度の軽いものにはおのおのの 1/2 を与える。

[注1] 頭部のフケが多いのも同等とする。
[注2] 爪がもろい,爪がひび割れる。爪床部の皮膚が荒れてササクレるなどの症状。
[注3] ピリピリ,ズーズーなどのしびれ感,ひと皮かぶった感じ,知覚低下など。

表1-4 血虚を改善する漢方方剤

	特異的症候	適応となる方剤
血を補う	体力低下,腹力軟弱で臍上悸(血虚を改善する基本的方剤)	四物湯
血を補う	不正性器出血,痔出血,尿路出血,腹力軟弱で左下腹部の圧痛	芎帰膠艾湯
血を補う	皮膚の枯燥を伴う瘙痒,湿疹	当帰飲子
血を補い,巡らす	皮膚炎,湿疹,口内炎,月経不順(四物湯と黄連解毒湯の合方)	温清飲
血を補い,巡らす	血虚の病態を示す高血圧,肩こり,頭痛,めまい感	七物降下湯
血を補い,巡らす	上半身の炎症(副鼻腔炎,扁桃炎),湿疹・手掌,足蹠の発汗	荊芥連翹湯
血を補い,巡らす	上半身の炎症,神経症,抑うつ,易怒,湿疹,胸脇苦満	柴胡清肝湯
血を補い,巡らす	腰痛,神経症,多発性神経症,多発関節痛	疎経活血湯
血を補い,巡らす	兎糞,便秘,脱水傾向	潤腸湯

表1-5 気血両虚を改善する漢方方剤

	特異的症候	適応となる方剤
気血を補う	多関節痛,下肢筋力低下	大防風湯
気血を補う	病後・術後の体力低下,貧血,倦怠感,盗汗,口内乾燥	十全大補湯
気血を補う	病後・術後の体力低下,微熱,乾燥性の咳嗽,貧血	人参養栄湯
気血を補う	精神不安,動悸,不眠,皮下出血,盗汗,貧血,血小板減少	帰脾湯

4. 瘀血

　血の流通に障害を来たした病態を瘀血という。流通の障害とは，流速の低下，うっ滞，流通の途絶などである。瘀血の診断基準を**表1-6**に，その腹部症候を**図1-1**に示した。

　また，瘀血を改善する漢方方剤を**表1-7**に掲げた。瘀血の病態が微小循環障害であることを筆者らは明らかにしてきたが，この病態は動脈硬化症，脊椎管内の静脈還流の障害，炎症部位や組織損傷部位での血流障害などと幅広く関連するものと筆者は考えている。

表1-6　瘀血の診断基準

瘀血スコア						
	男	女			男	女
眼瞼部の色素沈着	10	10	臍傍圧痛抵抗　左		5	5
顔面の色素沈着	2	2	臍傍圧痛抵抗　右		10	10
皮膚の甲錯[注1]	2	5	臍傍圧痛抵抗　正中		5	5
口唇の暗赤化	2	2	回盲部圧痛・抵抗		5	2
歯肉の暗赤化	10	5	S状部圧痛・抵抗		5	5
舌の暗赤紫化	10	10	季肋部圧痛・抵抗		5	5
細　絡[注2]	5	5				
皮下溢血	2	10	痔　疾		10	5
手掌紅斑	2	5	月経障害			10

判定基準　**20点以下**：非瘀血病態，**21点以上**：瘀血病態，**40点以上**：重症の瘀血病態。スコアはいずれも明らかに認められるものに当該のスコアを与え，軽度なものには1/2を与える。腹部の圧痛点は，図1-1に示すとおりである。

[注1] 皮膚の荒れ，ザラツキ，皸裂。
[注2] 毛細血管の拡張，くも状血管腫など。

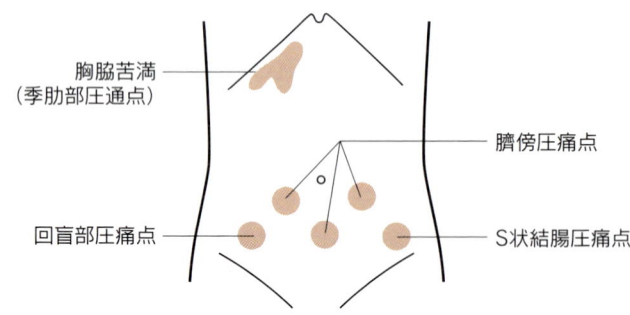

図 1-1　瘀血の腹部症候

表 1-7　瘀血の治療方剤

虚実	特異的症候	備考	適応となる方剤
実証	下腹部・深部の圧痛，精神症状		抵当湯
	頭痛，めまい感，肩こり，下腹部痛		通導散
	臍傍部圧痛，S状結腸の擦過痛	気逆を伴う	桃核承気湯
	臍傍部と回盲部の圧痛・腫塊		大黄牡丹皮湯
	回盲部の圧痛・腫塊，腹部膨満感，食欲不振		腸癰湯
虚実間証	打撲による腫脹・疼痛		治打撲一方
	臍傍の圧痛，腫塊	気逆を伴う	桂枝茯苓丸
	精神不安，軽度の胸脇苦満	気逆・気鬱を伴う	加味逍遙散
	関節痛，知覚・運動麻痺，神経痛	血虚の傾向あり	疎経活血湯
虚証	左下腹部の圧痛，貧血，諸種の出血	血虚を伴う	芎帰膠艾湯
	冷え症，月経痛，貧血	血虚，水滞を伴う	当帰芍薬散
	腹部・下肢の冷痛，回盲部圧痛		薏苡附子敗醤散
	下腹部深部の圧痛，やせ		大黄䗪虫丸

● 五臓の概念と病態

　漢方医学が体系化された古代において，今日の中枢神経系の機能は不明であった。そこで，人間の持つ心の働きを五臓六腑に分散して理解しようと試みた。この誤謬が心身一如の臓腑論となったと考えられるが，高齢者臨床の場では時にきわめて有用である。

この五臓論の概要と，その異常を改善する代表的な漢方方剤を以下に列記するが，詳細については成書を参照していただきたい。

1．肝　臓
機能：精神活動を安定化し，とくに怒りの感情を制御する。
　　　　新陳代謝を行う。
　　　　血を貯蔵し，全身に栄養を供給する。
　　　　骨格筋のトーヌスを健全に保つ。
病態：怒りやすい，攻撃的な言動を繰り返す。
方剤：抑肝散，抑肝散加陳皮半夏，釣藤散

2．心　臓
機能：意識水準を保ち，とくに喜びの感情を制御する。
　　　　覚醒と睡眠のリズムを調整する。
　　　　血を循環させる。
病態：顔面の紅潮，興奮，不整脈。
方剤：炙甘草湯，三黄瀉心湯，清心蓮子飲

3．脾　臓
機能：こだわりの感情を制御する。
　　　　食物を消化吸収し，気を生成する。
　　　　血の流通をなめらかにし，血管からの漏出を防ぐ。
　　　　筋肉の形成と維持にあずかる。
病態：易疲労，些細なことへのこだわり，易感染傾向。
方剤：六君子湯，人参湯，黄耆建中湯，補中益気湯

4．肺　臓
機能：憂いの感情を制御する。
　　　　呼吸により天空の気を取り入れる。
　　　　気を液化し，血と水を生成する。

　　　　　皮膚の防御機能を維持する。
　病態：悲観的気分，呼吸困難感，皮膚のバリア機能の低下。
　方剤：麦門冬湯，清肺湯，滋陰降火湯

5．腎　臓
　機能：思考力と判断力を健全に保ち，とくに恐れの感情を制御する。
　　　　　成長・発育・生殖能にあずかる。
　　　　　骨・歯牙の形成と維持にあずかる。
　　　　　水分代謝を調整する。
　病態：易疲労，目のかすみ，夜間頻尿
　方剤：八味地黄丸，牛車腎気丸，六味丸

● 陰陽の概念

1．陰陽の理論
　この地球環境に生じるさまざまな現象を陰と陽の二面性があることを発見したのが中国文明の1つの偉大な成果である。「陽」は昼・日向・春・夏・活発で熱を伴う事象であり，一方，「陰」は夜・日陰・秋・冬・消極で寒を伴う事象である。
　この陰陽論を病態の理解とその治療原理に導入したのが漢方医学の特色である。「陽の病態」にあるものは冷まして治療し，「陰の病態」は温めて治療する。このことを薬剤の面から言うと，温める漢方方剤と，冷ます方剤があることを意味する。本書の処方選択のチャートの随所に熱性か寒性かで分岐点が設定されているのはこのためである。

2．虚実の理論
　生体の示す闘病反応に2型を認識するのが虚・実の理論である。充実性で旺盛な反応を「実」と呼び，無力性で低反応性の状態を「虚」という。
　「実の病態」は橈骨動脈のトーヌス，あるいは腹壁の力が充実したものとして捉えられる。「虚の病態」はその逆の状態である。「実の病態」は過剰な

生体反応を抑制する方向で治療し，他方，「虚の病態」は生体反応を鼓舞する方向で治療する。この治療原則を図示すると**図1-2**のようになる。処方選択のチャートで，随所に生体反応が充実性か無力性かを分岐点としているのはこのためである。

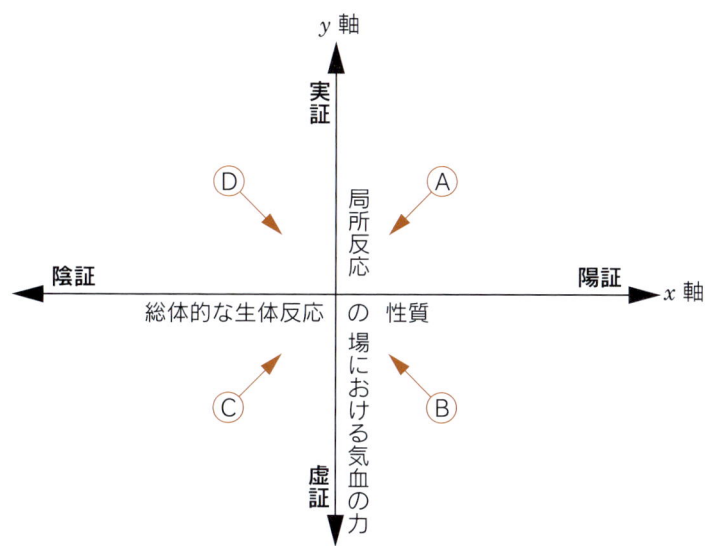

図1-2　陰陽と虚実の関係
　生体反応の出現頻度Ⓐ＞Ⓑ≒Ⓒ≫Ⓓの順である。その理由については本文に述べた。また各方剤はおのおのの作用ベクトルを有しており，すべて原点へ向けて生体の歪みを修正する方向で作用する。

3．六病位の考え方

　漢方医学の病態の理解で優れた点の1つに「病態は流動的に変化する」という考え方がある。疾病はその初発から終末まで，さまざまな病像を示すが，これを大きく陰陽の枠組みで捉え，かつ，おのおのを3つのステージに分類する考え方が「六病位」の認識である。
　本書第4章の「処方選択のチャートと解説」の項に少陽病期，太陰病期などの記述がある。
　表1-8には六病位の概括を示した。

表1-8 六病位の概括

	病位	主要症候	部位と性質
陽証	太陽病期	悪寒・発熱，頭痛，項背部のこわばり，疼痛，関節痛，脈浮	表の熱証 (真熱表仮寒)[1]
	少陽病期	悪心，嘔吐，食欲不振，胸内苦悶，胸脇苦満，弛張熱，脈弦	半表半裏の熱証
	陽明病期	腹満，便秘，口渇，身体深部の熱感，稽留熱，脈実	裏の熱証
陰証	太陰病期	腹満，心下痞鞕，腹痛，食欲不振，下痢，腹の冷え，脈弱	半表半裏および裏の寒証
	少陰病期	全身倦怠，手足の冷え，背部悪寒，胸内苦悶，下痢，脈沈細弱	裏の寒証に表，半表半裏の寒証が加わる
	厥陰病期	口内乾燥，胸内苦悶，下痢(不消化)，全身の冷え，ときに顔面などの熱感	裏の極度の寒証 (ときに真寒表仮熱)[2]

注1) 真熱表仮寒：本質的に熱証であるのに，表の表層のみに偽寒証を呈するもの．
注2) 真寒表仮熱：本質的に寒証であるのに，表の表層のみに偽熱証を呈するもの．

● 証の概念

1. 証の定義と意味するもの

　証とは，患者が現時点で現している症状を気血水・陰陽・虚実・寒熱・表裏・五臓・六病位などの基本概念を通して認識し，さらに病態の特異性を示す症候を捉えた結果を総合して得られる診断であり，治療の指示である．

　一例を示すと，虚弱体質で感染症に繰り返し罹患するような高齢患者の場合，まず，気血水の概念を用いてみる．その結果「気虚」に該当したとすると，次いで「五臓論」を用いていずれの臓器の失調かを判断する．これによって「脾臓」の異常と判断されたとする．そこで「陰陽論」的に陰の病態か陽の病態かを考える．その結果，陽の病態と診断された場合，補中益気湯が適応する病態であることが可能性として最も高い．特異的な症候として軽度の胸脇苦満が認められれば，その可能性はさらに高くなる．このよ

うな場合，この患者の証は「補中益気湯の証」と言い，この方剤で問題の解決が図れることを意味する。証の決定は診断であり，治療の指示であるという理由はここにある。すなわち患者の現している症状・症候を漢方医学の「ものさし」で評価し，最もふさわしい漢方方剤を見出す作業が「証の決定」であるということである。

2. 証と西洋医学的病名との関係

漢方医学のパラダイムによって診断される「証」と西洋医学のパラダイムによって診断される疾患名とは原則的には全く別個である。この両者の関係を図示すると**図1-3**のようになる。

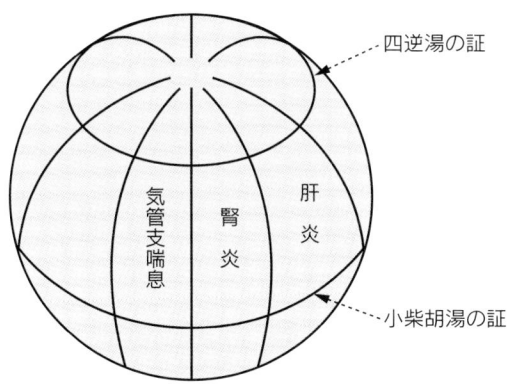

図1-3 証と西洋医学的病名との関係
　地球儀にたとえると，緯度と経度の関係に相当する。証は各種の疾患を横断的に認識しているとも言える。

しかし原則はあくまで原則であって，西洋医学に基づく疾患概念が「証」を決定する際の参考になることもある。例えば，シェーグレン症候群は血虚や気血両虚の病態を示すことが多い。この結果，麦門冬湯証，温経湯証，人参養栄湯証などと漢方医学的に診断される頻度が高くなる。西洋医学的な疾患概念と出現しやすい「証」については，今後の経験の集積によってさらに明らかになっていくことが期待される。

本書第4章に記されている「処方選択のチャート」が比較的単純なものは、その病態が漢方医学的に気血水の変調のある種の形に収斂していることを意味すると考えてよい。

● **参考文献**

1) 寺澤捷年：症例から学ぶ和漢診療学 第2版．医学書院，1998.
2) 寺澤捷年，喜多敏明：EBM漢方．医歯薬出版，2003.
3) 寺澤捷年：JJNブックス　絵でみる和漢診療学．医学書院，1996.

〔寺澤捷年〕

2章 高齢者の漢方的診察法とその問題点

　漢方的診察法は第1章で概説した漢方医学的な「ものさし」で病態の位置決定をするための情報収集作業である。その詳細は成書に譲るが，ここでは高齢者医療を漢方医学的に行う際に，とくに重要と考えられる諸点について概説したい。

● 望　診

　視覚によって患者の状況を把握する診察を望診（ぼうしん）という。軽度の痴呆が見られるような患者では問診による情報を得にくいこともあり，若年者の場合に比べて望診の役割は相対的に大きい。

1) 着衣と就寝スタイル
　一般的に「陽の病態」にある者は薄着の傾向にあり，冷房を好む。他方，「陰の病態」の者は厚着の傾向にあり，電気敷布を好んで用い，冷房を嫌う。

2) 起居動作
　動作が活発であれば，気血の不足は可能性として低く，逆に，動作が緩慢で，臥床を好むような者は気虚あるいは血虚の可能性が高い。

3) 顔の表情
　眼光に力があり，温和な表情であれば，気血の量が保たれていると考えて良い。表情に乏しく，眼光が無力な者は気虚や気鬱を疑う。

4) 顔　色
　皮膚に艶がなく，蒼白な傾向の者は気虚や血虚の可能性が高い。目の縁にくまがあり，顔面に色素沈着の見られる者は瘀血である。顔面が紅潮している者は「熱証」であり，陽の病態を，他方，寒々とした顔色は「陰の病態」を示唆する。手足の冷えの有無なども参考にして病態を判断するとよい。

5) 皮膚の性状

皮膚が乾燥傾向にあり，荒れているのは血虚を示唆する。容易に皮下出血を来たすものも血虚である。皮膚にシミが多く見られ，腹壁に帯状に色素沈着がある者は瘀血である。

6) 舌　診

舌の厚み，色調，舌苔の厚みと色調を観察する。舌全体が薄く肉厚の減少しているのは気血両虚を示唆する。また，苔がなく「鏡面舌」を呈するものも気血両虚である。舌苔の分布が不整で，地図状のものは気虚である。

7) 尿の色調

尿の色調が濃いものは「陽の病態」を示唆する。

8) 大便の性状

軟便や泥状態便は「虚の病態」を示唆する。また，兎糞状の便も「虚」を示唆する。

● 聞　診

聴覚と嗅覚による診察を聞診（ぶんしん）という。

1) 音　声

声に張りのある者は気血が充実していると考えてよい。他方，無力な音声は気虚を示唆する。すぐに苛立って大声を発するような者は五臓論でいう「肝臓」の失調である。

2) 口　臭

臭いの強い者は口腔内が不潔であることが多いが，「熱証」に伴うことが多い。

3) 便　臭

臭いの強いのは，「熱証」で「実の病態」であることが多い。

● 問　診

対話によって情報を収集することを問診（もんしん）と言う。正確な情報

を得るためには患者の意識が清澄で，痴呆症状がなく，表現能力が保たれていることが前提となるが，高齢者の場合にはこの前提が満たされないことも少なくない。身近な家族などからの情報で補強することが必要になる。

とくに漢方医学の視点から聞き出さなければならないことは，これまでの生活の中で，協調性の良し悪し，妄想や健忘の有無，暑がりか寒がりか，易感染性の有無，睡眠の状態，夜間頻尿の有無，寝汗の有無，体重の変化などである。

● 切　診

医師の触覚によって診断情報を得る操作を切診（せっしん）という。

1. 全身の触診

皮膚の性状，浮腫の有無などを観察することはもちろんであるが，漢方医学の視点からは，手足の冷えの有無，背部や腹部の一部が冷えていないか，発汗の有無，皮膚全体の栄養状態がポイントになる。

低体温傾向が見られ，手足が冷えているのは「陰の病態」を示唆する。室温がさほど高くなく，通常の人が汗をかかないのに発汗している者は「陽の病態」か「気虚」の存在を疑わせる所見である。上腹部に冷えの見られる者は五臓論の「脾臓」の虚弱を示唆し，下腹部に限局した冷えは「腎臓」の衰えを示唆する。全身の皮膚の低栄養状態は気血両虚であることが多い。

2. 腹　診

腹部の触診によって得られる情報は多いが，高齢者の場合には脊椎の変形，手足の拘縮，胃瘻造設などのため正確な情報が得にくいことが問題である。腹部の触診の詳細は成書に譲り，ここでは，本書で用いられている腹部の名称を**図2-1**に示すにとどめる。

3. 脈　診

橈骨動脈の触診によって，虚・実や陰・陽の病態を診断することが可能

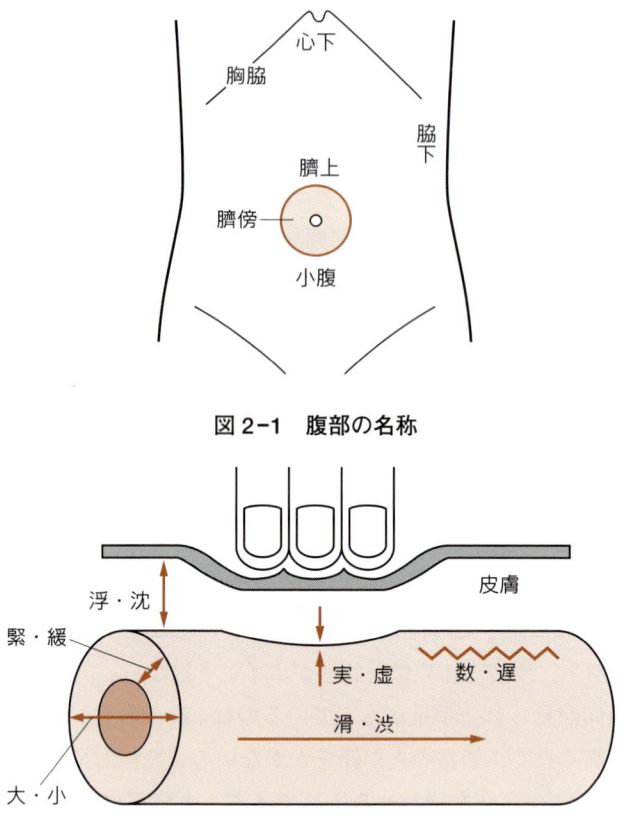

図2-1　腹部の名称

図2-2　脈診で判定する脈の性状の模式図

である。漢方医学で収集している脈診の情報を**図2-2**に示した。しかし，高齢者においては動脈硬化性の変化が高頻度で見られるため，正しい情報が得られにくい。一例をあげると，橈骨動脈のトーヌスがしっかりしている場合はこれを「実」の病態と診断するが，動脈硬化があると，これをトーヌスの充実と鑑別することができない。むしろ誤診につながる恐れもあるので，高齢者では脈診の情報価値は相対的に低くなる。

〔寺澤捷年〕

3章 漢方エキス製剤と服用のポイント

● 意識の問題

「ご高齢の方に漢方薬をどうやって飲ませたらいいのでしょう？」と，学会発表や，講演の後などで，しばしば質問を受ける。その後の好転がその薬にかかっていると思えば，どんな薬であっても，患者，介護者（医療者）ともに何の迷いもなく，服用するであろうし，服用を勧める。しかし，上記のような質問が出る中には，「漢方薬は本当に効くのだろうか」という不安や「苦い，まずいのでは」という恐れがあるように思う。もちろん少数の患者の中には激しい拒否という場合もあるが，このような拒否事例は，われわれの経験では100人中せいぜい4～5人くらいである（図3-1）。われわれが療養型病床群で行ったアンケートでは，85人くらいまでは拒否はなく，患者自身は「薬だから飲まないといけない」「何とも思わない」という答えが

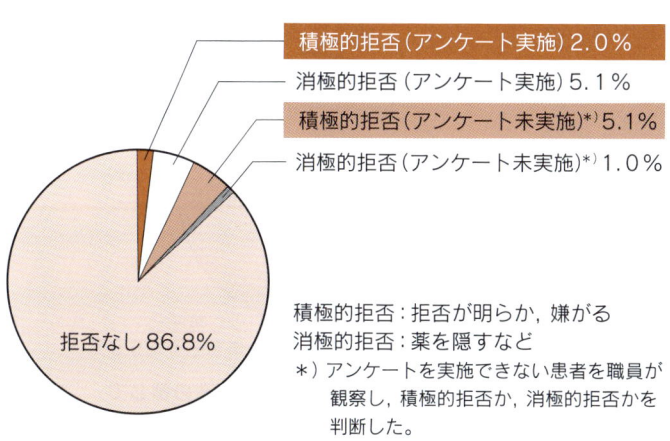

図3-1 漢方薬服用について職員への質問 拒否する患者の頻度

大半である（図3-2）。

　一方「高齢者にとって漢方薬は苦い（まずい）か」と介護・看護職員に聞いてみたところ，半数以上から「苦そう，まずそう」という回答が返ってきた（図3-3）。つまり，高齢者が漢方薬に抱いている味のイメージと介護者（＝一般人といってよいであろう）のイメージには乖離がある。

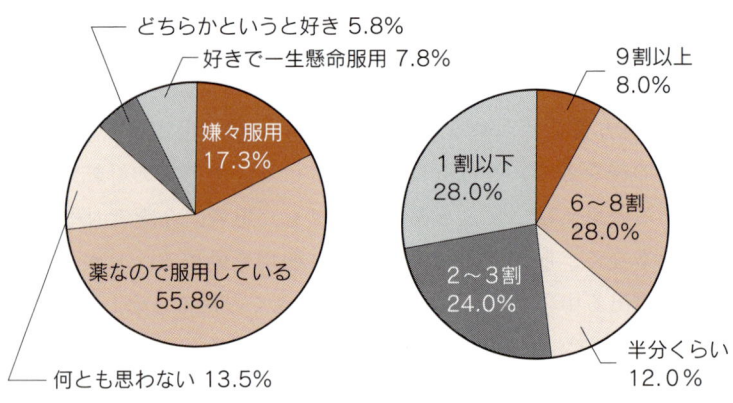

図3-2　漢方薬の服用に対するイメージ

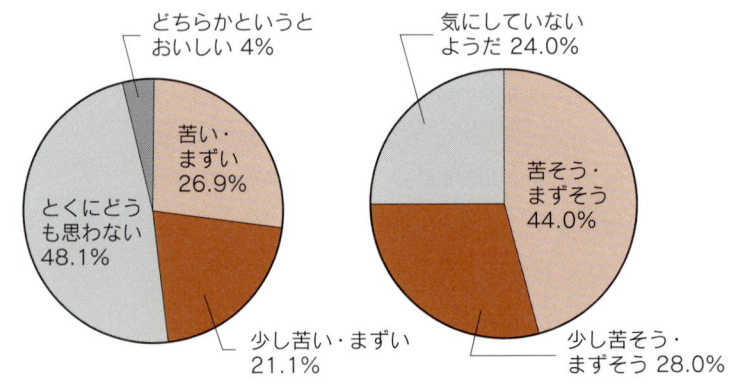

図3-3　漢方薬の味に対するイメージ

ある漢方薬を高齢者に飲んでいただく場合，「はいお薬ですよ，しっかり飲んでください」と言うのと，顔をしかめながら，「まずいけど，頑張ってください」と言うのでは大違いで，後者の態度を示せば飲む側も心理的に構えてしまうかもしれない。

ここでの重要な点は，周りが自分勝手に想像して断定してはいけないということである。介護者が舐めてみて苦くとも，患者にとっては何でもないということもある。周りの判断で患者に先入観を持たせるのはよくない。

百歩譲ってその漢方薬が「まずい」として，自分だけがそれを服用しなければならないと思えばどうであろうか。一方その逆に，私も飲んでいるが，横の人も，前の人も，向こうの席の人も飲んでいると思えばどうであろうか。抑肝散には母子同服ということばがあるが，施設全体，あるいは家族全体で漢方薬になじんでいく姿勢があるとさらによいと思われる。

もう1つの問題点として，処方する医師の側の気持がある。確かに漢方薬には現代西洋薬のような，薬効に関するはっきりとした反応がわかりにくいこともある。まだまだ解明すべき問題も多いが，臨床的な効果が十分得られることもあり，自信をもって出すべきである。この際，ためらいながらの処方では，介護者も「本当に効果があるのかしら」と不安になり，服薬介助も消極的になる可能性がある。漢方薬の作用や副作用について勉強会を開くことは，服薬介助への積極性を生むという観点からも有用である。

● 実際の服用

漢方エキス製剤は，例えてみればインスタントコーヒーのようなものなので，適量のお湯（湯のみ半分から1杯弱）に溶かして適当な温かさで飲むのが一番よい。お湯は熱湯のほうが溶けやすいが，火傷には注意する。また，湯のみに入れて，軽く溶かし，その後電子レンジで数十秒加熱すると，さらに溶けやすい。漢方薬は元来，木の皮や根の水抽出液を濃縮乾燥させたもの，すなわち「薬効のある乾燥野菜スープ」とみることができるので，他の食事とは時間をずらして服用することが望ましい。

以上は原則で，実際にはどのような方法をとって服用しても一定程度の

効果は得られる。家庭での生活リズムや施設での条件に合わせて，時間やタイミングを設定する。時間が合わないからといって服用しないより，どのような形でも服用したほうがよい。胃腸の弱いケースなどでは，食後の服用を勧める。

　お湯に溶かして服用するのがベストだが，水様のもので誤嚥する高齢者がいるので注意が必要である。この場合，エキス剤をお皿などにとって，少量のお湯あるいはトロミをつけたお湯で混ぜ合わせると，ペースト状となる。それをスプーンで集めて舌の上にのせると飲み込みやすい。お湯に溶いて，飲んだはいいが，大半が義歯の内側にこびりついていたということもよく経験されることなので，注意する。必要に応じて，オブラートを使用することもあるが，1つに包むには多すぎて窒息の危険がある。自立した高齢者の中には，とくに袋を開ける際に，開けにくいとか，こぼしやすいと訴えることがある。袋の口を切って渡すほうが，コンプライアンスの点でよい。また製剤によって丸薬のものがあるが，丸薬は落としてなくしやすいため，高齢者にはやや不向きである。

● 問題点と工夫

　漢方薬の問題点は以下のとおりである。

1．黄色は注意

　黄連，**黄芩**などを含む方剤は体を冷やす作用がある。たとえば黄連解毒湯や三黄瀉心湯などでは，長期連用する場合には患者の冷え具合に注意すべきである。なお，三黄瀉心湯は附子末を加えて附子瀉心湯として使用する場合がある（黄連解毒湯で附子を併用するのは一般的でない）。

　地黄は八味地黄丸や牛車腎気丸，当帰飲子などに含まれるが，胃腸障害の可能性があり，胃腸の弱いケースでは減量，あるいは八味地黄丸などは人参湯を併用することがある。しかし，筆者は八味地黄丸で食欲不振となったが牛車腎気丸では問題なかった症例を経験しており，今後の検討が必要であると考える。

麻黄(まおう)は一般に高齢者は弱い（子供は麻黄に強く，高齢者は附子に強いといわれる）と考えられ，麻黄に含まれるエフェドリンなどの交感神経興奮作用は，動悸・不整脈や尿閉を引き起こす危険があり，また食欲不振や不眠の原因となる可能性があるため十分に注意する。したがって，麻黄剤と甲状腺剤やテオフィリン製剤などを併用するときは，細心の注意を要する。一方これを逆手にとって，尿漏れを訴えるケースに少量の麻黄剤を投与する場合もあるが，例外的である。

　大黄(だいおう)については，下記の「下痢」の項で述べる。その他，人参は体液を増やす作用があり，浮腫や高血圧の一因となることがある。

2．偽アルドステロン症

　高齢者は，漢方薬を服用するしないにかかわらず，むくみやすく，低カリウム血症などをきたしやすいが，**甘草**(かんぞう)を含む方剤により偽アルドステロン症に陥ることがある。また最近では自分で健康食品などを服用している場合もあって，その中に生薬成分（甘草を含む）が入っていることもあるので注意しなければならない。キザミ食やミキサー食を摂取している症例では，野菜や果物の水分が少ないために，あるいは加熱などによりカリウムが失われているために，偽アルドステロン症が起こりやすいかもしれない。ただし，むしろ薬に対する感受性の違い（個人差）のほうが大きい印象である。偽アルドステロン症は高齢者全体で見ると頻度は多くないが，青壮年期から比べると多いと思われる。診察の中で，浮腫の有無を調べ，血圧の変動をチェックし，ときに血液検査を行うことで早期に発見ができる。治療は薬を止めることだが，止めても低カリウム血症が持続することもあり，漢方薬のためだけとはいいがたい場合もある。過去に偽アルドステロン症を起こしたケースでは，再投与により再度起こす可能性が高いため，甘草を含まない方剤（八味地黄丸，茯苓飲(ぶくりょういん)，真武湯(しんぶとう)，五苓散(ごれいさん)，黄連解毒湯など）から考えていくことも必要である。筆者の場合，偽アルドステロン症を起こす危険性があり，心不全傾向もあるが，それでも甘草を含む漢方方剤が必要と考えた場合はスピロノラクトン製剤を併用している。この場合はむしろ脱水に対する注意が必要である。また症状に応じて2剤，場合によって

それ以上の方剤を組み合わせて使用することもあるが，この際は処方A＋処方Bとするのではなく，処方A×1/2＋処方B×1/2などとしていくほうが安全性は高い。

3. 下　痢

　大黄，芒硝，梔子などを含む方剤では，効果が強く出て，下痢を起こすことがある。多量の下痢によって，虚脱に陥ったり，電解質異常をきたすこともあるので注意が必要であるが，多くは患者本人よりも，下痢の後の処置についての介護者からの不満が問題である。なおエキス剤には乳糖が賦形剤として混和されていることがあり，日本人に多いとされる乳糖不耐症では下痢や腹部膨満がみられることがある。製剤メーカーを変更するか，乳糖不耐症用の整腸剤を併用する。その他，当帰，桃仁，杏仁，麻子仁などにも潤腸作用があり，もともと下痢をしやすいケースでは，大黄などを含まなくても注意が必要である。

4. 誤嚥の危険

　散剤のまま，あるいは水様のまま服用することは誤嚥の危険性がある。また義歯への付着もしばしば認められるので，口唇閉鎖が可能であれば，義歯ははずした状態で服用したほうがよい（義歯をはずすことで誤嚥しやすくなるケースは，この限りではない）。

5. 散剤としての注意

　重複するが，散剤そのままでは口の中に散らばりやすく，これは誤嚥しやすいものの代表といえる。また丸薬はその意味では推奨されない（薬効の面ではこの限りではない）。

6. その他

　経管栄養においてもわれわれは積極的に漢方薬を経管的に投与している。看護職からはチューブ閉塞の可能性について指摘されるが，少々の手間をかければ問題なく注入が可能である。細いED用チューブの場合は閉塞の危

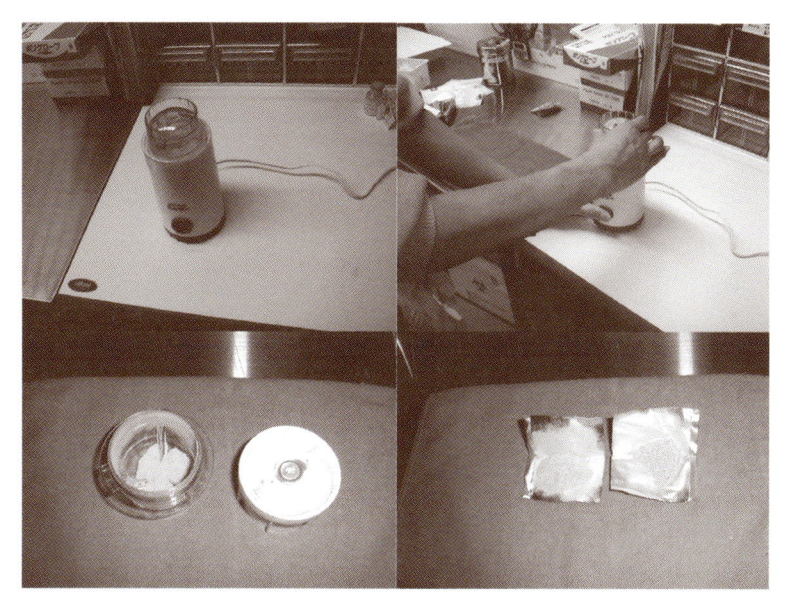

図3-4　コーヒーミルで散剤を細かくする

険性が高いが，最近の経鼻あるいは胃瘻チューブは径も十分太く，閉塞の可能性が低くなっている．エキス剤を乳鉢にとり乳棒で少しすり，その後適量の熱湯を加え，溶かすとよく溶ける．カテーテル血管造影検査の際に造影剤と抗癌剤を混和するときのように，三方活栓を間にはさみ，注射器でピストン，混和すればよりよいと思われるが，患者数が多いと非経済的である．1つの方法として，市販のコーヒーミルを用いて，エキス製剤を細かく刻むと，その後の熱湯との混和に際し，溶解性が高まる（図3-4）．経管栄養患者には漫然と現状維持の治療をしがちであるが，筆者は1年8か月あまり経管栄養であった患者に，十全大補湯を投与し続け，経口摂取が可能となった症例を経験している．

　漢方薬の中には蜂蜜で丸薬として服用するものもあり，漢方エキス製剤を蜂蜜と混ぜて服用することは栄養の補給にもなるが，肥満したケースでは過栄養ともなり，また蜂蜜の甘みに依存的になってあまり勧められない．

〔田原英一〕

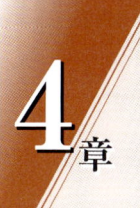

4章 高齢者にみられる疾患および病態
どう対処したらよいか？

高齢者の夜間奇声　26
不穏・興奮　30
性的逸脱行動　35
意欲の低下　41
うつ状態　46
不眠　52
睡眠呼吸障害　58
パーキンソン病　63
耳鳴り　68
視力障害（かすみ眼）　72
浮腫　78
貧血　85
麻痺性イレウス　89

発汗過多　95
褥瘡　101
創傷治癒遅延　107
皮膚剥離　111
かゆみ　116
疥癬　120

誤嚥性肺炎　122
感冒，インフルエンザ　127
歯周炎　132
呼吸不全　135
重症感染症　142
緑膿菌感染　147
MRSA対策　153

腰痛・膝関節痛　158
関節リウマチ　163
肩関節周囲炎・頸腕症候群・肩こり　170
しびれ（帯状疱疹後神経痛）　176
手足の冷え性　181
反射性交感神経性ジストロフィー　188

機能性慢性便秘　193
食欲不振　198
感染性腸炎　205
慢性下痢　210
経管栄養，胃瘻栄養に伴うトラブル　213

尿路感染症　221
排尿障害　225
慢性腎不全　230

高齢者の夜間奇声

症例　酸棗仁湯が有効であった夜間の奇声　97歳女性

既往歴　1996年大腿骨頸部骨折。

家族歴　父：高血圧。母：胃癌。息子：腎疾患。

現病歴　1995年より物忘れが激しくなってきたとの本人自らの申し出で，特別養護老人ホームへ入所した。1996年から1997年にかけて，3回の誤嚥性肺炎を繰り返したが，この頃は会話も歩行も可能であった。1998年に入り，同じく誤嚥性肺炎を2回繰り返し，同年9月に胃瘻造設を行い，以来経口摂取は中止となった。この後，急速に日常の活動性が低下し，奇声が出現するようになった。1999年6月に再度誤嚥性肺炎となり，治癒後継続加療目的に同年8月10日TS病院に転院となった。

現　症　血圧132/70 mmHg，脈拍78/分，体温36.9℃。上腹部に胃瘻造設あり。両股関節，膝関節の屈曲拘縮を認め，下腿に浮腫と出血斑を，仙骨部には黒色の色素沈着を認めた。発語はあったが，会話は全く意味をなさず，診察やその他，本人に何かしようとすると高い声で奇声を上げ，十分な理学的所見および長谷川式簡易痴呆スケールの評価は不能であった。

和漢診療学的所見　自覚症状に関しては不明。顔面の色素沈着を認めた。脈候は硬脈，舌候は湿潤した微白苔，腹候は腹力は中等度，奇声のため詳細は不明だが，腹直筋緊張と胸脇苦満が存在するようであった。

入院後経過　奇声は日中も認めたが，日中はむしろ傾眠傾向でオムツを交換したときなどに限られていた。一方，夜間になると自発的でほとんど止むことなく，奇声が続いた。「あー」「おかーさーん」などが多く，内容はほとんど不明であった。当初，抑肝散加陳皮半夏（TJ-83）5.0 gを処方したが効果なく，ハロペリドールの筋注，トリアゾラム，ブロチゾラムなどを投与したが，奇声は依然として続いた。漢方的には柴胡加竜骨牡蛎湯（TJ-12）5.0 g/日などを投与してみたが，変化なく，スタッフや他の患者からどうにかならないかという希望が強くなってきた。

　そこで，「虚労虚煩眠るを得ず」を手がかりに，夜間，興奮状態となり奇声を発するのであろうと考え，当院入院後2か月目に酸棗仁湯（TJ-103）7.5 g/日を開始した。酸棗仁湯投与後1週くらいから，奇声を上げない時間が出現し，3週目頃から激減してオムツ交換時などしか奇声を上げないようになった。さてその後，奇声はオムツ交換時に聞かれる程度で経過したため，酸棗仁湯は5.0 g/日に減量して継続し，下腿の出血斑，びらんが消長するため，十全大補湯（TJ-48）2.5 g/日を併用した。夜間の奇声が改善すると，日中でもきちんとした会話こそ成立しなかったが，少し会話らしい発語が見られるようになった。そこで，それまで胃瘻から経管栄養を行っていたが，2000年2月より，訓練食を開始し，徐々に内容をアップし，約1年半ぶりに経管栄養を中止し，経口摂取が可能となった。

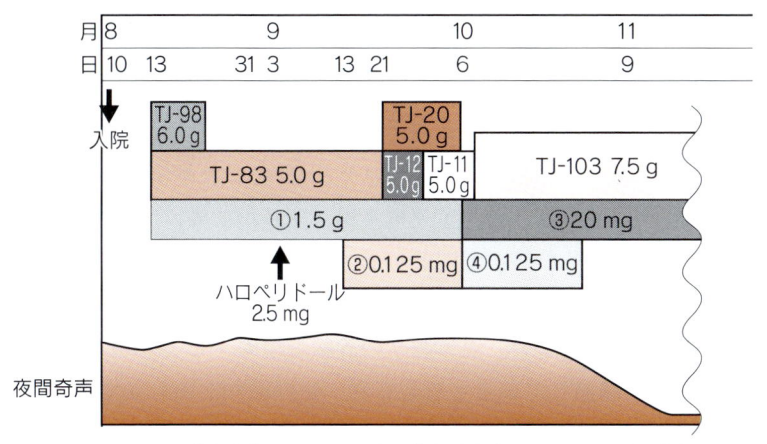

TJ-98：黄耆建中湯，TJ-83：抑肝散加陳皮半夏，TJ-20：防已黄耆湯，
TJ-11：柴胡桂枝乾姜湯，TJ-12：柴胡加竜骨牡蛎湯，TJ-103：酸棗仁湯
①：黄耆末，②：トリアゾラム，③：フロセミド，④：ブロチゾラム

図1　症例の臨床経過

● 西洋医学的アプローチの現状

　睡眠のリズムを作っていくことが，重要である。夜間の不眠は日中の傾眠となりがちだが，休息をとりながらあえて時間にそった生活を行う必要がある。また日内リズムの関係から，日光浴を行うことには意味がある。特に朝方，陽を浴びることが望ましい（ただし，多くの高齢者は白内障があり，強い光は返って縮瞳傾向を強くして，視覚的な情報・効果が不十分となる可能性もある）。日常生活にあっては，レクレーションやリハビリをとおして，適度に疲労することも，睡眠にはよい影響を与えるものと思われる。一方，眠れないという高齢者の中には，知らずに昼寝をしているケースもしばしばあることに注意しなければならない。それでも不眠で，興奮状態も伴う場合は，睡眠導入剤や向精神薬を投与することとなるが，転倒などの事故や，誤嚥性肺炎のリスクとなるのは避けられない。

● 和漢診療学的アプローチの基本的考え方

高齢者の夜間奇声と漢方治療

　近年に至るまで高齢者を中心にとらえた漢方治療をまとめた書物というのは少なく，高齢者の興奮状態に対しては柴胡加竜骨牡蛎湯，桂枝加竜骨牡蛎湯，抑肝散，半夏厚朴湯，黄連解毒湯，三黄瀉心湯，大柴胡湯，桃核承気湯，加味逍遙散などが鑑別として上げられている。また脳血管性痴呆に対しての釣藤散の有効性も近年明らかになっているが，酸棗仁湯についてはこれまで報告がない。漢方医学の五臓論で考えると，精神の安定や，睡眠は「心」が調節していると考えられ，熱性徴候が明らかであれば，黄連解毒湯は考えられる選択方剤となる。一方「肝」には精神活動を安定させる働きがあり，その失調状態で「怒り」が前面に見られるときには抑肝散あるいは抑肝散加陳皮半夏が選択される。これに対して「脾」の衰えがあって，相対的に心・肝の過剰状態を呈した場合，加味帰脾湯が適応となる。

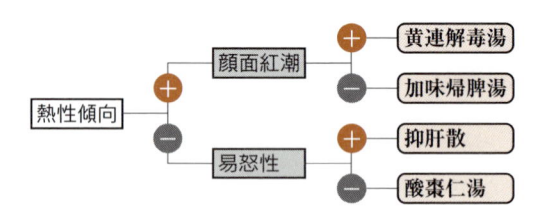

```
熱性傾向 ─┬(+)─ 顔面紅潮 ─┬(+)─ 黄連解毒湯
          │                └(-)─ 加味帰脾湯
          └(-)─ 易怒性   ─┬(+)─ 抑肝散
                          └(-)─ 酸棗仁湯
```

図2　高齢者の夜間奇声の鑑別

● 処方選択のチャートと解説

　酸棗仁湯は『金匱要略』に収載された方剤で，「虚労，虚煩不得眠，酸棗仁湯主之」という有名な条文がある。酸棗仁，甘草，知母，茯苓，川芎の5味の構成生薬からなり，一般には不眠の方剤として認識されている。少陽病期，虚証に分類されるが，明らかな陽・実証を除けば広く応用されうると思われる。酸棗仁湯で効果を得る場合，切れ味よく効いて，逆に傾眠傾向になる場合もあれば，いつまでたっても効果があらわれず，かなり時間を経て改善する場合がある。これは酸棗仁湯の有効成分が一定程度の血中

濃度に達するのに必要な時間が違うものと（つまり感受性の違いか）筆者は考えている。したがって状況によっては倍量投与なども行われるべきと思っている。この場合，即座に効果が発現しなくとも，少なくとも「3週間」は経過を見たいというのが筆者の方針である。

近年の症例報告では，不眠に対する症例の他，不眠と反対の嗜眠傾向にも有効であった症例や体感幻覚ないし心気妄想に有効であった症例，不眠を伴う慢性C型肝炎に有効であった症例などが報告されている。『類聚方広義』[13]の頭注でも吉益東洞が眠り続ける病人を酸棗仁湯で治したことが紹介されている。また脈候を参考にして比較的多量の酸棗仁湯を用いて，驚きやすい精神状態が改善した報告もある。一方動物実験レベルでは，酸棗仁湯の抗不安作用の報告もあり，単純な入眠剤ではないことは明らかである。

高齢者のさまざまな表現型を呈する夜間せん妄のすべてに酸棗仁湯が有効なわけではないが，「奇声を伴う」夜間せん妄に対して抗精神薬を使用する以前に試みられて良い方剤と思われる。

●参考文献

1) 折茂　肇監修，平沢秀人編：痴呆性高齢者ケアマニュアル，メジカルビュー社，1999．
2) 宮永和夫：事例で学ぶ痴呆老人の問題行動へのアプローチ．113-126，医薬ジャーナル社，1998．
3) 秋葉哲生：高齢者疾患漢方治療マニュアル．22-30，現代出版プランニング，2001．
4) 大塚敬節主講：日本漢方医学研究所編：金匱要略講話．158-159，創元社，1979．
5) 遠田裕政，岡本洋明：酸棗仁湯が奏効した2症例．日本東洋医学雑誌，**34**(3)：27-29，1986．
6) 筒井末春，他：不眠症に対する酸棗仁湯の効果．医学と薬学，**16**(1)：185-192，1986．
7) 谷川久彦，他：酸棗仁湯が奏効した嗜眠傾向の一症例．日本東洋医学雑誌，**37**(2)：91-94，1986．
8) 山根秀夫：酸棗仁湯の睡眠障害以外の症状への効果．漢方医学，**11**(8)：9，1992．
9) 小暮敏明，寺澤捷年：酸棗仁湯加減が奏効した不眠を伴う慢性C型肝炎の一例．カレントテラピー，**15**(2)：161，1997．
10) 藤平　健：類聚方広義解説．576-577，創元社，1999．
11) 小高修司：不安・易驚に対し酸棗仁（湯）．漢方の臨床，**48**(4)：523-528，2001．
12) 渋谷　健，他：酸棗仁湯の基礎薬理学的研究2，抗不安及び鎮静効果の行動薬理学的解析．東京医科大学雑誌，**45**(2)：177-182，1987．
13) 藤平　健：類聚方広義解説．576-577，創元社，1999．

〔田原英一〕

不穏・興奮

症例1　左不全片麻痺と不穏行動に抑肝散　75歳男性

既往歴　40歳頃虫垂切除。

職業歴　洋服店（洋服の仕立て）

現病歴　1998年12月に尿閉にて近医に入院。前立腺肥大と膀胱結石の診断で経尿道的前立腺切除術および膀胱結石破砕術を施行され、尿閉は改善したが、術後合併症のため臥床がちとなった。1999年2月に左不全片麻痺が出現し、リハビリなどの継続加療目的に4月26日TS病院に転院となった。

入院時現症　身長153 cm、体重72.4 kg、血圧138/84 mmHg、脈拍70/分、体温36.5℃。胸腹部には異常なし。両足背に軽度の浮腫を認めた。神経学的に左半身に不全麻痺と深部腱反射の亢進を認めた。また長谷川式簡易痴呆スケールは7点であった。

和漢診療学的所見　自覚症状に関しては不明。眼瞼の色素沈着の他、寂しがりでナースコールをよく押すといった特徴があった。脈候は大で充実し、遅、舌候は湿潤した微白苔で小亀裂を認め、腹候は腹力中等度、腹は腹直筋緊張、胸脇苦満、心下痞鞕、臍傍圧痛、小腹不仁を認めた。

入院後経過　元気なく臥床していることから、意欲の向上を期待して、釣藤散（TJ-47）7.5 gを投与開始した。しかし、リハビリなどには消極的で、リハビリ室に誘導してもすぐ逃げ出す状態であった。ところが経過中、左片麻痺の増強を認め、CT上は明らかな病変を確認できなかったが、脳梗塞の再発作と考えた。補液と桂枝茯苓丸（TJ-25）15.0 gの投与を行ったところ、麻痺はほぼ元通りに改善した。その後、再発作の防止目的に桂枝茯苓丸生薬末を服用していたが、徐々に夕方になると、「家に帰らんならん」、「○○町に行かんならん」とか、日中見舞いに訪れていた妻が「今日は来ない」などと興奮し、落ちつきがなくなった。寝ていてもベッド柵を乗り越えようとするなど、事故を起こす可能性も考えられた。興奮＝「怒」の状態と考えて、抑肝散（TJ-54）を併用したところ、約2週間後には不穏行動は消失した（図1）。その結果落ち着いて、リハビリにも参加するようになった。なお入院4か月後の長谷川式簡易痴呆スケールは10点であった。

症例2　胃瘻チューブ自己抜去、右片麻痺に抑肝散　93歳女性

既往歴　1990年頃右前腕骨骨折、腰椎圧迫骨折。

職業歴　農業（養蚕）

現病歴　1999年3月16日脳梗塞を発症し、左不全片麻痺となった。療養型病床群を経て2000年6月12日より介護特別養護老人ホームへ入所したが、8月4日に脳梗塞の再発作のため右完全片麻痺、失語となり、総合病院へ入院。11月1日胃瘻造設術を施

不穏・興奮 31

図1 症例1の臨床経過

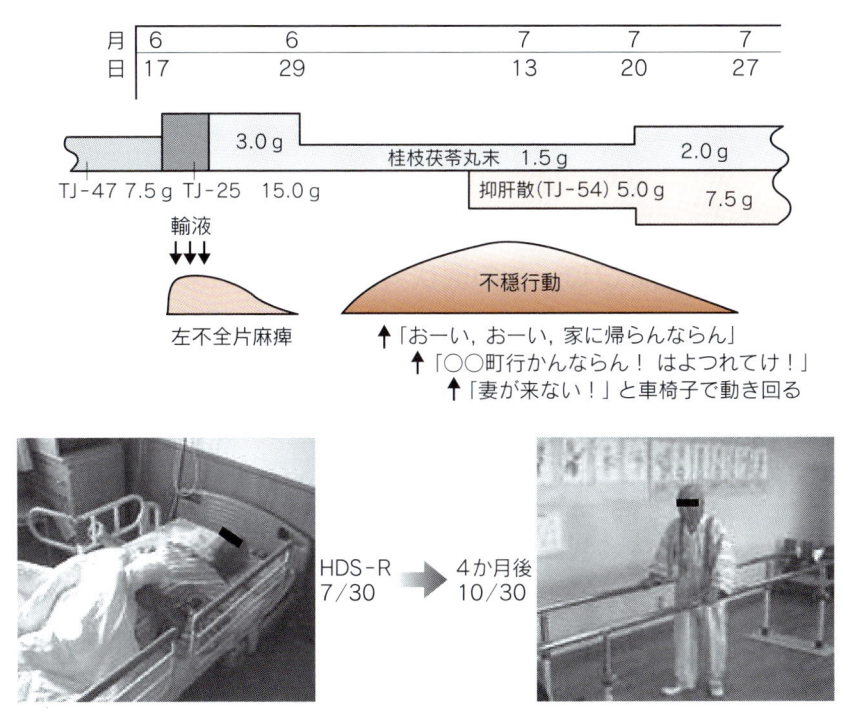

TJ-25：桂枝茯苓丸，TJ-47：釣藤散，TJ-54：抑肝散

行され，継続加療目的に12月11日TS病院に転院となった。

入院時現症　身長は不明，体重43.4 kg，血圧148/98 mmHg，脈拍81/分，体温36.2℃。脈不整があり，胸部で第3肋間胸骨右縁にLevine2/6の収縮期雑音を聴取。上腹部に胃瘻あり。両足背に軽度の浮腫を認めた。右半身は上肢優位に関節拘縮を認めた。また失語のためコミュニケーションは不能であった。なお梗塞予防のためにワーファリンを服用中であった。

和漢診療学的所見　自覚症状に関しては不明。やや赤ら顔で，脈候は沈で弱，舌候は湿潤した微白苔，腹候は腹力中等度よりやや弱，腹は腹直筋緊張と小腹不仁を認めた。

入院後経過　前医では経管自己抜去があるとのことで，看護師の申し送り書には「常時ミトンをはめているため，毎日手浴をする。手浴後よく乾燥させてからミトンをはめる」と書いてあり，入院時にも両側上肢にミトンがはめられていた。当院では原則として「身体拘束」は行っておらず，ミトンは外したところ，同日夜間より胃瘻チューブの自己抜去があり，多い日で1日2回，その度に再挿入が必要となった。健側上肢にタオルを握らせたり，腹部にバスタオルを置くなど胃瘻チューブを隠す努力をしたが，改善傾向は見られ

なかった。この状態を「怒」から来るものと考えて，12月26日より抑肝散（TJ-54）7.5gを開始したところ，12月27日を最後に胃瘻チューブの自己抜去は見られなくなった。自己抜去はなくなっても全体的な活動性には大きな変化はなく，むしろ毎日のように見舞いに来る家族からは，呼びかけに対して反応がよくなったと喜ばれた。

● 西洋医学的アプローチの現状

　不穏・興奮はせん妄などの軽度意識障害に伴う場合もあるが，痴呆の周辺症状として認められる場合もある。また両者の鑑別が困難なこともしばしばである。精神科的には周辺症状を陽性症状あるいは陰性症状という言葉で大別することもあるようだが，不穏・興奮は陽性症状で，具体的には落ち着かない，徘徊，暴言，暴力，易怒性，大声などである。アルツハイマー治療薬である塩酸ドネペジルでも興奮症状を起こすことがある。対策として，抑制系の薬剤であるところの，塩酸チアプリドが第一選択となることが多い。しかし，過鎮静状態で，傾眠となったり，ふらつきや転倒の原因となることがあるので，注意が必要である。それでもコントロールできないときには，ハロペリドールを加えたり，不安があればクロチアゼパムやエチゾラムを，また睡眠剤を追加する場合もある。なお，元気がないなどの陰性症状には塩酸アマンタジンなどが比較的よく使われる。

● 和漢診療学的アプローチの基本的考え方

不穏・興奮と漢方治療

　抑肝散は『保嬰撮要』に収載されている方剤で，一般的には神経過敏で興奮しやすく，怒りやすい，イライラするなど神経興奮状態を訴える場合に用い，その他，痙攣や小児では落ち着きがない，ひきつけを起こすなどに対して使用される方剤として認識され，具体的な疾病としては神経症，小児疳症，不眠症などの他，脳出血後遺症にも使用される[1]。抑肝散の適応病態はいわゆる肝気亢進によって説明されるが，中医学的には肝の陰液不足のために肝陽が亢進して生ずる肝陽上亢であり，肝陰虚，肝腎陰虚による

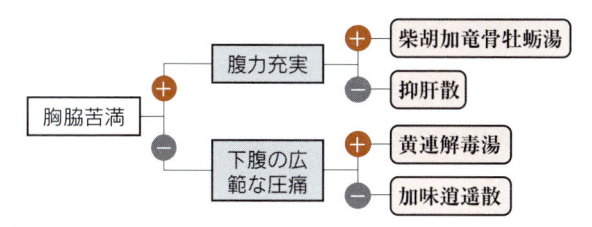

図2　不穏・興奮の鑑別

陰虚火旺と思われる[2]。高齢者は絶対的あるいは相対的に腎の働きが衰えていると思われ，これにより相対的に抑肝散証を呈しやすいように考えられる。抑肝散の出典が小児に対する方剤であり，黄耆建中湯が有効な症例が高齢者で見られる[3,4]ことを考え合わせて，高齢者の「赤ちゃんがえり」と捉えると興味深い。『傷寒論』をはじめとする古典が書かれた時代と現代では，平均寿命も生活環境も違い，とくに高齢者に対する処方の備えは，不十分の感がある。高齢者の「赤ちゃんがえり」を念頭に置き，たとえば桂枝加竜骨牡蛎湯，甘麦大棗湯，六味丸などのもともと小児を対象とした処方をさらに深く研究することで，高齢者の治療効果を高める可能性がある。

抑肝散を使用するにあたっての目標として，左脇腹部の拘攣があげられるが[5]，今回の症例では両側の腹直筋緊張を認めるのみであった。抑肝散は四逆散の変方であるとされることから[6]，腹直筋緊張は認めても差し支えないが，腹候よりは「怒気ハナシヤト問ウ」[7]ほうが早く抑肝散の証に近づくように思われる。喜多の報告によると，抑肝散加陳皮半夏証は柴胡加竜骨牡蛎湯証と比べて過敏や怒りに関する訴えが強く，加味逍遥散証と比べて精神的に強く，打ち解けないパーソナリティ特性を持つという[8]。

高齢者の場合，長く生きてきた中には戦争体験などをはじめ，強いストレスと闘いながら生活してきたことが想像される。現在まで生き抜いてきた高齢者のパーソナリティとしては精神的に強く，打ち解けない性格であることが1つの典型的な形ではないであろうか。通常の社会的経験によって，あからさまに怒りや悲しみといった感情を表現することは意識的に抑制されるが，このような性格的あるいは社会的素因に加えて，痴呆の中核症状

として判断力や思考力が低下することにより，本来の純粋な感情がより表出しやすくなっているのかもしれない。

　こうした点を考えると高齢者の証を決定するにあたって，痴呆により自覚症状は取りにくくなっていくが，望診は容易になっていくのかもしれない。そういう意味で抑肝散は「怒」を念頭に置いて，もっと幅広く高齢者に使用されてしかるべきであろう。抑肝散投与により患者本人は，「怒り」を静め，周りの介護者とのコミュニケーションも取りやすくなり，医療者・介護者などによる日常生活の支援が円滑となる。西洋医学的な向精神剤とは異なり，ふらつきや過鎮静が見られないのも理想的である。その他の鑑別としては，黄連解毒湯があげられるが，提示した方剤の中では最も熱性傾向が強く，瘀血に由来する下腹部の圧痛を広範に認めることが特徴的である。

●参考文献

1) 寺澤捷年：症例から学ぶ和漢診療学　第2版．303, 医学書院, 1998.
2) 神戸中医学研究会編：中医学入門．178-187, 医歯薬出版, 1981.
3) 川俣博嗣, 他：寝たきり老人に黄耆建中湯が奏効した二例．日本東洋医学雑誌, **47**(2)：253-260, 1996.
4) 長坂和彦, 他：帰耆建中湯加附子による褥瘡治療経験．日本東洋医学雑誌, **49**(2)：273-280, 1998.
5) 矢数道明：臨床応用漢方処方解説(増補改訂版)．599-605, 創元社, 1981.
6) 和田東郭：蕉窓方意解．25-27, 名著出版, 1979.
7) 長谷川弥人：勿誤薬室方函口訣釈義．265-267, 創元社, 1985.
8) 喜多敏明：現代社会と漢方—心理的側面からみた証の判別．日本東洋医学雑誌, **49**(5)：760-766, 1999.

〔田原英一〕

性的逸脱行動

症例1　桂枝加竜骨牡蛎湯が奏効した自慰行動　71歳男性

既往歴　20歳代で肺結核。1990年頃より糖尿病を指摘。1993年大腸癌切除。1996年脳梗塞。

家族歴　特記事項なし。

現病歴　1996年に脳梗塞の診断で加療を受け，顕著な麻痺は残らなかったが，その後徐々に見当識障害が出現した。1999年6月に発熱，尿路感染から前立腺肥大の診断で，総合病院で経尿道的前立腺切除を受け，リハビリ目的で1999年8月23日TS病院へ転院となった。

現症　血圧124/80 mmHg，脈拍72/分，体温36.6℃。無気力な顔貌で自発的な発語は少ないが，呼びかけると返答はあり。眼球結膜に貧血なし，眼瞼結膜に黄疸なし。胸部はやや非対称性で，臍傍から下腹部にかけて手術痕あり。四肢に浮腫なし。改訂長谷川式簡易痴呆スケールは9点であった。

和漢診療学的所見　自覚症状に関しては不明。無気力な顔貌で，軟便傾向を認めた。脈候は硬脈，舌候は湿潤した白苔，腹候は腹力は中等度からやや軟，両腹直筋緊張，心下痞，右胸脇苦満と小腹不仁を認めたが，臍上悸などの腹部の大動脈の拍動は触知しなかった。

経過　意欲なく過ごす状態であり，まず釣藤散（TJ-47）7.5 g/日の投与を開始したところ，入院後1週間ほどを経過した8月31日より，あたりかまわず性器を露出して，自慰行動が見られるようになった。後日の家族からの話では，同様の行為はこれまでなく，初めてとのことだった。食事中のテーブルに座ったままでも自慰行為が見られるようなり，その様子を見た女性患者が嘔気を催し，点滴が必要となるなどの事態が生じ，女性患者や職員から何とかして欲しいという要望が出された。

そこで，性的逸脱行動も陰萎もいわば両極で，漢方薬の中庸化作用といったものを期待して，腹部大動脈の拍動は触知しなかったが，9月2日より桂枝加竜骨牡蛎湯（TJ-26）7.5 g/日に変更した。当初介護職員は性的な行動に対しては，動揺するばかりで，具体的なケアプランの策定には至らなかった。わずかにリハビリ室への誘導を増やしたが，リハビリ室での自慰行為のため，対応には苦慮する状態であった。しかし，桂枝加竜骨牡蛎湯投与開始後5日で自慰行動は消失した。その後も投与（7.5 g/日）は継続したが，2000年3月16日頃より特に誘因なく突如再び同様の自慰行為が出現。すでに継続服用中の桂枝加竜骨牡蛎湯を倍量（15.0 g/日）にし，介護職員もなるべくそばにいて話しかけ，リハビリやその他の手作業に注意を向けるように対応したところ，約3日で症状は消失した。約1週間倍量投与を行い，その後自慰行為は見られないため7.5 g/日として経過観察した。同年8月8日より再度同様の状況になったが，再度倍量として約1週間で消

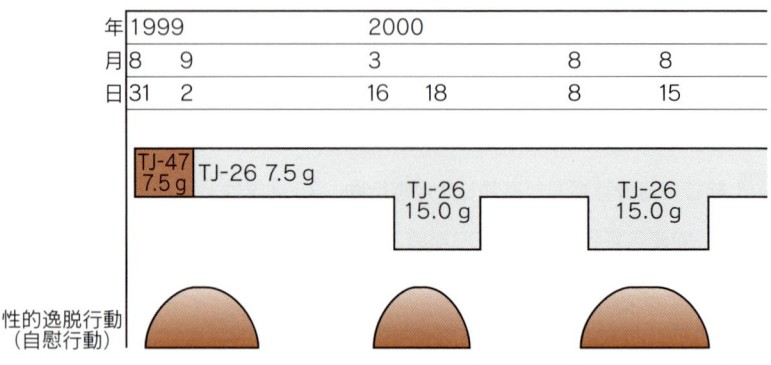

TJ-26：桂枝加竜骨牡蛎湯，TJ-47：釣藤散

図1 症例1の臨床経過

失した。なお自慰行動の消失に伴う，意欲の低下は認めなかった。

症例2　性的逸脱行動（他の患者の体を触る，卑猥な言葉を発するなど）　90歳男性

（既往歴）　1971年腰椎の手術。

（家族歴）　特記事項なし。

（現病歴）　2000年9月に特別養護老人ホームへショートステイ中に左不全片麻痺を発症し，脳梗塞の診断で急性期の治療を総合病院で受け，リハビリ目的で同年12月6日転院となった。入院後半年ほどした2001年6月頃より徐々に，介護職員から，「（職員の）体を触られる」「卑猥なことを言う」などの苦情が出始め，加えて，まもなく他の女性患者にまとわりついて，しばしば体を触るのが目撃されるようになった。

（現　症）　血圧126／60 mmHg，脈拍72／分，体温35.8℃。皮膚は全体に乾燥。眼球結膜に貧血なし，眼瞼結膜に黄疸なし。胸部は異常所見なし。下腹部に手術痕あり。左不全片麻痺を認めるが，四肢に浮腫なし。両手指にHeberden結節を認める。改訂長谷川式簡易痴呆スケールは10点であった。

（和漢診療学的所見）　きわめて寒がりで，怒りっぽく，さまざまなこと（リハビリや入浴など）に拒否的であった。脈候は硬脈，舌候は乾燥した微白苔，腹候は腹力中等度で，両腹直筋緊張，心下痞，両側胸脇苦満と小腹不仁を認めたが，腹部大動脈の拍動は触知しなかった。

（経　過）　入院時は怒りっぽい性格で，リハビリも拒否という状況で，痴呆により興奮的あるいは攻撃的状態が明らかと考え，まず抑肝散加陳皮半夏（TJ-83）7.5 g／日，その後，抑肝散（TJ-54）7.5 g／日を投与したところ，2001年2月頃よりはリハビリへの参加も増えるようになった。6月に入り，卑猥な言葉を話す，性的接触を要望するなどといった苦情が女性介護職員から聞かれるようになり，まもなく，ある女性患者にまとわり

ついて，時にはその患者のオムツ内に手を入れているところも目撃されるようになった。第1例目に準じて，桂枝加竜骨牡蛎湯（TJ-26）7.5g/日を処方したが，10日経っても変化ないため，より実証の方剤ではと考えて，柴胡加竜骨牡蛎湯（TJ-12）5.0gと，冷えを訴えるため八味地黄丸（TJ-7）2.5g/日を併用した。しかし，傾向にはまったく変化を認めなかった。スタッフからの苦情も強くなり，1例目が倍量で効果があったため，桂枝加竜骨牡蛎湯を倍量（15.0g/日）としたところ，約1週間で問題行動は消失した。その後は再び7.5g/日とし，後の半年間の入院経過中，卑猥な言葉が時に聞かれる程度で，あからさまな逸脱行動は認めなかった。

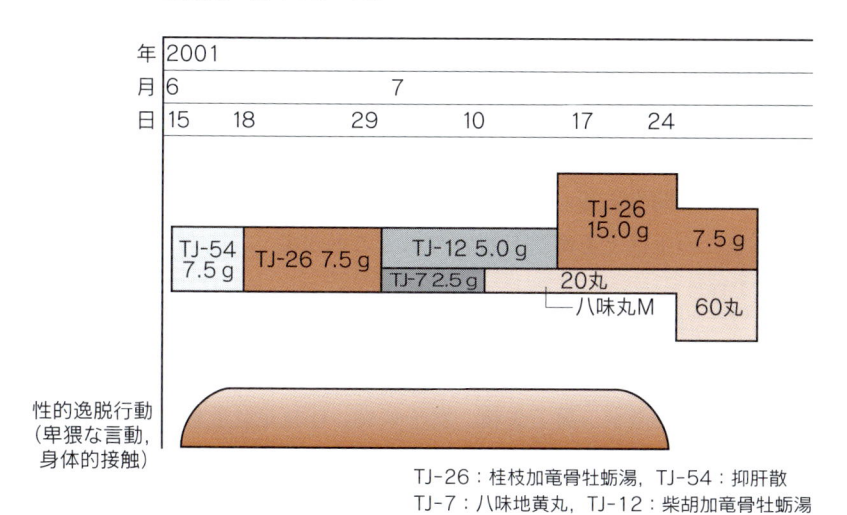

図2 症例2の臨床経過

● 西洋医学的アプローチの現状

　西洋医学的な対応はほとんど知られていない。介護的な立場からの対応として，表面的に非難したり抑制しようとしても効果は得られないことが多く，当人にとってどのような背景（意味）があるのかを考えることは，重要と考えられている。話し相手になったりレクレーションなどを行い，気分転換を図ること，あるいは人形などを用いて対象をすりかえるということも行われる。介護者が対象となった場合の接触に対しては，毅然とした態度で臨み，自衛することが肝要である。それでも対応できない場合は向精神薬など（チアプリド，プロメタジンなど）を用いて性的欲求を抑制する。

● 和漢診療学的アプローチの基本的考え方

高齢者の性的逸脱行動と桂枝加竜骨牡蛎湯

　高齢者の性的逸脱行動といった場合，通常「自慰」，「性器の露出」，「卑猥な言葉を話す・叫ぶ」，「家族や介護者に対して身体的な接触（胸，尻，性器など）をする」，「人目のあるところで性行為をする」などの行為を示す。現実にどのくらいの逸脱行動が存在するのかに関する報告はなく，また対処法も確立されていない。顕著な場合は向精神薬により抑制することもあるというが，性欲は基本的な欲求の1つであり，何らかの方法で性的な問題を抑制あるいは障害した場合に，結果として生きる意欲をも阻害するのではないかという疑問もある。こうした行為に及ぶ心理的背景は，家族，夫婦間のこれまでの生活とも関連し複雑であることが多く，心理的なアプローチも困難を伴う。

　桂枝加竜骨牡蛎湯は『金匱要略 血痺虚労病篇』に収載された方剤で，条文は「夫失精家。小腹弦急。陰頭寒。目眩。髪落。脉極虚芤遅。為清穀亡血失精。脉得諸芤動微緊。男子失精。女子夢交。桂枝竜骨牡蛎湯主之。」とあり，通常の解釈では「性的神経衰弱」「陰萎」に使われると考えられている。今回の使用に当たっては，一方向的な作用ではなく，漢方方剤でしばしば観察される「中庸に移動させる作用」を期待して試みたところ，よい結果が得られた。ただし尾台榕堂の『類聚方広義 頭注』には，すでに「孀婦室女，情欲妄動して遂げざる者に，多く此の症あり，此の方に宜し」とあり，性的な情動の亢進状態をも正常化させる方剤の可能性がある。今回の2症例の和漢診療学的所見について検討してみると，桂枝加竜骨牡蛎湯に典型的といわれる腹部大動脈の拍動触知を認めなかったことは注意すべきと思われる。

　また男女間の性的な行動を退院（退所あるいは死亡など）により強制的に止めさせて，生きる気力がなくなったというようなことも知られているが，今回の桂枝加竜骨牡蛎湯投与症例では，性的逸脱行動が消失，軽減したのちに元気がなくなるようなことはその後の入院期間中を含めてなかった。

```
易怒性 ─┬─ 胸脇苦満 ─┬─(−) 黄連解毒湯
        │            └─(+) 柴胡加竜骨牡蛎湯
        └─ 冷え ─────┬─(−) 桂枝加竜骨牡蛎湯
                     └─(+) 八味地黄丸
```

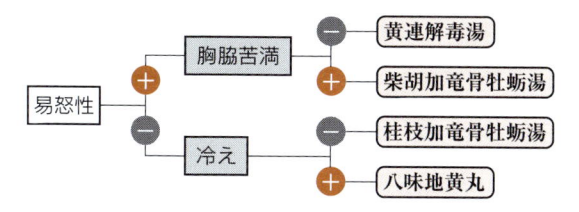

＊この他，「葛根湯」も有効の可能性がある．

図3　高齢者の性的逸脱行動の鑑別

● 処方選択のチャートと解説

　桂枝加竜骨牡蛎湯は薬価的にも低く，また副作用も甘草の偽アルドステロン症を除けば，問題となることはきわめて少ない。高齢者の性的逸脱行動を漢方的にどのように考えるかについては，異論もあるかと思うが，基本として，漢方医学の五臓論で言うところの「心」や「肝」の失調状態があると思われる，それぞれ，虚実に応じて，黄連解毒湯，柴胡加竜骨牡蛎湯などが鑑別にあげられるが，臨床的には桂枝加竜骨牡蛎湯を第一選択と考えてよい。また桂枝加竜骨牡蛎湯で効果不十分と思われても，増量（倍量投与）も検討すべき課題であると筆者は考えている。

　その他，「腎」の機能失調と考えて八味地黄丸も候補といえよう。また，一つの考え方として，葛根湯を使ってみるという方法も葛根湯の応用範囲の広さを考えると新しい使い方として，興味深い。葛根湯には麻黄が配剤され，麻黄のエフェドリンには覚醒作用があり，痴呆による症状に対して，よい影響を与える可能性がある（もともと首から上の炎症を鎮めるとも言われている）。ただし，麻黄による副作用（胃腸障害，不眠，動悸，尿閉など）も高齢者は起こしやすいので，実際の適応に当たっては，十分な注意が必要である。

●参考文献

1) 田原英一，新谷卓弘，森山健三，他：高齢者の痴呆による陽性症状に抑肝散が奏功した2例．漢方の臨床，**50**(1)：105-114，2003．
2) 宮永和夫：事例で学ぶ痴呆老人の問題行動へのアプローチ．140-141，医薬ジャーナル社，1998．
3) 中西達郎，青柳佳代子：老健施設で性的逸脱行動を起こし精神病院へ転院した一例．老年精神医学雑誌，**12**(7)：780-784，2001．
4) ナオミ・フェイル，藤沢嘉勝監訳：バリデーション痴呆症の人との超コミュニケーション法．187-198，筒井書房，東京，2001．
5) 大塚敬節：金匱要略の研究．184-186，たにぐち書店，1996．
6) 藤平　健：類聚方広義解説．97-99，創元社，1999．
7) 井上勝也監修：事例集高齢者のケア6　性と愛―セクシャリティ．175-189，中央法規出版，1995．

〔田原英一〕

意欲の低下

症例1　日常生活動作の低下に黄耆建中湯　76歳女性

既往歴　家族歴　特記事項なし。

現病歴　1993年8月26日部屋の中で倒れているのを家人が発見。自立起座できないため近医を救急受診した。前交通動脈の動脈瘤によるくも膜下出血と診断され，クリッピングが施行された。入院中感染症や水頭症を併発し，5か月間ベッド上での生活となった。徐々に下肢の廃用性萎縮が進行し，寝たきり状態になるにつれて意欲の低下も伴い，日常生活動作（ADL）が著明に低下となった。リハビリとADLの拡大目的に入院となった。

入院時現症　身長156 cm，体重42 kg，血圧140/70 mmHg，脈拍80/分・整，体温36.2℃。眼結膜に貧血，黄疸なし。表在リンパ節を触知せず。胸部打聴診上，心肺に異常所見はなし。腹部では肝脾腎を触知せず，圧痛なし。下腿浮腫認めず。両下肢に軽度の麻痺と廃用性萎縮が著明で，意欲の低下があり基本動作は全介助だった。

和漢診療学的所見　易疲労感があり，寒がりで一日中寝ている状態であった。脈候は沈で弱。舌候は乾燥した厚い白黄苔。腹候は腹力軟弱，両側腹直筋の攣急があり，ベニヤ状の腹壁を認めた。

入院後経過　入院後の経過を**図1**に示す。入院後約2か月間六君子湯エキスとリハビ

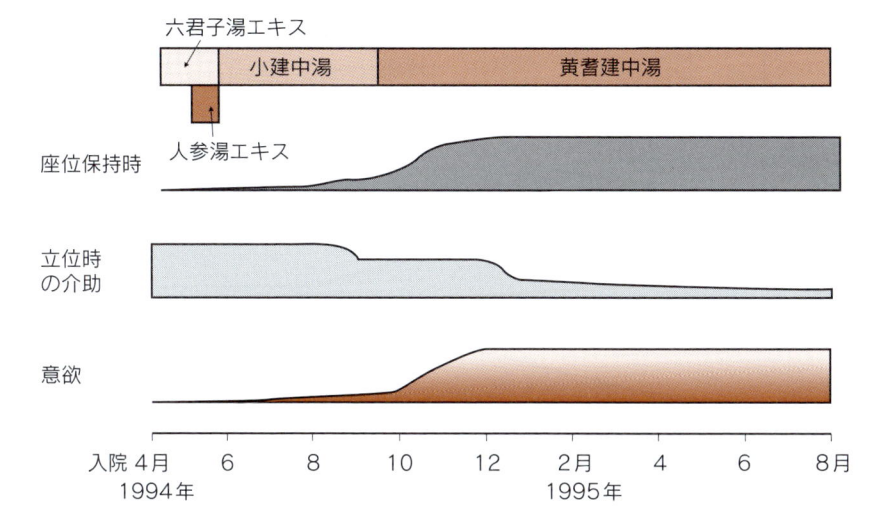

図1　症例1の入院後の経過

リを施行，人参湯も併用したが，リハビリに対する意欲は全くなく，一日中ほとんど寝たきりの状態だった。そこで，腹診所見を重視し煎じ薬で小建中湯を投与したところ，10分程度の座位保持と介助による立位が可能となってきた。しかし，リハビリへの意欲はまだ不十分であった。そこで黄耆を10g加え黄耆建中湯に変更したところ，投与2週目頃より座位保持時間が延びてきた。意欲の上昇とともにリハビリに積極的に参加するようになり，進んで作業をするようになった。最終的に歩行も可能となった。身の回りのことが自分でできるようになってきたため，自宅に退院することを前提に老人福祉施設に一時入所となった。

症例2　ADLの低下に黄耆建中湯　86歳女性

既往歴　40代から変形性膝関節症。
家族歴　特記事項なし。
現病歴　1993年草取りをしていたとき転倒し，腰痛出現したため近医を受診し，腰椎圧迫骨折との診断を受け入院となった。1994年7月までの2年間，同医院でほとんどベッド状での生活が続いた。入院中廃用性萎縮が著明となり，寝たきりの状態となった。家族がADL拡大を希望し，リハビリを目的に当院紹介となり同年8月1日入院となった。また，家族は寝たきりの状態であったため在宅では世話ができないことを理由に老人施設への入所を望んでいた。

入院時現症　身長141 cm，体重38 kg，血圧105/65 mmHg，脈拍66/分・整，体温36.2℃。眼結膜に極軽度の貧血を認めるが黄疸なし。表在リンパ節を触知せず。胸部打聴診上，心肺に異常所見はなし。腹部では肝脾腎を触知せず，圧痛なし。下腿浮腫認

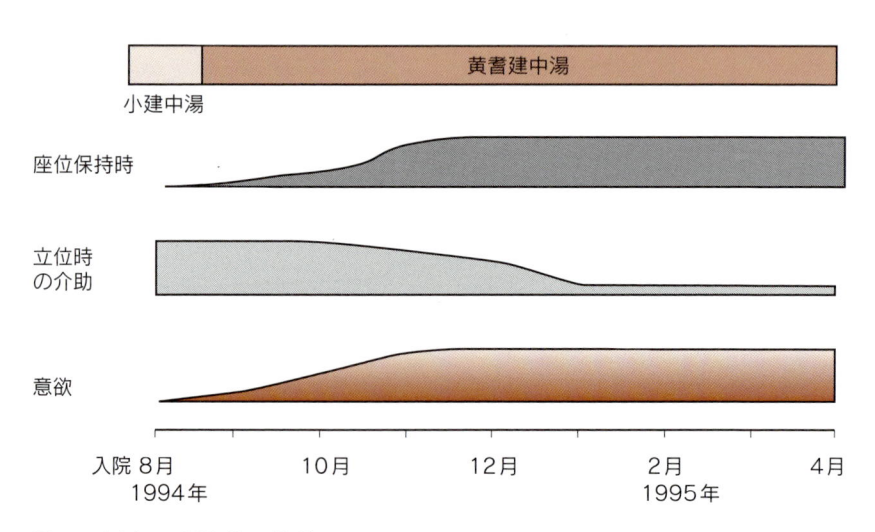

図2　症例2の入院後の経過

めず。下肢は著明な廃用性萎縮を認める。

(和漢診療学的所見)　脈候は沈で弦。舌候は紅舌で湿潤した無苔，中央に亀裂を認めた。腹候では腹力は軟弱で薄いベニヤ状の腹壁を呈していた。

(入院後経過)　入院後の経過を図2に示す。入院時は便意・尿意はわからず失禁状態であり，衣服の着脱は不能。全く口を聞かず，顔貌も精気がなかった。食事摂取は何とか自立可能であったが，下肢両側に廃用性萎縮が著明で立位は不能のためほとんど寝たきりの状態であった。生きようとする意欲がないため，リハビリは期待できない状態であった。本症例も初め，小建中湯を投与したが効果がなかったため，症例1と同様に黄耆建中湯を投与したところ，3週目頃より徐々に意欲の上昇が見られた。リハビリを積極的にするようになるとともに座位保持時間が徐々に伸びてきた。この時点で中期的目標を自立でポータブルトイレに移動できるようにすることとし，さらに同湯を継続したところ，6か月後には排泄は自立できるようになってきた。立位も可能となってきたため歩行器による歩行訓練を開始したところ，徐々に歩行器での歩行が可能となり，最終的に杖歩行ができるようになってきた。家族は初め老人施設への入所を希望していたが，排泄の自立や杖歩行が可能となったため，自宅での介護が可能と考え自宅へ退院となった。

● 西洋医学的アプローチ

　高齢者が何らかの原因で長期間ベッド上での生活が続くと精神機能・運動器官の機能・心肺機能の低下となる。たとえば，1週間の安静で筋力が10〜15％の低下，3週間の不動で関節の拘縮が発生するといわれている[1]。これら身体的要因や心理的要因が重なり閉じ込もり症候群から廃用症候群，寝たきりとなっていく[2]。このような寝たきり高齢者の病態改善で重要なことは座位保持時間で，これが延長してくれば下肢拘縮予防や覚醒水準の向上，さらに排泄の自立から徐々に離床につながる[3]。その結果，訓練により歩行が可能となってくる。ところが意欲の低下があるためにリハビリが進まない症例も少なくない。

　したがって，寝たきり高齢者の病態改善にとって意欲の向上は重要である。西洋医学的にはこのような意欲の低下をうつ状態とも考え，抗うつ薬の投与がなされるが，寝たきり高齢者の意欲の低下に対しては適切ではないこともある。

● 和漢診療学的アプローチ

　寝たきり高齢者は全身的に虚弱な状態が進行し，虚労の病態であると思われる。また，寝たきり高齢者に限らず高齢の患者では腎虚はもちろんであるが，その根底に脾虚がある。和漢診療学的には意欲の低下は気虚とも考えられる。脾虚や気虚の状態を改善することにより意欲の上昇が得られると考える。したがって，寝たきり高齢者の意欲の低下状態の改善には脾虚や気虚を改善することが重要である。

● 処方選択のチャートと解説

　うつ状態に対する漢方薬の中で補中益気湯，加味帰脾湯，半夏厚朴湯，六君子湯，小建中湯，人参養栄湯，柴胡加竜骨牡蛎湯はエビデンスが得られている[4]。これらの漢方方剤と寝たきり高齢者の意欲の低下を改善する脾虚と気虚の改善を考えると図3のような鑑別になる。

　黄耆建中湯は『金匱要略』血痺虚労病編[5]に記載されている方剤であり，その条文は「虚労裏急諸々の不足。黄耆建中湯之を主どる。」とあり，大塚敬節[6]は「諸々の不足とは気力・体力など不足しているものは何でもよい」と述べている。また，『方函口訣』[7]には「小建中湯の中気不足腹裏拘急を主として諸虚不足を滞る故黄耆を加える…」とある。さらに『類聚方広義』[8]には「虚労小建中湯疑うらくは黄耆建中湯」と述べ，小建中湯より虚労の

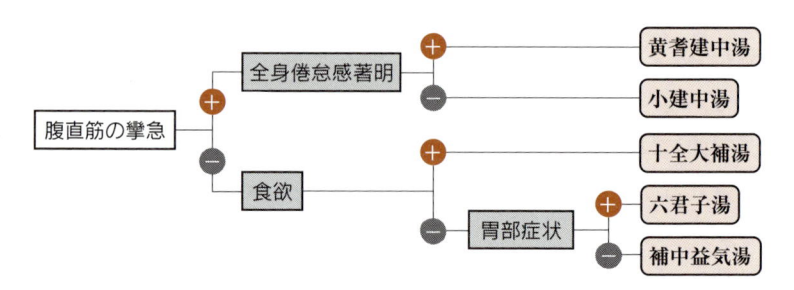

図3　高齢者の脾虚，気虚の改善の鑑別

程度の著しい病態に黄耆建中湯を用いると解説している。

　黄耆建中湯の君薬である黄耆は『神農本草経』の中品に収載されている薬物で，一般的には，体表の水毒を去る効果があるとされ，元気を増し，汗を止め，尿を利し，皮膚の栄養を助け，肉芽の形成を促し，化膿を止め，膿汁を排泄させる効能があり，虚弱，自汗，盗汗，小便不利，浮腫，化膿などが適応症とされている。本症例は黄耆を通常よりも多い10gを使用したことにより，さらに黄耆の効能が増強したと思われる。

　黄耆建中湯の服用で意欲の上昇が得られたことで座位が可能となり排泄が自立，ひいては立位・歩行が可能となっていったと考えられる。わが国は高齢化がますます進行し，世界最高水準に達し，先進欧米諸国に比べて寝たきり高齢者がとくに多い。厚生労働省のゴールドプラン21では，寝たきりは予防できるという観点から，高齢者の寝たきりを予防し，その数を減らすことを目的としている。東洋医学が長寿社会に果たす役割は大きいと考えている。

●参考文献

1) 竹内孝仁：リハビリを科学する．BRAIN NURSING，9(11)：971-974，1993.
2) 竹内孝仁：系統看護学講座専門14，成人看護学[10]運動器疾患患者の看護．260-265，医学書院，1987.
3) 竹内孝仁：リハビリを科学する．BRAIN NURSING，10(2)：157-160，1994.
4) 寺澤捷年：EBM漢方．255-263，医歯薬出版，2003.
5) 何　任：金匱要略解説．170，東洋学術出版，1988.
6) 大塚敬節：金匱要略講話．155，創元社，1985.
7) 長谷川弥人：勿誤薬室「方函」「口訣」釈義．198，創元社，1985.
8) 西山英雄：和訓類聚方広義．41，創元社，1992.

〔川俣博嗣〕

うつ状態

症例1 うつ状態（身体表現性障害）に補中益気湯　69歳女性

家族歴　特記事項なし。

既往歴　30歳頃，胆石で胆摘。

現病歴　1995年，兄が癌で死亡してショックを受け，左胸部絞扼感，不安感，おっくうな感じが出現したが加味逍遙散の服用で治まった。1998年，再発しA内科医院に2年間通院したが改善せず，2000年5月頃B外科医院に転院して投薬を受けた。服薬後，血が騒ぎふらふらする感じとなり同院に入院したものの，不安感，孤独感，食欲低下，他人の顔を見るのも嫌になるなどの症状が出現したため自主的に退院し，C病院内科を受診した。同院では心肥大と肝機能障害を指摘され，3週間検査入院した。退院後は前記の症状が増強しD内科医院に通院したが改善せず，C病院精神科に紹介された。同院通院後は一時軽快していた。しかし，2001年4月初めに家族でマージャンをして疲れたのを契機に再燃し，胸部絞扼感が発作性に出現し，おっくうな感じ，不眠，食欲低下，不安感なども現れた。4月6日，前医に怒鳴りつけられて説明もなく薬を増量されたと不満を訴えて当院（精神科）を受診した。

和漢診療学的所見　体格は小太り。脈候は虚実中間，沈，弦，渋。舌候は淡白紅舌で舌質が乾湿中等度の黄苔ないし白苔に被われていたが中心部はほとんど無苔。腹候は腹力中等度で左胸脇苦満，右臍傍圧痛，回盲部・S状部圧痛，小腹不仁を認めた。四肢厥冷，便秘を認めた。

経過　初診は相談のみで終了し，4月21日から薬物療法を開始した。医師に不信感をもつ反面，依存的でもあった。口渇と口苦が強く，マプロチリンの副作用と考えられた。抑うつ症状は軽度であったためマプロチリンを漸減し，加味逍遙散を併用した。受診日以外でも度々電話で不安を訴えたが，その都度，訴えに傾聴し安心させるように努めた。5月10日，口渇と口苦は減少し，胸部絞扼感も消退したが，胃痛や頭痛を訴えて近所のE内科医院にも受診していた。入浴中に具合が悪くなることを過度に恐れ，入浴はできない状態であった。6月7日，口苦が消退せず，雨天時には胸部絞扼感が再燃していた。マプロチリンはパロキセチンに，加味逍遙散は苓桂朮甘湯に変更した。7月17日，口苦は消退したが胸部絞扼感は続いており，食欲が低下し体重も2kg減少した。苓桂朮甘湯を補中益気湯に変更し，支持的に対応したところ徐々に食欲，意欲が改善し，8月には入浴も問題なくできるようになった。電話相談は減少し，11月頃には胸部絞扼感も消退した。2002年1月8日，半側の眼の奥からこめかみが痛くなり顔半分が発赤するという訴えがあり，葛根湯を一時併用した。パロキセチンと補中益気湯以外の併用薬は本人が中止し不要となった。しかし，不眠が再燃し本人がブロチゾラムを再開した。2月8日，人ごみの中に出かけるときに不安を生じていたため，柴胡加竜骨牡蛎湯を頓用で追加したが服用は

図1 症例1の臨床経過

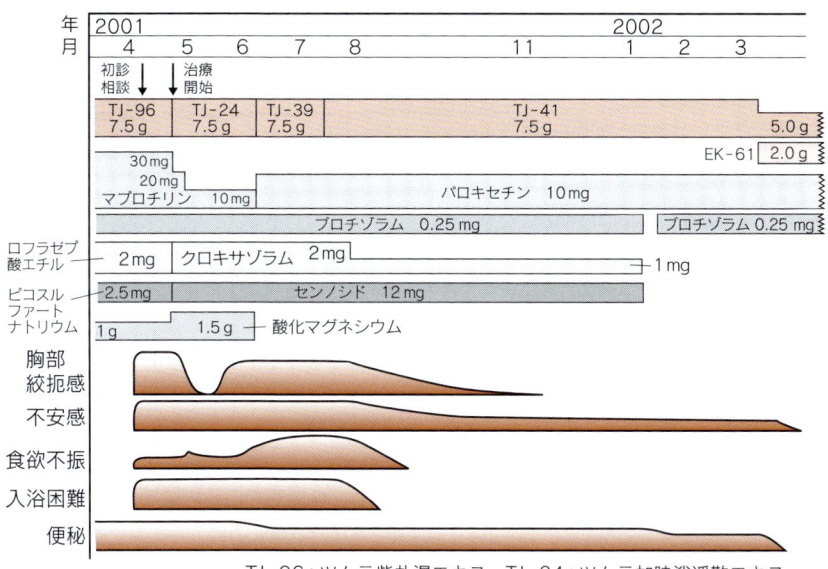

TJ-96：ツムラ柴朴湯エキス　TJ-24：ツムラ加味逍遥散エキス
TJ-39：ツムラ苓桂朮甘湯エキス　TJ-41：ツムラ補中益気湯エキス
EK-61：カネボウ桃核承気湯エキス

しなかった。3月9日，便秘，腹満感，胃に物がたまっているような感じ，顔の火照りを訴えたため，補中益気湯を昼・夕とし，朝には桃核承気湯を投与した（**図1**）。その後は徐々に健常時の生活に戻り，2004年7月現在まで概ね問題なく定期通院している。

症例2　うつ状態（身体表現性障害）に柴胡桂枝乾姜湯　80歳女性

家族歴　特記事項なし。
既往歴　76歳頃より高血圧症のため内科に通院している。
現病歴　1999年，「口が乾いて痛む」という口腔内違和感を主訴として富山医科薬科大学和漢診療科を受診し，約1年の通院加療で軽快した。2002年3月頃から口腔内違和感が再発し，頭がぼうっとする，落ち着いて坐っていることができないなどの症状も加わったため同院を再診した。4月23日当院（精神科）に紹介され受診した。
和漢診療学的所見　脈候は硬，緊，やや数，やや渋。舌候は色調がやや淡白紅で乾湿中等度の白色地図状膩苔に覆われていた。腹候は腹力やや軟で心下痞鞕，両側胸脇苦満，左臍傍・右臍下圧痛，小腹不仁を認めた。

経　過　食欲不振で体重が約10kg減少し，倦怠感が強く入浴がおっくうとなって

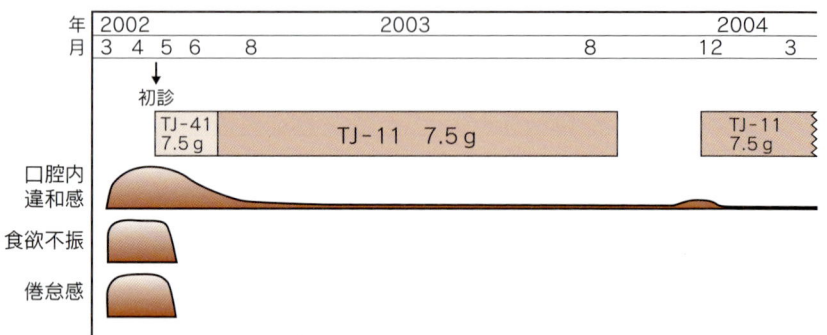

TJ-41：ツムラ補中益気湯エキス，TJ-11：ツムラ柴胡桂枝乾姜湯エキス

図2　症例2の臨床経過

いた。補中益気湯を処方後，2週間で食欲が改善し，6週間で口腔内違和感が軽減した。2002年6月には柴胡桂枝乾姜湯に転方し，2003年8月まで良好に経過した。その後は怠薬で一時再燃したが，柴胡桂枝乾姜湯の服薬再開で改善し，2004年7月現在まで良好である（**図2**）。

● 西洋医学的アプローチの現状

　うつ状態を呈する精神障害は，うつ病のみならず，神経症，統合失調症圏の障害，痴呆を含む器質性精神障害などさまざまである。診断においては，器質性，内因性の順に鑑別し，いずれにもあてはまらないときに初めて心因性と確定する。器質性精神障害であれば器質的要因に対する治療を優先する。痴呆に対しては早期から介護予防も必要である。統合失調症圏の障害に対しては抗精神病薬を，双極性感情障害（躁うつ病）に対しては気分安定薬（炭酸リチウム，カルバマゼピン，バルプロ酸など）を，単極性うつ病や心因性障害に対しては抗うつ薬を中心に薬物療法を行う。いずれの場合にも精神療法は不可欠だが，とくにうつ病では重点をおく。うつ病患者には，自己評価が厳しく「ナマクラ病」だと思って自責的になっている症例が多い。高齢者においては，改善しないまま死を迎えるのではないかという不安も強いため，病相予後が通常は良好なことを十分に説明しておく。

なお高齢者は，病苦から，前兆なく，確実な手段で自殺企図するという特徴もあるため，自殺念慮を認める場合には，必ず専門医の診察を勧める。自殺の危険性が切迫している場合や昏迷状態の場合には，無痙攣性電撃療法の適応となる。

　統合失調症圏でうつ状態を呈する場合は，定型抗精神病薬からの置換を含めて，リスペリドンやオランザピンなどの非定型抗精神病薬を考慮する。うつ病に対しては抗うつ薬を少量から投与する。効果発現までには2～4週間を要する。改善が不十分な場合は漸増する。遷延例では抗うつ薬が十分量投与されていないことも多い。改善後も早期退薬での再燃が多く，寛解から20週間は抗うつ薬の投与を継続し，経過を追って漸減する。抗不安薬は対症的効果を認めても寛解をもたらさない。むしろ，筋弛緩作用や催眠作用のために出現するふらつき，転倒，傾眠などの有害作用が問題となる。本邦では，ベンゾジアゼピン系薬剤が安易に乱用される傾向がある。筋弛緩作用の強いエチゾラムや，半減期が長く蓄積での薬剤性せん妄を起こしやすいロフラゼプ酸エチルなどは極力高齢者への投与を避けたい。筆者が高齢者に頻用している処方としては，不眠が強い場合にトラゾドン25～50 mg（夕食後），精神運動抑止が強い場合にミルナシプラン25～50 mg（朝夕食後・分2），不安・焦燥が強い場合にパロキセチン5～20 mg（夕食後）があげられる。器質性または心因性精神障害に伴ううつ状態に対しても，うつ病の治療に準じて抗うつ薬を投与する。

● 和漢診療学的アプローチの基本的考え方

　心因性障害に伴ううつ状態は和漢薬のよい適応である。とくに身体表現性障害に対しては向精神薬が無効なことも多い反面，和漢薬で改善を認めることが少なくない。うつ病に対しては抗うつ薬の有効性が高いため，抗うつ薬の投与を優先し，いたずらに重症化させたり遷延させたりしないようにすべきである。和漢薬のみでのうつ病治療は，軽症か中等症の自殺念慮が認められない症例で，かつ，抗うつ薬が無効であるか副作用のために十分量使用できないか，もしくは本人が抗うつ薬ではなく和漢薬での治療を強

く希望する場合に限るべきであろう。和漢薬の抗うつ薬との併用は推奨できる。統合失調症圏の障害や双極性感情障害に対しても，通常は向精神薬が必要であり，和漢薬の使用は向精神薬との併用にとどめるべきであろう。

うつ状態に対して和漢薬を投与する場合，精神医学的診断とはとくに関係なく，証に従って処方を選択する。しかし，向精神薬に修飾されていると陰陽虚実が不明確になる場合もある。頑固な便秘など実状を認めれば陽明病期実証とみて桃核承気湯を投与したり，胸脇苦満があれば少陽病期とみて柴胡剤を投与するなど，少陽か陽明病期の方剤を選択すればよい場合が多く，陰虚証の方剤を選択することは意外に少ないように思われる。

● 処方選択のチャートと解説（図3）

高齢者に限らず，筆者がうつ状態に頻用している処方は補中益気湯である。補脾益気を目的とする基本的な方剤であり，食欲増進効果が優れているため，食欲が低下し気虚の強い症例に第1選択となる。効果発現は抗うつ薬よりも早く，数日で改善を認めることが多い。症例2のように疼痛の改善を認める場合もある。黄耆を含むため，虚労に基づく盗汗に対しても効果がある。胸脇苦満があり食欲不振がない場合，腹力が軟弱であれば虚証とみて柴胡桂枝乾姜湯を用い，腹力が充実していれば実証とみて四逆散や柴胡加竜骨牡蛎湯を用いる。四逆散は腹直筋の全長にわたる攣急を，柴胡加竜骨牡蛎湯は臍上悸を参考にする（柴胡剤の鑑別については寺澤が『症例から学ぶ和漢診療学』において詳述している）。咽喉違和感や窒息感など気鬱とみられる症候があれば半夏厚朴湯を用いる。半夏厚朴湯は柴胡剤と併用することも多い。便秘が強ければ大黄含有方剤を選択する。承気湯類（大承気湯，小承気湯，調胃承気湯，桃核承気湯）は気をめぐらせるため気鬱の改善を期待できる。桃核承気湯を用いることが多く，症例1のように少量で効果を認めることもある。気鬱に対しては香蘇散も用いられる。頭痛には釣藤散を用いることが多く，抗うつ効果もある。痴呆に伴ううつ状態には，頭痛がなくても，筆者は積極的に釣藤散を用いている。

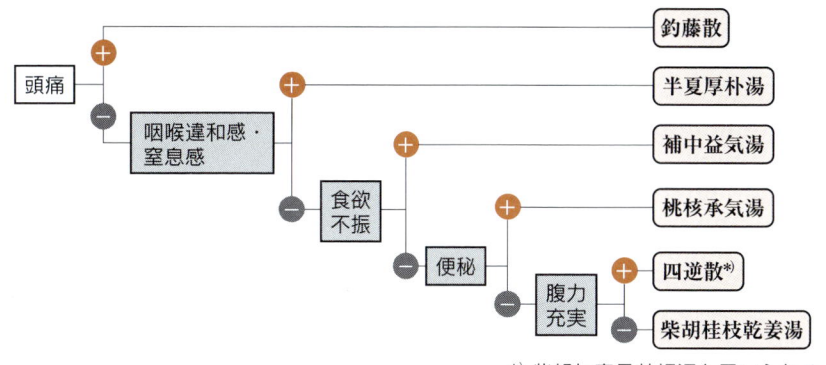

図3　高齢者のうつ状態の鑑別

● 西洋薬との併用

　前述のように抗うつ薬と和漢薬の併用は推奨できる．とくに高齢者は食欲不振から短期の内に衰弱して寝たきりに陥りやすいため，筆者は補中益気湯を好んで併用している．ただし，甘草を含有しているため偽アルドステロン症に注意する．煎剤であれば甘草を炙甘草や蜜炙甘草とすることで対応が可能な場合もある．筆者は釣藤散をアルツハイマー病の痴呆ではドネペジルと，血管性痴呆ではアスピリンと併用することも多い．

● 参考文献

1) 松下正明総編集，本間　昭，武田雅俊責任編集：臨床精神医学講座 第12巻 老年期精神障害．中山書店，1998.
2) Bauer, M., et al. 山田和男訳：WFSBP（生物学的精神医学会世界連合）版 単極性うつ病性障害の生物学的治療ガイドライン．星和書店，2003.
3) 佐藤光源監修：老年期精神障害―病態と薬物療法．新興医学出版社，1999.
4) 杵渕　彰：精神科領域における漢方治療．心身医療，**10**(3)：357-361，1998.
5) 寺澤捷年：症例から学ぶ和漢診療学 第2版．医学書院，1998.
6) Terasawa, K., Shimada, Y., Kita, T., et al. : Choto-san in the treatment of vascular dementia : a double-blind, placebo-controlled study. Phytomedicine, **4**(1) : 15-22, 1997.

〔久永明人〕

不 眠

症例　不眠（身体表現性障害に伴う）に附子瀉心湯　73歳女性

家族歴　特記事項なし。

既往歴　36歳頃，右眼を外傷し義眼使用となった。56歳時より左眼高度近視，緑内障のため視力が低下し，63歳時には手動弁となった。頑固な便秘のため，近医内科から下剤類の投薬を受けていた。

現病歴　1998年8月（72歳），孫娘が夫との不仲を理由に実家に戻ってきたため，不憫に感じていた。同年10月頃から，2～3日毎に昼過ぎ頃になると急に胸部圧迫感が出現し数分間持続するようになった。某病院内科を受診したところ，心電図上はとくに異常が認められず経過観察となったが，改善はしなかった。1999年2月中旬より夜眠れなくなり，同年2月22日富山医科薬科大学附属病院神経科精神科を受診した。

身体所見　155 cm，体重42 kg。左眼に眼振を認め，両上肢の深部腱反射は減弱していたが，その他の神経学的異常所見はとくに認められなかった。

現　症　胸部圧迫感が出現すると足ががくがくになる。痛みや冷汗はなく，我慢できないほどではないが不快感を伴う。死にそうな感じはなく，強い不安感は伴わない。立とうとするとふらふらする。視力障害の影響もあり，外出は少なく，他人との接触もあまりなく，軽度の抑うつ気分を認める。夜9時頃に就床するが入眠困難があり眠りにつけない。眠れても朝4時頃には目覚めてしまい熟眠感がない。日中の眠気はとくに食後に自覚するものの，昼寝をするほどではない。食欲が低下している。

精神医学的診断　身体表現性自律神経機能不全（ICD-10）

和漢診療学的所見　脈は沈，やや細，虚実中間，渋。舌は舌質がやや淡白紅で湿潤した白色膩苔に被われていた。腹部は腹力やや軟弱，心下痞鞕が著明で，臍上部に強い圧痛を，臍傍と臍下に右側に優位な圧痛を認めた。臍上悸，小腹不仁も認めた。四肢末梢の冷えを認めた。

経　過　緑内障を合併していたため向精神薬は処方しないこととした。胸部圧迫感は三黄瀉心湯証にみられる「心気不定」（『金匱要略』）と解釈した。しかし，本例では冷えが強く陰虚証とみられ，一方で実状とみられる頑固な便秘を認めていたため，附子瀉心湯を煎剤（黄連 4 g，黄芩 4 g，大黄 2 g，炮附子 1 g）で常煎法として投与したところ，2週間後，胸部圧迫感は消失していた。便秘も改善し，内科から処方されていた下剤は不要となっていた。4週間後，触診上，四肢末梢の冷えの改善は明らかではなかったが，不眠が改善し，気分もよくなり寛解状態となった（**図1**）。その後，2か月にわたり再燃を認めなかった。緑内障の悪化は認められなかった。

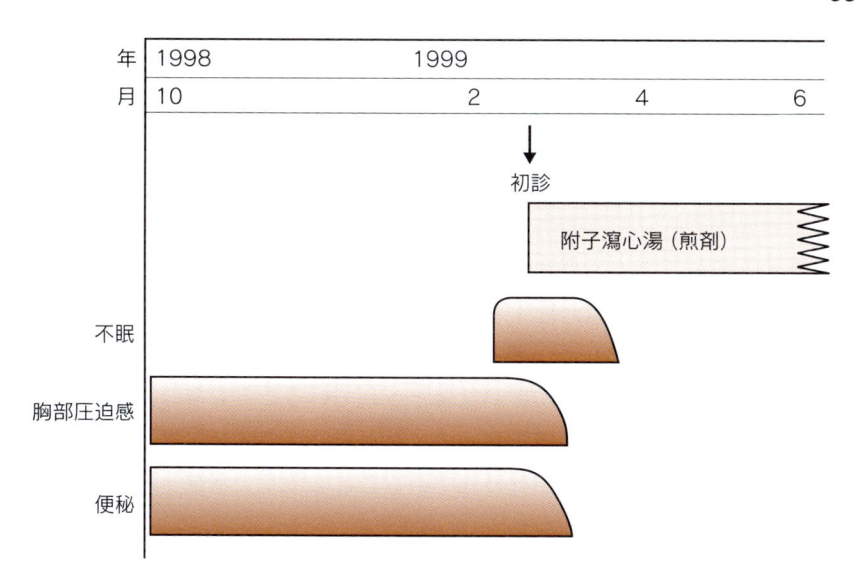

```
年    1998        1999
月    10          2           4           6
                        ↓
                       初診
                            ┌─────────────────┐WWW
                            │ 附子瀉心湯（煎剤） │
                            └─────────────────┘

不眠              ┌────┐
                  │    │
胸部圧迫感  ┌──────────────┐
            │              │
            └──────────────┘
便秘       ┌──────────────┐
            │              │
            └──────────────┘
```

図1 症例の臨床経過

● 西洋医学的アプローチの現状

　老化に伴い睡眠を取る能力は低下すると考えられており，入眠潜時が延長し，stage 3〜4の徐波睡眠が減少し，睡眠の維持も困難となり睡眠効率が低下する。高齢者には不眠が高率に認められ，入眠困難，中途覚醒による睡眠の分断化，睡眠の質的低下による熟眠困難，日中の活動性低下，昼寝による睡眠の多相化などを来たす。前立腺肥大症，神経因性膀胱，腎不全などが影響して夜間のトイレ覚醒回数が増加したり，心不全や疼痛などのために入眠困難や浅眠を来たすこともある。

　高齢者の不眠の背景として生活習慣上の問題も重視しなければならない。生活習慣として，夕食後，午後7時頃には就床し，朝までのおよそ半日を寝床で過ごし，その間ずっと眠りたいのに6時間ぐらいで目覚め「夜眠れない」と訴えていることも少なくない。日中に臥床傾向が目立っていたり，長時間の昼寝を取っていることもある。このような場合は生活指導を優先しなければならない。昼寝を取るのであれば，午後2時前後に30分を超えない

範囲で毎日規則的に取るように勧める。また，カフェインをはじめとする刺激物に対して過敏になっていることも考えられるため，コーヒー，茶，タバコなど嗜好品の摂取についても聴取する。アルコール摂取は過量であれば睡眠の質的低下や中途覚醒を招くため，控えるように指導する。

　日中の過度の眠気を認めれば，睡眠時無呼吸症候群などの睡眠障害を疑い精査する必要がある。高齢者では周期性四肢運動障害も高率にみられるため，鑑別に当たっては，近年普及してきている睡眠呼吸障害の簡易モニターを過信すべきではなく，終夜睡眠ポリグラフ検査を行うべきである。うつ病などの精神障害やせん妄が見落とされていることも多いため，不眠以外の精神症状に関する評価を怠ってはならない。高齢者には身体疾患の重畳のために多剤併用療法が行われていることも多く，不眠やせん妄の原因となっていないか服用薬剤はすべて確認する。

　高齢者に限らず，睡眠薬の安全性は一般によく理解されていない。医師の間でも，正しい知識は十分に普及していないのが現状である。「きつい薬だからあまり使わないようにしてください」あるいは「習慣性がつきますから」などの不適切な説明は，睡眠薬への不安を増強しコンプライアンスの低下にもつながるため慎みたい。睡眠薬を処方された患者は，とくに高齢者において，習慣性を過度に心配する傾向がある。そのため，早期に無理な退薬を急に試みて再燃してしまうことも多い。しかし，再燃を睡眠薬の習慣化と誤解していることがしばしばある。

　抗うつ薬の一種であるトラゾドンは，stage 3～4の徐波睡眠を増加させるため熟眠感をもたらす。副作用が少なく，筆者は高齢者の不眠治療に頻用している。夕食後に12.5～50 mgを投与する。筆者は25 mgを処方することが多い。ベンゾジアゼピン系薬剤を投与するときには，薬物代謝や特性を考えて処方を決定する。ベンゾジアゼピン系薬剤の多くは肝臓で代謝される。高齢者は肝代謝機能が低下していることを念頭に置き，通常量の半量から投与を開始するのが原則である。また脳血流を低下させる薬剤は，せん妄や脳梗塞の原因となるため極力避ける。エチゾラムは向精神薬として指定されておらず，処方しやすいと思われるが，ベンゾジアゼピン系薬剤の中でも筋弛緩作用が強く，高齢者では転倒を惹起しやすいことに注意し

投与を避けたい。トリアゾラムのような超短半減期の薬剤はせん妄を起こしやすい。一方，ニトラゼパムなどの長半減期の薬剤は，トイレ覚醒時のふらつきや転倒，あるいは持ち越し効果による日中の傾眠を惹起しやすく，蓄積によりせん妄を起こすこともある。入眠困難には超短半減期の催眠導入剤であるゾルピデムを眠前に5～10 mg投与するのが比較的安全である。ゾルピデムもトラゾドンと同様に徐波睡眠を増加させる効果が優れている。また$ω_1$選択性が高く，副作用によるふらつきや転倒の危険性は少ない。しかし，代謝が速やかなため中途覚醒後の再入眠が困難な場合もある。ゾピクロンはゾルピデムに類似する作用をもち，ゾルピデムより安価なため介護老人保健施設などの包括医療においても用いやすい。眠前に7.5 mgを投与する。ただし，ゾピクロンは副作用として口苦が出現することがある。ブロチゾラムも脳血管障害への安全性を記した文献がある点において使用しやすい。眠前に0.125～0.25 mgを投与する。血中濃度の上昇がやや緩徐なため，ゾルピデムより催眠導入効果は弱い。半減期はゾルピデムより長く，睡眠の維持により適しているが，トイレ覚醒時の転倒には注意したい。中途覚醒，トイレ覚醒後の再入眠困難，早朝覚醒には，長半減期で$ω_1$選択性が高いクアゼパムを眠前に7.5～15 mg投与することもあるが，持ち越し効果が出やすく注意を要する。クアゼパムで持ち越し効果が出るときは，ふらつきや転倒に注意しながら，エスタゾラム1 mgもしくはフルニトラゼパム1 mgを眠前に投与する。フルニトラゼパムは血中濃度の上昇が急速なため催眠導入効果も優れているが，せん妄を誘発しやすい。バルビツール酸系薬剤は馴化が起こりやすく，呼吸抑制を来たす恐れもあり，とくに高齢者に対しては投与すべきではない。いずれの薬剤についても退薬は，寛解後に漸減したり隔日投与にするなど計画的に慎重に行う。

● 和漢診療学的アプローチの基本的考え方

不眠に対して和漢薬治療を行う場合，不眠を主証とは考えず，他の所見をもとに証を決定して方剤を選択する。通常，ベンゾジアゼピン系薬剤のような即効性の催眠効果は期待できず，改善まで4週間程度は見込むべきで

ある。何らかの症候の改善が認められれば，不眠が改善していなくても処方を変更せずに4週間程度は継続投与してみるとよい。即効性を求める場合は西洋薬との併用を考える。

● 処方選択のチャートと解説 (図2)

焦燥感や興奮は心熱と捉えて黄連剤を用いる。舌尖や舌辺の赤みが強く，心下の痞えと便秘があれば，大黄を含む三黄瀉心湯を用いる。冷えが強ければ附子瀉心湯を用いる。症例では附子瀉心湯を煎剤で用いたが，三黄瀉心湯に附子末を加えればエキス剤でも調整できる。便秘がなく腹力は強いときには黄連解毒湯を，腹力が弱いときには黄連阿膠湯を用いる。疲労を虚労と考えて酸棗仁湯を用いることもある。酸棗仁湯は広く不眠に応用されるが有効なことは少ない。胸脇苦満を認めれば，抑うつ，ストレスによる緊張やイライラ感，心気などを肝の陽気の亢進（怒）と捉えて柴胡剤を用いる。腹力で虚実を判断して鑑別する。不眠に対しては，実～虚実間証に柴胡加竜骨牡蛎湯を，虚証に抑肝散加陳皮半夏を用いることが多い。抑肝散加陳皮半夏に関しては，Aizawaらが安中散を対照とした二重盲検試験を行った報告がある。この報告では，終夜睡眠ポリグラフ検査上，安中散に対して抑肝散加陳皮半夏が総睡眠時間を有意に増加させたことが示されている。不安感や神経過敏に温胆湯類を用いることもある。エキス剤では

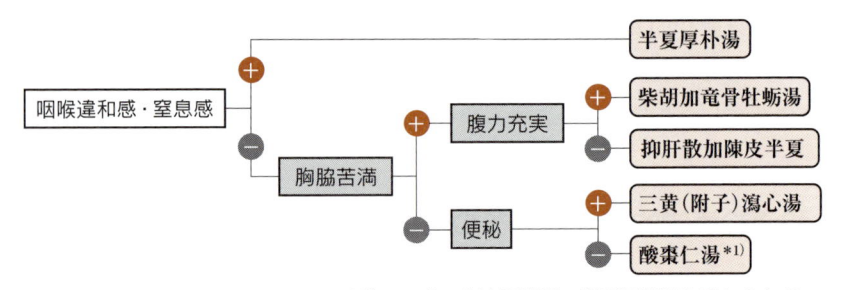

*1) この他，黄連解毒湯，黄連阿膠湯も用いられる。
*2) 上図の他，竹筎温胆湯，梔子柏皮湯も用いられる。

図2　不眠の鑑別

竹茹温胆湯があり，筆者は気管支喘息を合併し不安感の強い症例に用いて有効であった経験がある．必ずしも咳嗽を認めなくても用いてよい．その他，咽喉違和感や窒息感など気鬱があれば半夏厚朴湯を用いる．胸内苦悶感や焦燥感に梔子剤がよいこともあり，エキス剤では梔子柏皮湯を用いることができる．

なお，本稿で記した不眠の和漢薬治療における方剤選択の方法論は，とくに高齢者に対象が限られるものではない．

● 西洋薬との併用

和漢薬に即効性が期待できないため，安全性の高い睡眠薬が供給されている今日，不眠だけを目的に和漢薬の単独使用は少ないと思われる．しかし，西洋薬との併用はとくに睡眠薬からの離脱を図る際に有利である．

●参考文献

1) 久永明人，伊藤　隆，喜多敏明，他：緑内障を合併した不眠・抑うつが附子瀉心湯で寛解した1例．精神科治療学，**17**(11)：1423-1426，2002.
2) 松下正明総編集，本間　昭，武田雅俊責任編集：臨床精神医学講座 第12巻 老年期精神障害．中山書店，1998.
3) 大友英一：老年者の不眠．シュプリンガー・フェアラーク東京，1991.
4) 太田龍朗監修：睡眠障害の診断と治療のためのキット．診療新社，2002.
5) 佐藤光源監修：老年期精神障害―病態と薬物療法．新興医学出版社，1999.
6) 土屋良武，宇野英一，若松弘一，他：脳血管障害を中心とした脳神経外科領域の患者に対する Brotizolam（レンドルミン®錠）の有効性と安全性の検討．新薬と臨牀，**44**(6)：1059-1073，1995.
7) 杵渕　彰：不眠の漢方治療．治療，**74**(3)：681-687，1992.
8) 寺澤捷年：症例から学ぶ和漢診療学 第2版．医学書院，1998.
9) Aizawa, R., Kanbayashi, T., Saito, Y., et al.: Effects of Yoku-kan-san-ka-chimpi-hange on the sleep of normal healthy adult subjects. Psychiatry and Clinical Neurosciences, **56**(3):303-304, 2002.
10) 稲永和豊，安西英雄：睡眠障害の漢方治療とサプリメント．星和書店，2004.

〔久永明人〕

睡眠呼吸障害

症例 睡眠時無呼吸に補中益気湯　75歳男性

既往歴　1990年12月に検診で尿糖を指摘。

家族歴　母が肝臓癌で死亡。

現病歴　1991年5月12日朝，目がさめたときに，右手でうまく物が握れないことに気がついた。また，歩行時に右足が挙上しづらくなり，書字障害も認めるようになったため，5月22日外来受診し，脳梗塞の疑いにて入院となった。

現　症　身長161.3 cm，体重64 kg，血圧140/70 mmHg，脈拍76/分・整，体温37.1℃。意識は清明。皮膚はやや乾燥。眼結膜に貧血や黄染なし。表在リンパ節および甲状腺腫は触知せず。扁桃は著明に肥大していた。胸腹部に異常を認めなかった。神経学的所見では，右上下肢のバレー徴候が認められたが，徒手筋力テストでは明らかな筋力低下は認められなかった。腱反射は右上腕二頭筋反射，右上腕三頭筋反射が亢進し，膝蓋腱反射，アキレス腱反射は両側低下していた。病的反射はなく，つぎ足歩行は拙劣だった。そのほか脳神経には異常はなく，協調運動障害も認めなかった。感覚障害については四肢末梢で振動覚と触覚の低下を認めた。

　血液生化学的検査では総コレステロール値が220 mg/dlと軽度高値であったが，中性脂肪116 mg/dlと正常範囲，HDLコレステロールは31.1 mg/dlとやや低下していた。尿検査では尿糖が陽性であった。動脈血液ガス分析では動脈血酸素分圧（PaO_2）が57.7 torrと低酸素血症を示していた。また呼吸機能検査では％肺活量は100.9％と保たれていたが1秒率（$EFV_{1.0}$％）は60.3％と低下していた。％クロージングボリューム（CV％）は36.1％，肺拡散能力（DLco）は12.3 ml/分/mmHgとともに正常であることにより，気道末梢ではなく上気道での閉塞性障害が示唆された。その他，膵内分泌機能検査では，空腹時血糖（FBS）は192 mg/dl，ヘモグロビンA_1は9.2％とともに高値であったが，尿中C-ペプチドは正常範囲であった。頭部MRIでは両大脳半球白質に微小梗塞が多発していたが，脳幹には明らかな梗塞像は認めなかった。

和漢診療学的所見　自覚症状に関しては，疲労感が強く，便通は2日に1回と便秘傾向があり，尿は1日に15回と頻尿で夜間尿も4回を数えた。顔面は紅潮し，脈候はやや浮で弱。舌候はやや腫大し乾燥した微白苔で覆われ，中央に亀裂を伴っていた。腹候では，腹力は軟弱で中等度の右胸脇苦満と左の臍傍圧痛および小腹不仁を認めた。

入院後経過　多発性脳梗塞に対して，入院後9日間高圧酸素療法を施行し，歩行障害や書字障害は消失し，バレー徴候も認められなくなった。糖尿病に関しては，1日1,360 kcalの食事療法と1日1,5000歩の運動療法のみで，1日血糖では最低が84 mg/dl，最高が158 mg/dlと良好にコントロールされた。しかし，その後も睡眠障害が持続し，PaO_2は60 torr前後と低値を示していた。その原因については胸部CTで

異常を認めないこと，また呼吸機能検査より上気道での閉塞性障害によるものと考えられた。同室者より本患者のいびきが大きいとの指摘があり，また，家人によると患者のいびきが大きく，時折睡眠中呼吸が止まっているようにみえるとのことであった。そこで，第28病日に睡眠中の呼吸波をモニタし，同時にパルスオキシメータにて酸素飽和度を測定した。入眠中，呼吸が最も微弱なときには，舌が喉に引き込まれるようになり無呼吸状態となることが観察された。この無呼吸状態は1時間あたり26回出現し，最低酸素飽和度は62％と著明に低下した。以後，同検査を3回施行したがやはり同様の結果であった。睡眠呼吸障害の原因を確認するために経口エアウェイを挿入し，同検査を再度施行した結果，無呼吸はほぼ消失し，最低酸素飽和度も91％と改善された。

　以上の事実より，本症例の睡眠呼吸障害は，著明な扁桃肥大および舌根沈下を含む上気道構成諸筋の弛緩により上気道が狭小化したために出現したものと考えられた。耳鼻咽喉科的には口蓋垂軟口蓋咽頭形成術の適応であったが，糖尿病があり易感染性であること，また高齢でもあったため，和漢診療学的治療を試みた。逐次4種の漢方方剤を試み，薬剤投与開始後4日目に1時間あたりの無呼吸の出現回数および最低酸素飽和度を指標として評価した。上気道構成諸筋の弛緩に注目し，それを東洋医学的病態である中気下陥の一種と考えた。また易疲労感や盗汗などの虚状を呈しており，腹候では腹力は軟弱で右に軽度の胸脇苦満を認めたため補中益気湯を投与した。4日後には無呼吸状態も1時間に8回と著減し，最低酸素飽和度は84％と改善された。自覚的には睡眠障害も軽減され，4日後に同検査を再度施行したが，さらに改善傾向が認められ，無呼吸も1時間に4回と軽減した（図1）。また呼吸波の変動も緩やかになり，退院後も睡眠障害はなく，家人の話では患者のいびきもほとんど聞かれなくなったとのことであった。

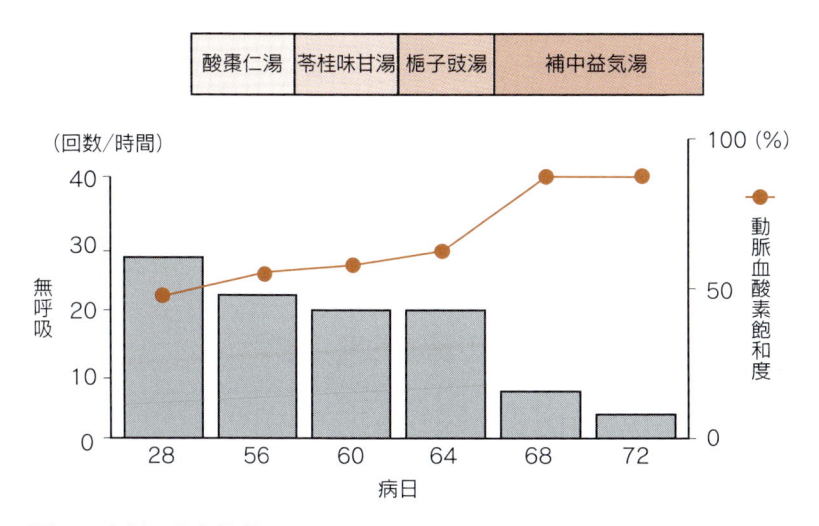

図1　症例の臨床経過

● 西洋医学的アプローチの現状

　西洋医学的には，閉塞性睡眠呼吸障害の治療は，その障害の程度と閉塞原因により，保存療法や手術療法を症例に応じてそれぞれ単独に，または複合して施行されている．薬物療法としては，気道粘膜の炎症性腫脹による狭窄の場合には，抗生物質や非ステロイド抗炎症剤の全身投与や局所投与（ネブライザー療法，点鼻など）が奏効する．鼻アレルギーに対しては抗アレルギー剤を投与する．その他，軽度例に対してはアセタゾラミド（ダイアモックス®），三環系抗うつ剤が有効な場合がある．また，肥満者が関与している場合には，カロリー制限，栄養や運動を含めた生活指導やカウンセリングにより長期の努力が必要となる．

　中等度以上の閉塞性睡眠時無呼吸障害例では経鼻的持続性陽圧呼吸（nasal continuous positive airway pressure: nasal CPAP）が保存療法の中で最も有効であるが，毎夜マスクを装着して睡眠をとらなければならないため，かなり重症で，睡眠障害や循環障害が明らかな例以外では長期使用は困難である．また，根治的治療でなく，そのままの状態で一生使用する必要があることを考えると，手術の適応のある場合には手術療法を選択せざるを得ない．

　手術療法には，鼻腔整復術，アデノイド・口蓋扁桃摘出術，口蓋弓形成術，舌扁桃切除術，舌正中部分切除術，喉頭蓋部分切除術，下顎骨切断・前方移動術など原因狭窄部位に応じた手術が行われる．しかし，高齢者の場合には，原因も複合的であり，ハイリスクであるため，手術も慎重にならざるを得ない．

● 和漢診療学的アプローチの基本的考え方

　睡眠呼吸障害の成因から分類すると，眠っている間に気道が狭くなって無呼吸になる「閉塞型」，中枢神経系に問題がある「中枢型」，それら両者の「混合型」の3つのタイプがあるといわれている．加齢に伴い体重が増加しやすくなり，軟口蓋や咽頭壁に余分な脂肪がつくことにより，気道閉塞を起こしやすくなる．また，上気道構成諸筋の緊張が低下し，弛緩しやすく

なり「閉塞型」の睡眠呼吸障害が起こることが考えられる。さらに、「中枢型」として、動脈硬化の進展に伴い脳血管障害を併発する場合も少なくない。これらの成因から和漢診療学的治療のストラテジーとしては、まず肥満がある場合にはそれを解消することが重要である。肥満には脂肪太り（実証タイプ）と水太り（水滞）に大きく2つのタイプが考えられる。肥満がない場合で、何らかの疲労感や倦怠感があり、上気道構成諸筋の低緊張（舌根沈下なども含む）がある場合には、これをアトニー症状の1つと考え、和漢診療学的には脾虚と捉えることができる。また、脳血管障害による中枢性の睡眠呼吸障害も考慮すれば、脳血流を改善する点で血熱を冷ます方剤が選択される。

● 処方選択のチャートと解説

　稲永らは、多施設の共同研究で大柴胡湯によりひどいいびきのある患者60例に用いて著効が22例、有効が16例、やや有効が13例とやや有効以上が51例と良好な成績を報告し[1]、ひどいいびきと睡眠時無呼吸症候群（sleep apnea syndrome：SAS）と関連が深いことより、SASの患者5例に対する漢方治療の臨床経験から大柴胡湯だけではなく、証に従い四逆散や柴胡加竜骨牡蛎湯も有効であることを示した[2]。また、肥満に関しては防風通聖散がimpaired glucose tolerance（IGT）合併肥満症患者の内臓脂肪量とインスリン抵抗性を改善させる効果があることが報告されている[3]。松澤らは閉塞型の睡眠呼吸障害を有する患者10例に補中益気湯を投与し、夜間パルスオキシメータでモニタリングしたところ、oxgen desaturation index 3％は投与前平均21.2から11.8と改善し、10例中6例で有効であったと報告した[4]。半夏厚朴湯については、久永らの報告例がある[5]。この報告例では32歳の男性と高齢者ではないが、高齢者においても用いる可能性は十分にあると考えられる。

　以上のエビデンスから、図2に示すように、まず肥満が睡眠呼吸障害との関連が深い点で、胸脇苦満（季肋部の圧痛抵抗）がある場合には大柴胡湯を用い、胸脇苦満がない場合には防風通聖散を用いる。肥満が水太りであれば防已黄耆湯が第一選択と考えられる。また、倦怠感や疲労感、食欲の低

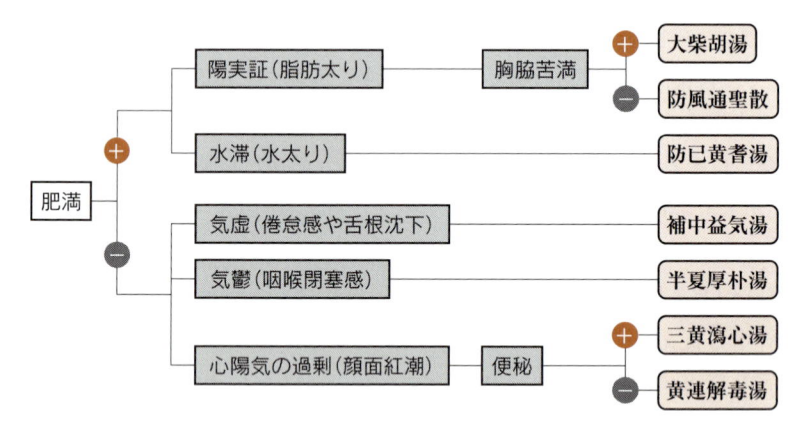

```
                              ┌─ 胸脇苦満 ─┬(+)─ 大柴胡湯
         ┌─ 陽実証(脂肪太り) ─┤           └(-)─ 防風通聖散
    (+)─┤
         └─ 水滞(水太り) ──────────────────── 防已黄耆湯
肥満─┤
         ┌─ 気虚(倦怠感や舌根沈下) ──────── 補中益気湯
    (-)─┼─ 気鬱(咽喉閉塞感) ───────────────── 半夏厚朴湯
         │                       ┌(+)─ 三黄瀉心湯
         └─ 心陽気の過剰(顔面紅潮)─ 便秘 ─┤
                                  └(-)─ 黄連解毒湯
```

図2　睡眠呼吸障害の鑑別

下などの何らかの脾虚(ひきょ)の症状が存在している場合で舌根沈下などが目立つ場合には，補中益気湯(ほちゅうえっきとう)を試みる。脾虚の症状がなく，咽頭閉塞感があれば半夏厚朴湯を用いる。脳血管障害や高血圧があり，のぼせなどの血熱の症状が中心の場合には，三黄瀉心湯(さんおうしゃしんとう)を，便秘がない場合には黄連解毒湯(おうれんげどくとう)が適応と考えられる。

● **参考文献**

1) 稲永和豊ら：大柴胡湯によるいびきの治療．漢方診療，**18**(5)：18-21，1999．
2) 稲永和豊ら：漢方薬による睡眠時無呼吸症候群の治療経験．精神科治療学，**16**(6)：595-602，2001．
3) 吉田俊秀ら：肥満治療としての漢方薬の作用機序－防風通聖散を中心に．医学のあゆみ，**202**：1005-1009，2002．
4) 松澤邦明ら：睡眠呼吸障害に対する補中益気湯の効果―パルスオキシメトリーによる予備的検討．日本胸部臨床，**56**(10)：846-849，1997．
5) 久永明人ら：半夏厚朴湯が有効であった睡眠時無呼吸症候群の1例．日本東洋医学雑誌，**52**(4・5)：501-505，2002．

〔古田一史〕

パーキンソン病

症例1 パーキンソン病に抑肝散　82歳男性

既往歴　家族歴　1984年 胃切除（Ⅱc），2002年 右踵骨骨折，左大腿骨頸部骨折。

現病歴　1998年頃よりパーキンソニズムを指摘され，L-ドーパの内服を開始。1999年2月食欲不振にて近医総合病院入院し症状は一時軽快するも，固縮，振戦のため食事自力摂取困難のため2003年8月当院入院となる。

現症　意識 清明，血圧142/88 mmHg，脈拍68/分・整。咽頭発赤なし。リンパ節触知せず。肺雑音なし。腹部異常なし。

神経学的には右上肢の安静時振戦，および歯車様硬直所見あり。歩行はリハビリテーション室の平行棒歩行は何とか可能である程度。日常は車椅子を使用し，座位時に極端な前屈位の姿勢となる。日頃からあぶら顔で食事時の発汗過多を認める。以上よりHoehn & Yahrの重症度分類ではstage Ⅳと考えられる。

和漢診療学的所見　食欲は旺盛で便秘傾向。せっかちで，常にイライラ感が強く，よく妻に対して言葉を荒げている。興奮してくると振戦が増悪するためすぐにわかる。

脈候は浮・やや実。舌候は正常。腹候は腹力中等度で両側の腹直筋緊張あり。振水音なし。

経過　西洋薬はレボドパ・カルビドパ配合剤300 mg 分3毎食後，メシル酸ブロモクリプチン5 mg 分2朝夕食後，塩酸アマンタジン100 mg 分2朝夕食後，塩酸トリヘキシフェニジル6 mg/分3毎食後を服用していた。これ以上の西洋薬の増量追加は本人が拒否した。本人の一番の希望は，振戦を少しでも減らしてほしい，ということであった。和漢診療学的にはイライラや易怒性など肝気の高ぶり（肝陽上亢），つまり肝の異常が明らかであったため，抑肝散（TJ-54）7.5 g 分3毎食後服用とした。もう少し体力があり瘀血の所見が認められれば，黄連解毒湯なども候補にあがったかもしれないが，この症例では瘀血の所見は明らかでなかった。抑肝散を服用後2週間後ぐらいから，他覚的に振戦は依然としてあるものの，本人からは「だいぶ，振るえなくなった気がする。食事のとき少し楽だ」との言葉があり，妻からは「最近あまり怒鳴られなくなった」とのことであった。抑肝散を服薬継続中である。

症例2 Wearing off 現象に六君子湯　72歳女性

既往歴　家族歴　特記すべきことなし。

現病歴　54歳のときにパーキンソン病と診断され，近医で治療を受けていた。2002年1月脳梗塞発症し，左不全片麻痺で歩行不能となり，在宅療養困難なため同年8

月当院入院となる。入院時にレボドパ・カルビドパ配合剤600 mg 分3毎食後，メシル酸ブロモクリプチン7.5 mg 分3毎食後，塩酸アマンタジン100 mg 分2朝夕食後で服用中であった。

（現　症）　意識清明，身長 約153 cm，体重 45 kg。血圧 126/74 mmHg，脈拍68/分・整，体温36.4℃。胸腹部異常なし。表情は乏しく仮面様顔貌。神経学的には左不全片麻痺（上下肢ともMMTで2/5程度）で歩行不能。振戦はほとんど目立たないが，固縮，無動が強い。Hoehn & Yahrの重症度分類ではstage Ⅳ。また服薬後数時間で効果減少し，症状が悪化する，いわゆるwearing off 現象を認める。

（和漢診療学的所見）　全身倦怠感あり。食欲はなく，常に胃がもたれた感じがする。脈候はやや沈弱。舌候はやや乾燥した白苔。腹候は腹力中等度より弱く，左右の腹直筋の攣急あり。振水音を認める。

（経　過）　服用2時間程度から薬効が減少し始め，次の薬の服用前には無動が強く寝たきりの状態になるwearing off 現象を認めた。そこで，MAO-B阻害薬である塩酸セレギリンを2.5 mg 朝食後に追加したが，全身のジスキネジアを認めたため中止せざるをえなかった。次にL-ドーパ600 mg 分3を500 mg 分5と減量頻回投与としたが，wearing off 現象は若干の改善を認めただけであった。そこで，和漢診療学的に自覚症状と腹証の振水音から気虚と判断し，六君子湯（TJ-43）7.5 g 分3毎食後を併用した。服用後3週間目頃から，症状の変動はまだあるものの，それまでは薬の服用には介助が必要であった状態が5回の頻回投与を何とか自分で飲めるようになり服薬継続中である。

● 西洋医学的アプローチの現状

　ドパミン前駆物質（L-ドーパ）とドパミン受容体アゴニストを中心に抗コリン薬，モノアミン酸化酵素阻害薬，ノルアドレナリン前駆物質，ドパミン遊離促進薬などをおのおのの状態に合わせて併用するのが一般的である。

　後期パーキンソン病に対する手術の効果は，淡蒼球破壊術では対側の振戦，固縮，ジスキネジアが減少するが，この手術にはかなり重篤な合併症が生じる[1]。

　エビデンスを含めて，日本神経学会の治療ガイドラインがインターネット上（http://www.neurology-jp.org/guideline/parkinson/index.html）で公開されている。早期パーキンソン病で高齢者や痴呆合併の症例に関してはドパミン受容体アゴニストから開始することが推奨されている。しかし，高齢者の場合には，すでにL-ドーパを服用しており，しかもその長期使用に伴う諸問題が出現し，治療に苦慮する進行期パーキンソン病が多い。また，高齢

者では脳血管障害に伴うパーキンソン症候群を呈することが多く，パーキンソン病と比べて薬の治療効果が少ない。

● 和漢診療学的アプローチの基本的考え方

　パーキンソン病に対しては漢方薬単独による根治治療というより，西洋薬の併用薬としてアプローチすることが基本となる。振戦，無動・寡動，筋固縮，姿勢反射異常などの錐体外路系の運動障害を目標にする場合と，それに伴う自律神経症状や精神症状を目標にする場合とがある。また，西洋薬の副作用の軽減，効果の安定性などに注目することも重要である。檜山は，パーキンソン病の病期の進行を，和漢診療学的に4型に分けて漢方薬併用の指診を提案している[2]。
①初期の肝陽上亢（かんようじょうこう）（主に振戦）状態→抑肝散，抑肝散加陳皮半夏など
②気虚（ききょ）の状態→六君子湯（りっくんしとう）など
③消化管蠕動亢進状態→桂枝加芍薬湯（けいしかしゃくやくとう）など
④後期の気虚に腎虚（じんきょ）の加わった状態→八味地黄丸（はちみじおうがん）など

　また，花輪は五臓で分類している[3]。
①脾の異常（意欲低下，食欲低下）→六君子湯など
②肝の異常（筋の固縮，振戦）→抑肝散など
③腎の異常（老化，夜間頻尿，精神活動の低下）→八味地黄丸など

　高齢者では，病気がパーキンソン病のみということは少なく，種々の疾患を合併していることが多いため，患者の服薬状況，症状をよく捉えてアプローチすることが重要である。

● 処方選択のチャートと解説

　振戦などに加えてイライラ，怒りなど肝の陽気の高ぶりが認められる場合には抑肝散，抑肝散加陳皮半夏，芍薬甘草湯（しゃくやくかんぞうとう）などが使用される（**図1**）。食欲不振，悪心，胃もたれ，胃部振水音（心下部拍水音）など気虚の症状がある場合には，六君子湯を併用するとよい。また，腹直筋の攣急，消化管蠕

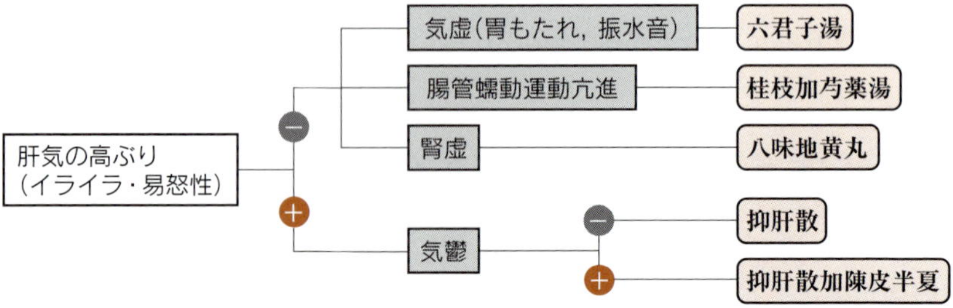

```
肝気の高ぶり         ┌─ 気虚（胃もたれ，振水音）── 六君子湯
（イライラ・易怒性）─┤(−)腸管蠕動運動亢進 ─────── 桂枝加芍薬湯
                     │   腎虚 ─────────────────── 八味地黄丸
                     └─(+)気鬱 ┬(−) 抑肝散
                                └(+) 抑肝散加陳皮半夏
```

図1 パーキンソン病処方選択

動運動亢進などがあれば桂枝加芍薬湯が使用される。六君子湯，桂枝加芍薬湯ともに服用によりL-ドーパの血中濃度の安定が得られ，L-ドーパ有効時間の増加が認められているため，L-ドーパ服用中のwearing off現象などには第一選択として併用するとよい。

　無動・寡動や抑うつなど気鬱が目立つ場合には半夏厚朴湯が使用される。

　エビデンス[5]：半夏厚朴湯はパーキンソン病患者の嚥下反射出現までの時間を有意に改善したとの報告がある[4]。

　黄連解毒湯の6か月投与の最終全般有用度で，やや有用以上が61.5％という報告がある。

　川芎茶調散の4週，8週投与がUPDRS Motor Examの総点数を有意に改善した（$p<0.05$）との報告がある。六君子湯の2週間投与はdisability scoreを有意に改善し，％ on timeを有意に増加させたとの報告がある。

● 西洋薬との併用

　上述したように，パーキンソン病では西洋薬との併用が基本である。

●参考文献

1) 日本クリニカル・エビデンス編集委員会：クリニカル・エビデンス第4版日本語版. 816-817, 日経BP, 2001.

2) 檜山幸孝：パーキンソン病に対する漢方治療指針の提唱．東洋医学，**28**(5)：34-38, 2000.
3) 花輪嘉彦：漢方診療のレッスン．183-184，金原出版，1995.
4) Iwasaki, K., Wang, Q., Seki, H. et al.: The effect of the traditional Chinese medicine, "Banixia Houpo Tang (Hange-Kouboku To)" on the swallowing reflex in Parkinson's disease. Phytomedicine, 7: 259-263, 2000.
5) 寺澤捷年，喜多敏明：EBM漢方．248-251，医歯薬出版，2003.

〔佐藤伸彦〕

耳鳴り

症例1　右耳の耳鳴りに四逆散合香蘇散料　70歳女性

既往歴　1996年腰椎ヘルニア手術。
職業歴　工場での圧延作業。
家族歴　特記事項なし。
現病歴　1998年頃から右耳の耳鳴りがしていた。1日中，キーンという音の耳鳴りで，加えて発作的に起こる時計のぜんまいのようなチチチという音にも悩まされていた。頭を押えるか，右腕をつかむと耳鳴りが止まることがあるという。右騒音性難聴と診断された。耳鳴りに対して漢方治療を希望で，2003年10月9日当科を初診となった。
現　症　身長153cm，体重61.8kg，血圧106/60mmHg，脈拍66/分。身体所見上は異常を認めなかった。
和漢診療学的所見　自覚症状：疲れやすい。乗り物酔いをする。寝つきが悪い。寝汗をかく。冷房が嫌い。腰のまわりが冷える。目が疲れる。黒い蚊のようなものが飛ぶ。耳鳴がする。足がむくむことがある。よくこむらがえりをする。排便は1日1回普通便。食欲普通。他覚所見：脈候は弱。舌候では舌質はやや淡白紅で，微白苔，軽度腫大で歯痕あり。腹候は腹力（3/5）で小腹不仁を認めた。

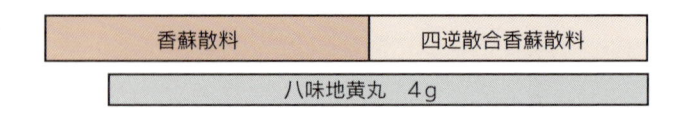

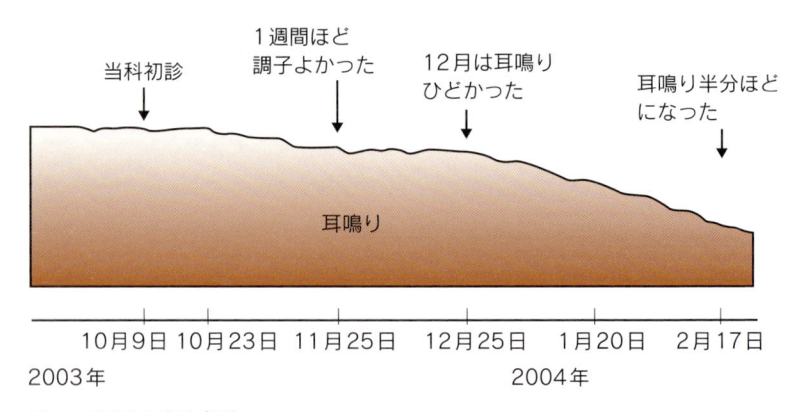

図1　症例の臨床報告

経　過　　経過を図1に示す。初診時は抑うつ的な印象があったので香蘇散の煎じ薬（香蘇散料）を処方した。2週後の来院時，症状の変化はなかったが，漢方薬の服用による副作用もなかった。同処方を継続するとともに，八味地黄丸の併用を開始した。11月25日には耳鳴りは1週間ほど調子がよかったと，前向きな言葉が聴かれた。しかしながら，12月25日には耳鳴りが再びひどかったと訴えた。同日から，香蘇散料に四逆散料（四逆散の煎じ薬）を合方（2つの薬を合わせること）した。八味地黄丸は継続した。1月20日の受診時はあまり変化なしと言っていたが，2月17日には，耳鳴りは半分ほどに減少したと感じ，耳鳴りが気になるのも就寝前のみとなった。

　なお，本症例で使用した四逆散合香蘇散料の分量は次の通りである。また八味地黄丸はウチダの八味丸Mを使用した。
　四逆散合香蘇散料：柴胡3ｇ，芍薬3ｇ，枳実2ｇ，香附子4ｇ，蘇葉2ｇ，陳皮2ｇ，甘草1.5ｇ，生姜1ｇ

● 西洋医学的アプローチの現状

　耳鳴りは「明らかな体外音源がない状態で感じる音覚」と定義されている。現代医学でもその発生機序は100％解明されてはいない。耳鳴りの診断分類や原疾患についての詳細は成書にゆずるが，一般的な治療のアプローチとして耳鳴りの原因が外・中耳疾患や聴神経腫瘍など病態の明らかなものについては原疾患の治療を優先する。一方，最も頻度の高い無難聴性耳鳴りと原因不明の感音難聴に伴う耳鳴りでは，治療に難渋することが多い。ここで重要なことは，耳鳴りが存在するためには，体内に音源が生じることとそれに対して注意が集中することの2点が必要と言える。患者は対音源治療を期待することが多いが，音に対する注意を低下させていくことも必須である。具体的な治療法として，内耳機能改善薬としてビタミンB_{12}や循環促進剤，カルバマゼピンなどの抗てんかん薬，ジアゼパムなどのトランキライザーなどの薬物療法の他，理学療法や手術療法も行われる。

● 和漢診療学的アプローチの基本的考え方

　和漢診療学的なアプローチも，対音源治療と耳鳴りに対する注意への治療とに分けて考えることができる。まず，対音源治療としては，内耳機能改善薬としてのビタミンB_{12}と同様，耳に対する治療と考えられる。耳は和

漢診療学的には五臓論でいう腎（現代医学の腎臓とは異なる）の影響を受けるとされている。この腎の働きが悪くなる腎虚という病態で耳鳴りが起こると考えられてきた。そのため，腎虚の方剤である八味地黄丸や牛車腎気丸が耳鳴りの治療に用いられる。また，耳鳴りに過敏に反応している状態とは，和漢診療学的には五臓論でいう肝（現代医学の肝臓とは異なる）の失調状態と考えられてきた。肝は精神活動を安定させる働きがあるとされ，その働きの崩れは神経過敏を引き起こすとされてきた。肝の失調状態を整える方剤として柴胡を含有する処方が考えられる。そのため，腎虚の方剤のみで十分に反応しない場合には大柴胡湯，小柴胡湯，四逆散など柴胡を含む処方を併用する。また長引く耳鳴りのため，程度の差はあるが抑うつ状態になることが多い。このような状態は和漢診療学的には気鬱と呼んでいる。気鬱の治療薬である香蘇散を併用すると奏効する例がある。これは，『衆方規矩』という江戸時代の医学書に「耳鳴と頭冒感がする者に小柴胡湯と香蘇散を合わせて用いると百発百中である」という記載をヒントにしている。百発百中とまではいかないが，確かによい例が認められる。

他に釣藤散も肝の失調状態を調整する作用があり，耳鳴りにも用いられる。

耳鳴りは和漢診療学的にも西洋医学同様に難治であることがほとんどである。性急な結果を出そうとせず，患者との関係を築きながら治療に当たる必要があるのは，東西医学に共通したことであろう。

● 処方選択のチャートと解説

耳鳴りには腎虚，肝の失調，気鬱と大きく3つの病態が関与することを述べた。それぞれに適応する処方の主な鑑別点を（図2）に示した。治療に際しては3つの病態に対してすべて処方をする必要はなく，提示した症例のように患者の反応を見ながら順次，薬剤を加えていくのが望ましい。症例によっては気鬱を改善する香蘇散のみで症状が軽快する例もあり，初回の治療で多くの漢方薬を服用するのはコンプライアンスの面でも不利である。また，併用する際には薬剤の量は3分の2程度に減量したほうが飲みやすく，効果にもさほど差がない。一方，釣藤散は肝の失調を整える漢方薬である

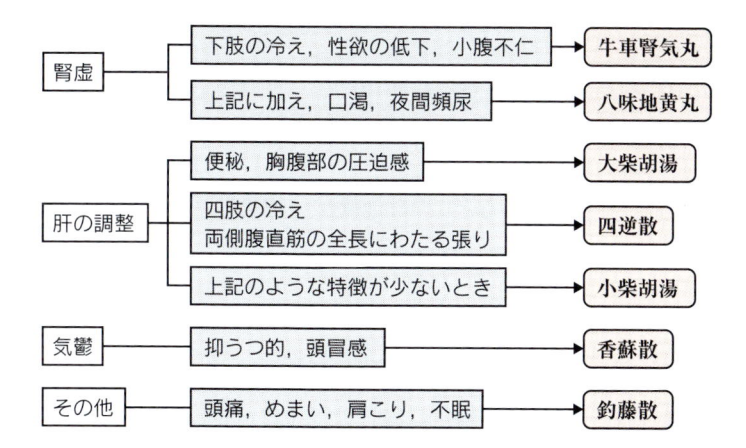

```
腎虚 ─┬─ 下肢の冷え，性欲の低下，小腹不仁 ──→ 牛車腎気丸
      └─ 上記に加え，口渇，夜間頻尿 ──────→ 八味地黄丸

肝の調整 ─┬─ 便秘，胸腹部の圧迫感 ──────────→ 大柴胡湯
          ├─ 四肢の冷え
          │  両側腹直筋の全長にわたる張り ──→ 四逆散
          └─ 上記のような特徴が少ないとき ──→ 小柴胡湯

気鬱 ─── 抑うつ的，頭冒感 ────────────────→ 香蘇散

その他 ── 頭痛，めまい，肩こり，不眠 ──────→ 釣藤散
```

図2　耳鳴りの鑑別

ので同性質の柴胡を含有する漢方薬とは併用をせずに用いる。また，経験的に釣藤散は香蘇散とあまり併用されない。処方の効果判定の目安は，副作用の出現がなければ，約4週間である。その時点で患者の訴えを聞き，効果が不十分であれば，他剤の併用もしくは変更を考慮する。

なお，文献的には牛車腎気丸[1]と釣藤散[2]の臨床試験の報告がある。

● 西洋薬との併用

釣藤散，メシル酸ベタヒスチン，オキサゾラムによる耳鳴治療の報告[3]があり，西洋薬との併用で相乗効果が期待されるとの考えもある。

● 参考文献

1) 大西信治郎，他：TJ-107（ツムラ牛車腎気丸）の多施設共同臨床試験による耳鳴に対する効果．耳鼻咽喉科展望，**37**：371-379，1994．
2) 田中耕一，他：難治性の耳鳴に対する釣藤散の薬剤効果について．耳鼻咽喉科臨床，**74**：1775-1780，1981
3) 西岡慶子，他：釣藤散，メリスロン，セレナールによる耳鳴治療．耳鼻咽喉科臨床，**95**：413-420，2002．

〔古谷陽一〕

視力障害(かすみ眼)

症例1　両側の臀部痛や眼のかすみなどに八味地黄丸　83歳男性

既往歴　1998年頃　脳梗塞(多発性)。

家族歴　特記事項なし。

現病歴　2002年頃より両側の臀部痛が出現し，2003年6月頃より疼痛が増悪して歩きにくくなったため2003年12月8日初診。めまい感もあり，よく倒れる。眼のかすみや物忘れもある。1996年頃より橋本病(甲状腺機能低下症)にて補充療法中。

初診時現症　身長161.3 cm，体重54 kg，血圧113/66 mmHg，脈拍56/分・整。車椅子にて受診し，家人に支えられて杖歩行がかろうじて可能。臀部の圧痛はあるが，大腿後面の筋緊張や圧痛はない(検査は希望せず)。

和漢診療学的所見　自覚症状：腰腰が重く，物忘れもひどい。食欲はある。便通はやや硬く隔日，頻尿で夜間尿4回。眼が疲れやすく，かすみや視力低下を自覚する。非常に寒がりで，全身や手足，とくに腰から下が冷える。よく湯茶を飲む。耳が聞こえにくい。皮膚のかさつき，足のむくみが出現しやすい。他覚的所見：顔面は蒼白で皮膚は枯燥傾向。脈は少し沈で小，虚実中間，濇(しょく)。舌は淡紅で腫大(＋)歯痕(－)，乾燥した白苔が中等度の厚さ。腹力は中等度より少し弱く，胸脇苦満は右(＋＋)左(＋)，心下痞鞕(＋)，両側の腹直筋の緊張は上腹部中心に(＋)，臍の右斜め下2横指に圧痛(＋)，小腹不仁(＋＋)。

経過　冷え症状が強く陰証であるが，脈や上腹部の緊張はさほど弱くなく，また下半身優位の症候，かすみ眼，難聴，小腹不仁など腎虚の症状が明らかなことから，八味地黄丸に大黄を加えて処方した。2週間後には臀部痛は軽減傾向，便が軟化した。4週間後，臀部痛はあるが元気が出てきたとのこと。冷えの症状に応じて附子を徐々に増加し経過を観察した。2か月後にはめまい感もほぼ消失，足取りがよくなり杖を置いて歩くほどとなり，眼の疲れは消失して少しかすむ程度にまで回復した(図1)。

症例2　めまいや眼のかすみなどに柴胡桂枝乾姜湯　71歳女性

既往歴　40歳頃　虫垂切除術。40歳台に回転性眩暈が1回出現し，注射で軽快。

家族歴　特記事項なし。

現病歴　2002年5月，7月，8月に各1回，朝に回転性眩暈が出現し嘔吐を伴った。近医にて「メニエール」と言われ，点滴注射を受け，首や耳下に磁気粒を貼るなどして軽快した。耳鳴りや難聴は自覚しなかった。しかしその後も疲れたり風邪を引くと，朝方にめまい感が出て体重も5 kgほど減少したため，2003年3月31日に受診した。立ちくらみはしないが，頭の中でジージーという耳鳴りがする。眼も疲れやすく，かすむ。

現症　身長159.5 cm，体重49 kg，体温36.9 ℃，血圧140/66 mmHg，脈

視力障害(かすみ眼) 73

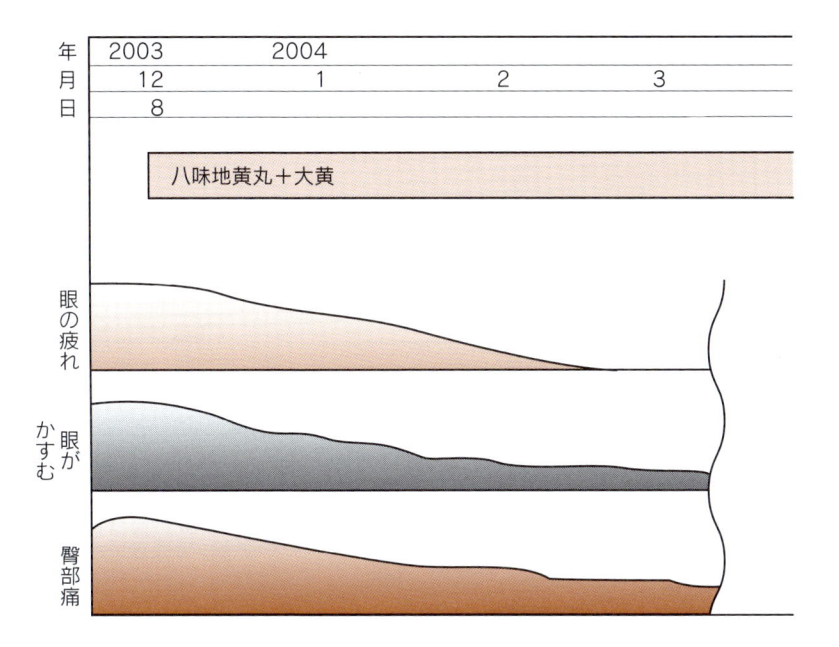

図1 症例1の臨床経過

拍81/分・整。両側の聴力低下あり。右膝の変形少々。胸腹部，四肢などに特変なし。

初診時検査成績 総コレステロール値が229 mg/dlとやや高値の他は，胸部X線像，心電図，血算，血液生化学検査などに異常なし。眼科的検査は実施していない。

和漢診療学的所見 自覚症状：食欲はやや低下。便通は硬く兎糞状で隔日程度，夜間尿は2回。睡眠はほぼ問題ない。風邪を引きやすい。意欲が湧かない。97歳の姑を抱え，イライラすることがある。汗は少ないが，頭にかく。暑がりで寒がり，手足が冷える，背中が急に暑くなったり寒くなったりする。ぬるい風呂が好き。口が乾燥することがある。目が疲れたり，かすんで，視力が低下したと感じる。腰や膝が痛む。他覚的所見：顔色や皮膚はふつう。脈は浮沈の中間で緊張はやや弱いが，大小，緊緩などは中程度，濇（−）。舌は赤味がやや強く，腫大（−）歯痕（−），乾燥した白苔が薄い。腹力は軟弱で腹直筋の緊張は弱いが全長に触知し，右の胸脇満微結，心下痞鞕（+），心下と臍上に明らかな腹動があり，小腹不仁（+）。

経　過 冷えや腰と膝の疼痛，小腹不仁から八味地黄丸も候補に考えたが，冷えの程度が弱く，イライラ，頭汗，口乾，胸脇満微結，腹動などから柴胡桂枝乾姜湯を処方した。2週間後の再診時には，便通がすっきりした，食欲が出た，体が温まってきた，めまい感はない，熟睡できるようになった，などと体調が好転した様子であった。その後も体調は好転を続け風邪も引かず，めまい感は3か月間余に2回軽度出現したのみですんだ。眼の

月	3	4		5	6	7
日	31	7	21	7		

柴胡桂枝乾姜湯

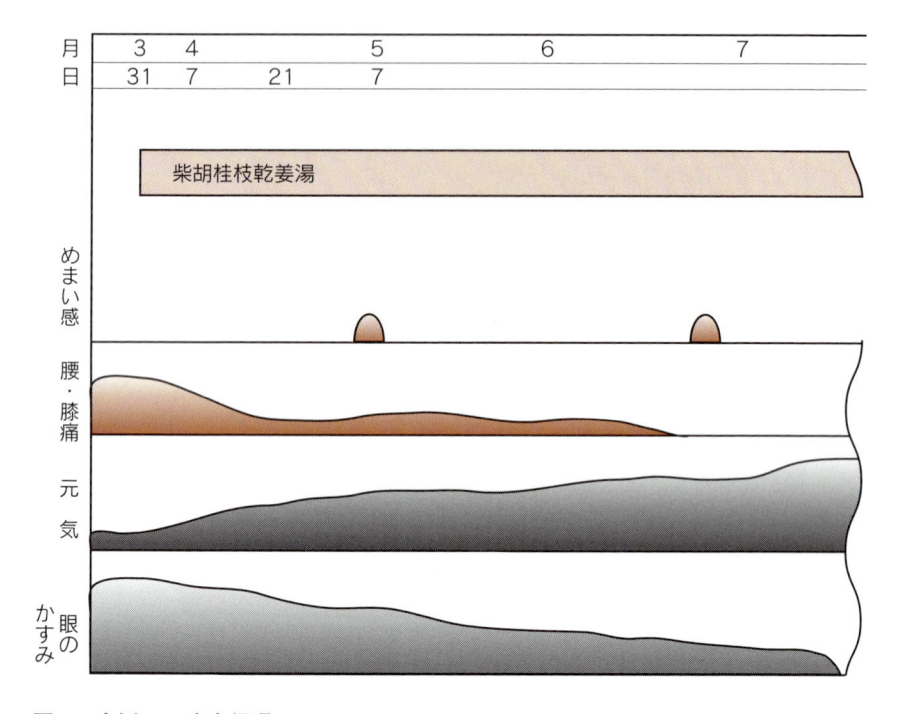

めまい感

腰・膝痛

元気

眼のかすみ

図2　症例2の臨床経過

かすみは「かなり」から「ほんの少し」に，目の疲れも「かなり」から「少し」に軽減し，その後も悪化していない。腰痛，膝関節痛も消失した（図2）。

● 西洋医学的アプローチの現状

高齢者では視力に関する症状，すなわち眼が疲れる，眼がかすむ，視力が低下した，などを持つことが多い。症状が高度であると眼が重い，眼痛，羞明，流涙などの眼症状以外に頭痛，首や肩のこり，めまい，不眠，動悸，吐き気などの全身症状の誘因ともなる。これらの症状が休息しても残る場合，一般に眼精疲労と呼ばれる。高齢者におけるその原因疾患としては，遠視や不適切な眼鏡の使用，白内障，さらに緑内障などが考えられる。しかし視力検査や白内障などの程度と相関しない"視力低下"を自覚する例

も多く，狭義の眼精疲労あるいはその前段階も存在する。

　治療として，明らかな原因疾患があればその治療を考える。屈折障害や遠視など調節障害には適切な眼鏡の調整を行う。白内障の進行予防にはピレノキシン，グルタチオンなどの点眼が用いられるが，効果は疑問視されている。近年は手術療法が急速に進歩して適応も広がり，短時間に眼内レンズ挿入まで行い，術後の視力回復が得られる例が多いが，リスクや患者への負担もないわけではない。緑内障では薬物による眼圧下降が基本である。副交感神経刺激薬，交感神経刺激薬，β遮断薬，プロスタグランジン関連薬，α_1遮断薬，炭酸脱水酵素阻害薬などの組合せによる点眼が行われるが，局所あるいは全身への副作用の危険もある。コントロールがつかなければ手術療法により降圧を図る。これらの原因疾患の治療に併行して，あるいは明らかな原因疾患がない眼精疲労に対して，シアノコバラミン点眼，遠視などの調節障害には，ネオスチグミン点眼も用いる。メコバラミン内服を併用することもある。

● 和漢診療学的アプローチの基本的な考え方

老化を考慮した漢方方剤の選択

　視力障害を主訴に漢方治療に訪れる高齢者は，経験上少ない。しかし視力に関する症状が原因か結果かは別として，種々の訴えで受診し，詳細に問診すると視力障害（かすみ，視力低下，疲れ眼）を持つ例は多い。漢方医学的な五臓（心，肝，腎，肺，脾）の働き[1]からみると，目に生ずる異常は「肝」と関係があるとされる。「肝」の機能を調整する方剤としては柴胡剤が最も考えられるが，高齢者では寒証あるいは虚証となりやすく，多くは柴胡桂枝乾姜湯あるいは補中益気湯などが適応と考えられる。また「腎」は骨髄を生ずるといわれるが，脳は髄の主要部分であり，「腎」の衰えは思考力や視力低下につながる。とくに高齢者は「腎虚」になりやすく，その代表的な治療方剤である八味地黄丸は，高齢患者の諸疾患に多用され[2]，同時に視力に関する症候も改善しているものと思われる。

● 処方選択のチャートと解説

　飯塚病院漢方診療科を2004年6月現在で3か月以内に受診中の患者診療録の中から，問診表で初診時の眼のかすみが3（かなりある），4（非常にある）と答え，約3か月後に症状が1段階以上改善した症例について，その間の処方内容を検討した．なお，対象患者中に主訴が視力障害に関連する例はなかった．その結果，初診時70歳以上の13例中，八味地黄丸が8例，柴胡桂枝乾姜湯が5例，補中益気湯が2例に使用されていた（重複あり）．なお60歳台の該当症例は9例あったが，上記3方剤の使用は各1例のみであった．八味地黄丸は調節緊張による眼精疲労の改善を，屈折力を強化するというより，調節を本来の安定位に持ち込むことで果たすものとの報告[3]もある．

　八味地黄丸は「腎虚」を目標に投与され，その投与基準[2]（**表1**）は小腹不仁を中心に下半身中心の虚弱，冷え，疼痛などであるが，老化により生じやすい症候が鍵である．ただし，寒に伴う症候がなければ六味地黄丸，下半身優位の浮腫が強ければ牛車腎気丸とする．なお老人性白内障について藤平[4]は，八味地黄丸が7～8割に有効であるとし，その後，皮質性白内障に有効率が高いと述べている．約3年間のプロスペクティブな臨床経過から，とくに初期の白内障の進行抑制に有効だとの報告[5]もある（**図3**）．

表1　八味地黄丸の投与基準[2]

A項目	B項目
①排尿障害（多尿・頻尿・尿利減少・夜間頻尿） ②下半身優位の冷えまたは足底の煩熱 ③腰・下肢の疲労脱力・しびれ・疼痛 ④小腹不仁または小腹拘急	①口渇または口乾 ②下肢の浮腫 ③精力減退 ④視力障害（白内障・眼精疲労・目のかすみなど） ⑤慢性呼吸器症状 ⑥聴覚障害（難聴・耳鳴りなど）

除外項目：胃腸症状をきたしやすいもの
判定基準：A項目が2つ以上，またはA項目1つでB項目が2つ以上

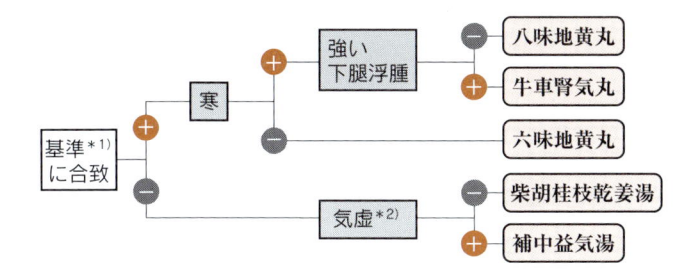

```
                    ┌──強い──┬─(−)─ 八味地黄丸
            ┌─(+)─ 寒  下腿浮腫 ├─(+)─ 牛車腎気丸
基準*1)─(+)─┤            └─(−)─ 六味地黄丸
に合致      │                      ┌─(−)─ 柴胡桂枝乾姜湯
            └─(−)─ 気虚*2)─────────┤
                                   └─(+)─ 補中益気湯
```

*1) 基準：表1（八味地黄丸の投与基準）
*2) 気虚：眼に勢いがない，舌の白苔に濃淡がある．気力が出ない．

図3 高齢者の視力障害に対する頻用処方と鑑別

　柴胡桂枝乾姜湯は虚証の柴胡剤であり，腹力は全体に軟弱で，抵抗のない軽度の胸脇苦満（胸脇満微結），腹動が使用目標である．本方は，虚証に適応するとはいえ，柴胡の含有量が多く，肝気亢進があるためにイライラや怒りなどの感情を伴いがちである．肝気亢進がなく，むしろ眼に勢いがないなどの気虚症候が明らかであれば，補中益気湯が適応となる．

● 参考文献

1) 山田光胤，代田文彦，はやし浩司：図説東洋医学〈基礎篇〉．44-53，学習研究社，1979．
2) 三潴忠道：老人医療における東西医学の融和について．長寿科学総合研究 平成7年度研究報告vol.9，94-97，長寿科学総合研究費中央事務局，東京，1996．
3) 樋口祥一：眼精疲労―八味地黄丸の眼精疲労に対する効果，医薬ジャーナル，**26**(9)：1865-1889，1990．
4) 藤平　健：八味丸による老人性白内障の治療．日本東洋医学会誌，**24**(4)：465-479，1973．
5) 窪田靖夫：老人性白内障に対する八味地黄丸の投与成績．基礎と臨床，**23**(6)：2539-2540，1989．

〔三潴忠道〕

浮腫

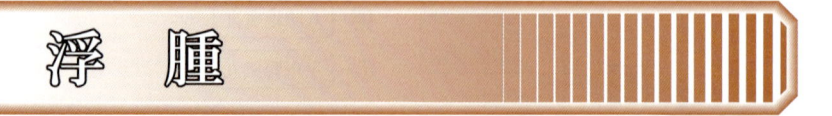

症例1　ネフローゼ症候群に牛車腎気丸　79歳男性

既往歴　1985年 胃癌にて胃全摘術施行。1995年 前立腺癌にてホルモン療法中。2002年より慢性呼吸不全にて在宅酸素療法導入中。2003年腰椎圧迫骨折。

現病歴　2003年9月27日に有料老人ホーム入所。入所時健診にて蛋白尿, 高コレステロール血症を認めた。10月に入り下腿浮腫, 陰嚢水腫が出現。増悪したため精査, 加療目的で入院となった。

現症　身長143 cm, 体重34.3 kg, 血圧142/70 mmHg, 脈拍98/分, 体温35.8℃, 呼吸数20/分。湿性ラ音を両肺に広範囲に聴取する。腹部軟平。正中に手術創あり。ソフトボール大の陰嚢水腫あり。圧痕を残す下腿浮腫著明（**図1(a)**）。下肢筋力の低下明らかであり歩行不能。ベッドサイドトイレで排泄。食事はセッティングされれば自分で摂れる。その他, 生活全般に介助が必要。痴呆はない。

和漢診療学的所見　寒がりで腰痛を常に訴える。入浴を好む。食欲, 睡眠良好。顔色不良。脈候は沈やや虚やや小。舌候は正常紅舌で乾燥した白苔あり。腹候は腹力軟弱で小腹不仁が明らか, 上部腹直筋緊張。皮膚枯燥目立つ。四肢は冷たく, 足には圧痕を残す浮腫あり。

経過　蛋白尿定量3 g/日以上持続, 血清総蛋白6 g/dl以下, 血清アルブミン3 g/dl以下持続, 高コレステロール血症250 mg/dl以上があり, ネフローゼ症候群と診断した。腎生検を含む精査を検討したが, 息止めができないこと, 本人の侵襲的な検査に対する拒否が強いこと, また, 慢性呼吸不全, 重症骨粗鬆症, 前立腺癌があるためステロイド剤, 免疫抑制剤の適応が乏しいことから, あえて組織学的診断をつけず, 対症療法にて対応する方針とした。浮腫の軽減を目標にフロセミド40 mg, スピロノラクトン25 mg, 腎保護目的にマレイン酸エナラプリル5 mgをそれぞれ開始したが, 2週間の経過でも浮腫は十分に軽減しなかった。

　このため, 小腹不仁, 下肢の浮腫, 冷えを目標に牛車腎気丸を併用したところ, 2週間後には下腿浮腫, 陰嚢水腫がともに消失した（**図1(b)**）。また, 骨粗鬆症に起因する腰痛も消失し, 鎮痛剤の内服を中止することができた。経過中, 一時TP 4.4 mg/dl, Alb 2.1 mg/dlと低下したが, 2か月後には蛋白尿は持続するもののTP 6.0 mg/dl, Alb 3.1 mg/dlと上昇し, 以後, 軽度の蛋白尿は持続するが浮腫の再発はなく, 腎機能の低下も認めず良好に経過している。また, 発症の4か月後からはフロセミド40 mg, スピロノラクトン 25 mgを中止しているが, 浮腫の再発を認めない（**図2**）。

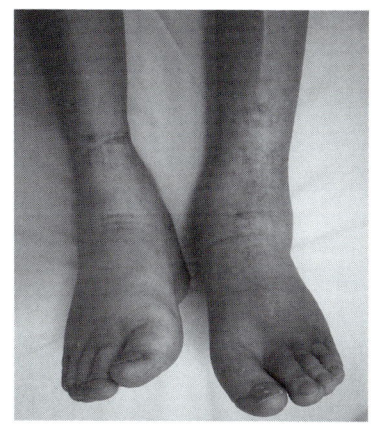

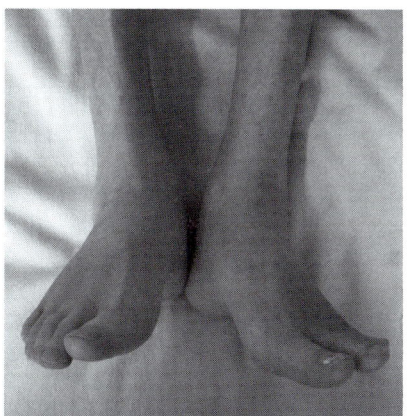

(a) 治療前　　　　　　　　　(b) 治療後
図1　症例1の下肢浮腫

マレイン酸エナラプリル 5 mg
フロセミド 40 mg
スピロノラクトン 25 mg
牛車腎気丸

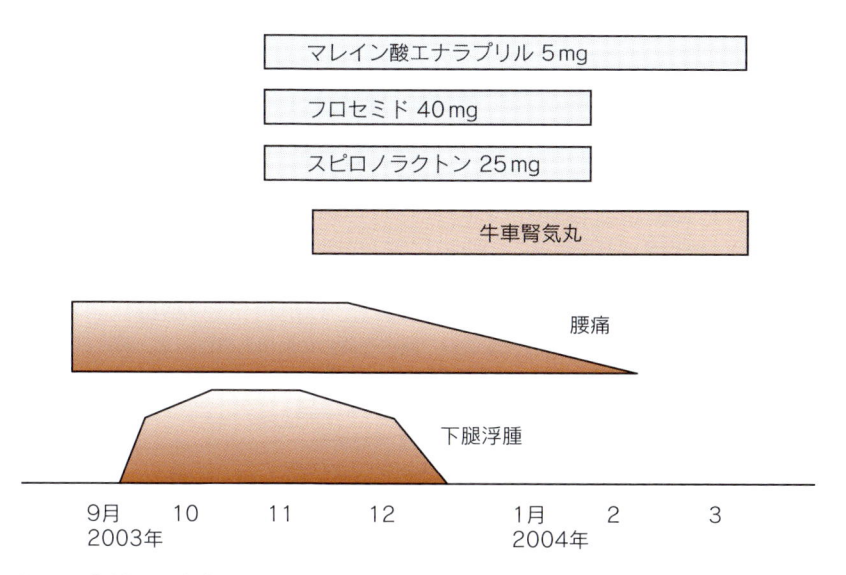

腰痛
下腿浮腫

9月　10　11　12　1月　2　3
2003年　　　　　　2004年

図2　症例1の臨床経過

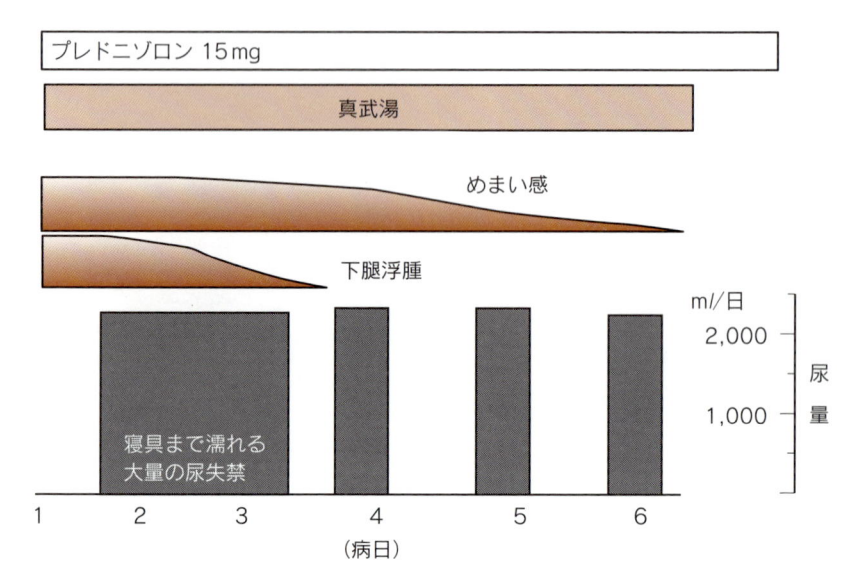

図3　症例2の臨床経過

症例2　胸水，顔面と下腿の浮腫に真武湯　85歳女性

（主　訴） 両下腿浮腫，倦怠感，めまい，ふらつき，咳嗽，両下腿痛。

（既往歴） 65歳時白内障手術。

（家族歴） 父 胃癌，長女 関節リウマチ。

（現病歴） 1995年右膝関節痛にて関節リウマチを発症。1998年右膝人工関節置換術施行。同年10月から当科通院中。2001年2月より他院にてリウマチ性多発筋痛症と診断され，プレドニゾロンの投与が開始された。4月初め頃より下腿浮腫出現し，咳，痰の回数も増え4月19日当科定期外来受診時，胸水を認めたため治療目的で入院となった。

（現　症） 血圧120/80 mmHg，脈拍60/分，体温36.6℃。顔面に浮腫あり。両側白内障術後，胸部聴診にて両側全肺野湿性ラ音聴取，心音清，過剰心音なし。腹部平坦軟。股，膝，足関節に疼痛あり。両下腿に圧痕を残す浮腫著明。

（和漢診療学的所見） **自覚症状**：体全体，とくに足腰が重い，足先の冷え，ふらつきがある。**他覚所見**：皮膚枯燥あり，細絡軽度，脈やや浮数，弦。腹力やや弱，両側腹直筋緊張。暗赤鏡面舌。四肢は冷える。

（入院後経過） 入院時X線写真上両側胸水あり，聴診上湿性ラ音認めたため，心不全が疑われたが，心臓超音波上心駆出率68％と心機能は保たれていた。このため，ステロイド内服による水分貯留が原因と考えられた。冷えを伴った全身性の浮腫であり，めまい感

を訴えたことから，真武湯を投与した．投与開始後，急速に尿量が増加し4日で5kgの体重減少を得ることができ，それに伴いめまい感は改善し，下腿浮腫は消失した．2週間後には胸水も完全に消失し，以後良好に経過している（図3）．

● 西洋医学的アプローチの現状

浮腫とは，細胞外液が増加し組織間質に体液が過剰に貯留した状態である．全身性に浮腫を来たす病態としては，心性浮腫，腎性浮腫，肝性浮腫，栄養障害性浮腫，内分泌性浮腫，薬物性浮腫，特発性浮腫があり，限局的に浮腫を来たす病態としては，血管神経性浮腫，静脈性浮腫，リンパ性浮腫，炎症性浮腫などがある．たとえば甲状腺機能低下症による浮腫に対して甲状腺ホルモンを補充するように，原疾患が明らかである場合にはその改善をめざすことが最も有効な治療方法であると思われる．心性浮腫のように，急性期には高度な医療機器を用いた集学的な治療が必要とされることもある．一般に浮腫とは間質液の増加であるから，治療としては対症的に利尿薬の投与により過剰な体液を排出することが基本となる．浮腫は組織圧が低く伸展しやすい部位に発現しやすいことから，病態によっては弾性包帯などによる局所の圧迫が有効なこともある．利尿薬は漫然と投与を続けるのではなく，食事量や飲水量，発汗量，尿量などに応じてきめ細かく調節することが大切である．日常臨床では触診にて浮腫の有無や皮膚の肥厚感を常に観察していく姿勢を持ちたい．

● 和漢診療学的アプローチの基本的考え方

浮腫の漢方治療

漢方医学的に浮腫を加療する際には，生体の物質的側面を支える無色の液体である「水」の変調を整えることが重要である．体内において水が偏在した病態を漢方医学では「水滞」あるいは「水毒」と呼び，水滞は水の偏在する部位により，次の4つに分類すると考えやすい．

　①全身型，②皮膚関節型，③胸内型，④心下型

①全身型では浮腫は全身に認められ，尿利の異常，口渇，めまいといった全身に及ぶ水の変調がある。代表的な治療方剤としては，五苓散，真武湯，当帰芍薬散，牛車腎気丸があげられる。また，エキス剤にはないが，牡蠣沢瀉散料は虚実中間症から実証の主に下腿を中心とした浮腫に広く有効であり，試みてよい処方である。本処方は常山を含むが，この生薬は嘔気を催しやすく，われわれは除いている。それでも十分に効果を認める。

②皮膚関節型では，顔面，下肢，関節といった限局的な部位に浮腫を認め，代表的方剤としては，越婢加朮湯，防已黄耆湯がある。

③胸内型とは，咳嗽，動悸などを主な徴候とする病態であり，右心不全に伴う浮腫や喘息に対して木防已湯や茯苓杏仁甘草湯を用いるのは，この例である。

④心下型とはグル音亢進，下痢など主に消化器症状を主体とする病態であり，茯苓飲，人参湯，分消湯が代表的方剤である。浮腫の治療を目的とした場合には第一選択となることは少ないと考えられるが，消化器症状の改善とともに浮腫が消失することもしばしば経験される。

　このように水滞を改善する方剤を一般に利水剤と呼び，浮腫は水滞の一徴候であるから利水剤を適宜用いることで改善できることが多い。しかし，種々の利水剤を用いても十分な効果をあげることができない場合もある。そのような場合には，生体を構成する「気」「血」の他の2要素の失調を整えることも考慮するべきである。病態を多面的にとらえ加療していく柔軟さが必要といえるであろう。

● 処方選択のチャートと解説(図4)

　まず，浮腫のある高齢者を診察するに際して最も注意すべき点は，熱い風呂を好む，冷房を嫌うといった「冷え」の存在の有無であろう。冷えがなければ陽証，あれば陰証と考え，方剤を選択していくことになる。陽証で，全身型の浮腫ならば五苓散，局所に熱感を伴った浮腫を認める皮膚関節型であるならば越婢加朮湯がよい。高齢者では冷えの存在を認める陰証であることが多いが，真武湯，当帰芍薬散，防已黄耆湯，牛車腎気丸を鑑別し

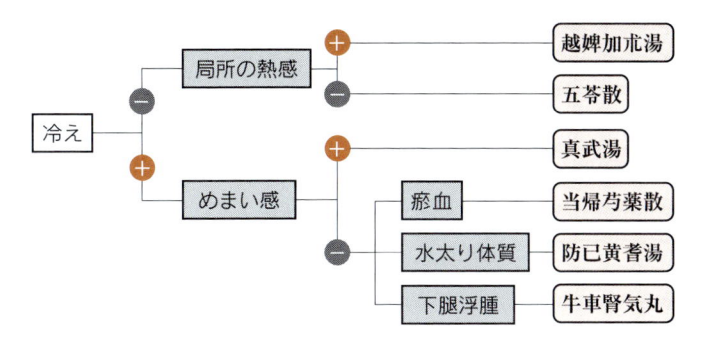

図4 高齢者の浮腫の鑑別

たい。鑑別の第一にめまい感の有無は参考になる。身体動揺感，非回転性のめまいがあれば真武湯が有効である可能性が高い。めまい感が目立たない場合，当帰芍薬散，防已黄耆湯，牛車腎気丸が考えられる。臍傍圧痛などの瘀血の所見や貧血傾向があれば当帰芍薬散，いわゆる水太り体型で多汗傾向があれば防已黄耆湯，腰痛や下肢のしびれを伴い下腿浮腫が強い場合は牛車腎気丸を，それぞれ第一選択としたい。

● 西洋薬との併用

　症例1では，高度の浮腫を認めたネフローゼ症候群の急性期にはフロセミド，スピロノラクトンの併用を行ったが，3か月後にはこれらを中止することができた。西洋薬の利尿薬の利尿作用は強く，早急に体内から過剰な水を取り除く必要がある病態では有効性が高い。しかし，その利尿効果の高さゆえに，時に脱水を起こしてしまうことや，電解質異常，高尿酸血症などの副作用を生じることが問題となり，慢性期の水分バランスの保持に用いるには使いやすい薬剤とは言い難い。

　その点，漢方薬による浮腫の治療では過剰な利尿を起こすことはほとんど経験されず，安全に用いることができる。単なる利尿薬ではなく，水分代謝調節剤としての薬効があると考えられる。また，浮腫を改善するのみならず，めまい感やしびれ，腰痛といった随伴症状も軽減する症例も少な

くなく，多面的な効果を期待してよい．

　漢方薬の使用に当たっては甘草による偽アルドステロン症がしばしば問題になるが，今回あげた，五苓散，真武湯，牛車腎気丸，当帰芍薬散は，甘草を含まず使いやすい．西洋薬の利尿剤を減量，中止して，漢方薬の利水剤を中心とした治療に切り替えていくことは，高齢者の水分バランスを保ち，QOLを高めていくうえで有用であると考える．

● 参考文献

1) 寺澤捷年：症例から学ぶ和漢診療学 第2版．医学書院，1998．
2) 高浜正人：慢性関節リウマチに対する防已黄耆湯の有用性の検討．日本東洋医学雑誌，**45**：569-574，1995．
3) 鎌田晃彰，他：牡蛎沢瀉散の使用目標の検討．日本東洋医学雑誌，**53**：529-535，2002．
4) 安部吉伸：リンパ浮腫に対する牛車腎気丸の効果．漢方医学，**25**：284-287，2002．
5) 田代眞一：五苓散の利尿作用．腎と透析(別冊)，34-37，1989．

〔野上達也〕

貧　血

症例1　全身倦怠感・労作時呼吸困難感に帰脾湯　71歳女性

家族歴　既往歴　特記事項なし（輸血歴なし）。
現病歴　1986年から虚血性心疾患・慢性心不全・皮膚瘙痒症のため循環器内科と和漢診療部で加療されていた。1999年12月心臓喘息および気管支炎で当科入院。利尿剤と抗菌薬で軽快し2000年1月退院。その後は近医内科と当科で加療されていたが，2001年6月より貧血が徐々に進行（もともと貧血なし）。大球性高色素性貧血であったため，7月からは葉酸とビタミンB_{12}を週2～3回筋注されたが改善せず，9月にはHb 6.0 g/dlまで低下し，血液内科に9月12日入院となった。
和漢診療学的所見　肥満体・冷え症で，倦怠感・胸部不快感・頭痛を訴える。脈は浮沈中間で虚実も中間。舌は正常紅で腫大し，乾燥した白苔に覆われる。腹力中程度で心下痞鞕と臍傍の抵抗圧痛を認める。

経　過　2系統の血球減少があり，骨髄所見から骨髄異形成症候群（MDS）の不応性貧血（RA）と診断された。蛋白同化ホルモン（プリモボラン®20 mg）が開始され，4回の輸血でHb 11.0 g/dlまで回復し，10月20日退院となった。退院後，頭痛や胸部不快感，転倒しやすいとの訴えあり，当科外来より帰脾湯（煎じ薬）を処方した（10月30日から服用）。2002年1月にも3回の輸血が必要であったが，3月末から徐々に貧血が改善し，以後は輸血の不要な状態が続いている。蛋白同化ホルモンが有効であった可能性もあるが，同薬の有効率は低くHb 14 g/dl台にまで達するほど著効していることから，本例では帰脾湯も一定の効果を示したものと考えている（図1）。

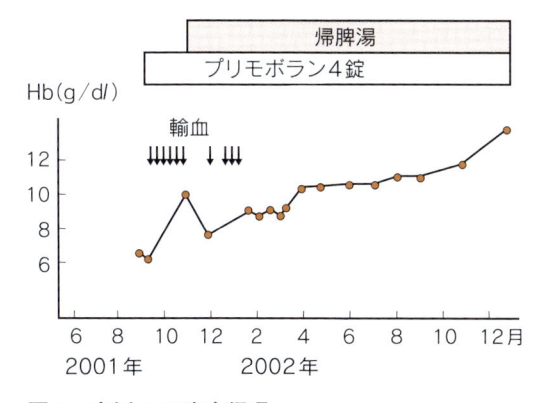

図1　症例1の臨床経過

● 西洋医学的アプローチの現状

　加齢に伴って軽度の貧血がみられることが多く，軽度の貧血は放置される場合があるが，病的貧血との鑑別が必要である。高齢者の病的貧血は続発性貧血が多く，悪性腫瘍が潜在している場合もある。鉄欠乏性貧血・腎性貧血・溶血性貧血・出血性貧血・ビタミンB_{12}欠乏症・葉酸欠乏症・甲状腺機能低下症など，西洋医学的に対処可能な貧血が多い。再生不良性貧血についても，抗胸腺細胞グロブリンとシクロスポリンとの併用療法が確立され，造血幹細胞移植の進歩とも合わせて，治せる病気との認識が高まってきている。

　一方，高齢者に多いMDSへの一般的治療は確立されていない。ほとんどの患者は骨髄移植の適応にならない。蛋白同化ホルモン・ビタミンD・ビタミンK_2・プレドニゾロン・低用量Ara-Cなどが試みられ，個々の症例では有効な場合があるものの全体としての有効性は否定的とされる[1]。G-CSFは好中球増加作用があるが，非常にコストがかかり高齢患者全例に適応すべきとは考えられていない[1]。輸血を反復せざるを得ない症例は多い。

● 和漢診療学的アプローチの基本的考え方

　貧血の症状である顔色不良・集中力低下・動悸・めまい・爪の異常は，「血虚(けっきょ)」の症状にも含まれている。「血(けつ)」は生体を物質的に支える赤色の液体として古人が想定したものであり，「血」の量が不足あるいは機能が衰えた状態を「血虚」という。「血虚」は慢性消耗性疾患で「血」が消費されたり，出血で「血」が漏出したり，薬物や毒物により「血」の生成が障害されて起こると考えられており，一般的な貧血の成因と似ている。血虚状態では，前述の症状の他に不眠・こむらがえり・月経不順・脱毛・皮膚の乾燥（栄養障害）などが起こるとされ，血虚は貧血状態も内包した，より広い病態を想定した概念である。

　古来から血虚に対しては，四物湯(しもつとう)・当帰芍薬散(とうきしゃくやくさん)・芎帰膠艾湯(きゅうききょうがいとう)・当帰建中湯(とうけんちゅうとう)・帰脾湯(きひとう)・十全大補湯・人参養栄湯などが用いられてきた。再生不良

性貧血に対しては人参養栄湯[2]や加味帰脾湯[3]の効果が報告され，その作用機序についても多くの研究がされている．一方，MDSでの貧血に関しては十全大補湯[4]・人参養栄湯[5]の効果が文献報告され，加味帰脾湯有効例の学会報告が1件確認できた．十全大補湯・人参養栄湯・加味帰脾湯には，人参・黄耆・当帰などいくつか共通した生薬が含まれており，貧血を伴う難治性血液疾患に一定の作用を及ぼしうると考えられる．多数のMDS症例に対して人参養栄湯が試みられた多施設共同研究[6]では，上記症例と同じRA症例で最も効果が著明であったことも興味深い．

　加味帰脾湯については，上記疾患以外にも腎性貧血への効果が報告されている他，特発性血小板減少性紫斑病への効果が数多く報告され，血液疾患への幅広い応用が期待される．上記症例で使用された帰脾湯に柴胡・山梔子が加わったものが加味帰脾湯であり，帰脾湯の目標に加えてより熱状や易怒性が強いものによいとされる．上記症例では心不全と重度の貧血があり，冷え・易転倒など消耗状態と考えられたため帰脾湯を試みた．

● 処方の選択と解説

　一般的には，西洋医学的に対処可能な貧血が多いため，漢方薬の適応は比較的限定的である．高齢者では骨髄移植が適応されず，入所中の場合など社会的・コスト的考慮が必要になるケースもあり，漢方薬は一定の役割をもつと考えられる．貧血に対する漢方薬の効果については，まだ研究が乏しいのが現状であるが，現時点でのおもな漢方薬の選択を示した．**表1**の漢方薬はいずれも前述の血虚病態に対応しうる漢方薬である．

表1

十全大補湯	倦怠感，衰弱状態（気血両虚）
人参養栄湯	上記と似るが，咳嗽や健忘症状あり
帰脾湯	不安，不眠，健忘，便秘，食欲不振
加味帰脾湯	帰脾湯の目標に加え，熱状・易怒性

● 西洋薬との併用

　蛋白同化ホルモン併用下でのMDSへの漢方薬有効例がいくつか報告されている．鉄欠乏性貧血に対して，鉄剤単独よりも鉄剤と漢方薬の併用が有効であるとの報告もみられる．また，自己血貯血後貧血に対する十全大補湯と鉄剤・エリスロポエチン併用の効果が，鉄剤・エリスロポエチン併用群とのランダム化比較試験で確認されている．

●参考文献

1) 須永真司：骨髄異形成症候群．内科，**79**：1546-1549，1997．
2) 宮崎　保，内野治人，仁保喜之，他：再生不良性貧血に対する人参養栄湯の臨床的有用性．臨床医薬，**10**：2591-2603，1994．
3) 畑江芳郎，武田武夫，飯塚　進，他：加味帰脾湯が有効と思われた小児再生不良性貧血例．小児科診療，**56**：1266-1270，1993．
4) 吉田彌太郎：MDSに対する十全大補湯の検討．JAMA（日本語版）別冊付録，**17**：40，1996．
5) 橋本誠雄：人参養栄湯が奏効したMDSの1症例．診療と新薬，**35**：115-117，1998．
6) 宮崎　保，内野治人，木村郁郎，他：骨髄異形成症候群に対する人参養栄湯（EK-108）の臨床的有用性．臨床医薬，**10**：2575-2590，1994．

〔萬谷直樹〕

麻痺性イレウス

症例1 意識障害を伴うイレウスに厚朴生姜半夏甘草人参湯　70歳女性

既往歴　特記すべきことなし。

家族歴　父：脳血管障害にて死亡。母：気管支喘息にて68歳で死亡。

現病歴　1984年7月，関節リウマチ（RA）のため某病院へ入院。8月中旬より食欲不振が続いていたが，11月15日希望退院。帰宅後ほとんど食事摂取せず。同年11月22日夕刻，意識障害を来たし，富山県立中央病院救命センターへ救急入院した。

現　症　身長157 cm，体重50 kg，体温35.5℃，意識状態は深昏睡で，3-3-9度方式で300。瞳孔径3.5 mmで左右差なく，対光反射消失。血圧測定不能。脈拍は橈骨動脈で触知せず，頸動脈，股動脈のみ触知するが，微弱でショック状態である。呼吸は努力様呼吸で規則的。眼球結膜に黄疸なし。眼瞼結膜は貧血性。肺は左呼吸音微弱，左右全肺野に湿性ラ音を聴取する。心音はⅠ，Ⅱ音ともに減弱し，雑音なし。肝，脾触知せず，腹水なし。両膝関節，両手関節ともに腫脹。深部反射は低下，病的反射なし。

検査成績　WBC 13,500/mm^3，RBC 344×10^4/mm^3，Hb 10.5g/dl，Ht 33％，BUN 40.8 mg/dl，Cr 2.6 mg/dl，Na 155 mEq/l，K 5.5 mEq/l，GOT 46 KU，GPT 14 KU，CPK 74 IU/l，LDH 660 IU/l，血糖値23 mg/dl，ESR 85 mm/時，CRP 6 mg/dl。頭部CTは年齢相応のcortico-medullary atrophyを示すが，脳内出血などの異常は認められなかった。胸部X線像は左中～下肺野に，著しい気管支肺炎の像を認めた。

　以上よりRAを基礎に肺感染症を合併し，これに起因する低血糖とショックによる意識障害と診断した。

経　過　ショック対策とブドウ糖の補給により，第2病日に意識は清明となった。しかし血液ガス分析において，酸素分圧の著しい低下を認めたため，人工呼吸器により補助呼吸を行った。肺感染症に対しては，各種の抗菌薬を使用した。経口摂取不能のため，中心静脈栄養を施行した。12月2日，喀痰による窒息防止のため，気管切開を施行し，人工呼吸器を再装着した。これらの処置により，小康状態を保っていたが，第15病日（12月6日），急激に腹部膨満を来たした（**図1**）。腸雑音はまったく聴取できなかった。腹部単純X線像（**図2**）において，腹部は空腸および結腸のガス像で占められていた。しかしニボーは認められず，機能的病態による麻痺性イレウスと診断した。

和漢診療学的所見　体格中等度でやや肥満し，顔色は白く，ベッド上仰臥位の状態で，独力では体位交換ができない。食欲なし。食物残渣および胃液を頻回に嘔吐。手足の厥冷著明。皮膚は乾燥して潤いがない。尿意なし。脈，沈細弱。舌，浸潤した白苔。腹候，腹部は著しく膨隆しているが，腹力は軟弱である。胸脇苦満，臍上悸，瘀血の圧痛点などは腹部膨満のため不明である。

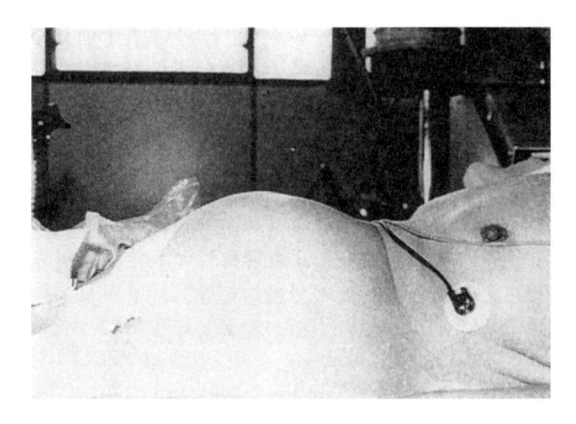

図1　症例1にみられた腹部の膨満の外見写真
腹部は著しく膨張しているが，腹力は軟弱である。

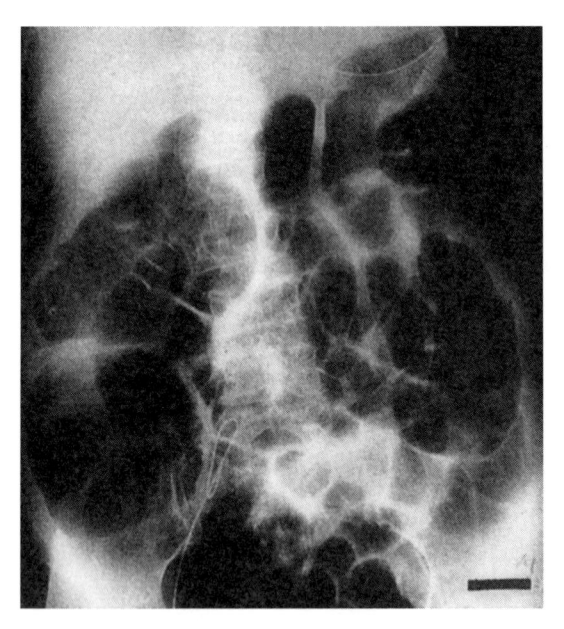

図2　症例1におけるイレウス発症直後(12月6日)の腹部単純X線写真

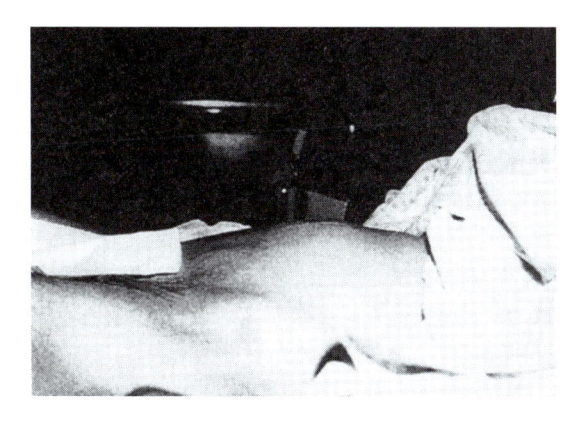

図3 症例1における12月15日の腹部外見写真

治療経過 全身状態，手足厥冷，脈診，腹候より，本症例は，陰虚証で，腹満は虚満と考えられた。12月6日13時30分，まず桂枝加芍薬大黄湯を胃ゾンデより注入したが，かえって腹満は顕著となり，12月7日19時厚朴生姜半夏甘草人参湯に転方した。しかしこの処方も胃ゾンデより注入直後逆流し，効果が期待できなかった。そこで12月8日午前9時半，同処方の1日量の1/6，すなわち50mlを注腸したところ，同日正午すぎには，上腹部がわずかながら軟らかくなってきた。以後は4時間ごとに7回注腸したところ，腹満は徐々に軽快し，12月10日夕刻には，胃ゾンデからの投薬が可能となった。12月11日約100gの軟便が排泄され，12月14日午前0時頃，紙おむつ一杯の大量の茶褐色軟便を排出し，腹満は完全に消失した（図3）。腹部単純Ｘ線像においても，治療前にみられた小腸の拡張像は消失し，ほとんどが結腸のガス像のみとなった。なお第4病日より茯苓四逆湯も併用した。その後，漢方治療により麻痺性イレウスを併発することもなく経過良好であったが，約6か月後，肺感染症を繰り返し，死亡の転帰をとった。

症例2　嘔吐を伴うイレウスに厚朴生姜半夏甘草人参湯　77歳女性

既往歴 **家族歴**　特記すべきことなし。
現病歴　1984年11月27日脳出血のため，富山県立中央病院脳神経外科へ入院。翌日左頭頂葉皮質下血腫除去術施行。左片麻痺のため，以後同科にて入院加療中であった。1985年3月3日より突然，食欲不振，悪心嘔吐が出現し，和漢薬治療のため3月5日当科を受診した。
現　症　身長148cm，体重48.5kg，体温35.8℃，脈拍68/分・整。血圧110/70mmHg，皮膚やや乾燥し，浮腫なし。眼瞼結膜に貧血なく，眼球結膜に黄疸認めず。心肺に異常なし。腹部膨満著明で，右上腹部から心窩部に圧痛がある。腸雑音は消失。左半身の完全麻痺と知覚障害を認め，右同名半盲を伴う。
和漢診療学的所見　体格小，やや肥満，顔色は白い。左完全麻痺のため，介助なしで

身のまわりのことはできない。食欲低下し，口渇がある。自汗傾向はなく，下肢厥冷を認める。小便は失禁状態で，おむつ着用。脈，細弱。舌は淡白紅，無苔で皺襞あり，腹力軟弱で腹部膨満，右胸脇苦満および心下痞鞕がいずれも著明に認められる。

経過 腹部単純X線像，理学的所見より，麻痺性イレウスと診断。下肢の厥冷，脈診，舌診，腹候よりこの症例は太陰病期，虚証と考え，腹満と心下痞鞕を目標に，3月5日午後2時，桂枝加芍薬生姜人参新加湯の1回量を注腸した。同日午後4時，軽い腹鳴を認めたが，午後6時腹部膨満はさらに増強した。このため午後8時に厚朴生姜半夏甘草人参湯に転方し，これを100 ml注腸したところ，注腸約10分後に黄色，消化不良便を排出した。3月6日午前0時，第2回目の注腸をしたところ，約30分後には，便器一杯の黄色泥状便の排出をみ，以後腹部膨満は消失し，治療開始24時間後の6日午後2時には麻痺性イレウスはほぼ治癒し，同時に食欲も回復した。

● 西洋医学的アプローチの現状

　機能性イレウスの大部分を占める麻痺性イレウスの原因は，開腹術後，生理的イレウスより移行するものが最も多いとされるが，高齢化社会に入り，その原因も脳血管障害後遺症や，老人性痴呆などによる長期向精神薬の服用によるもの，重症糖尿病などの内分泌疾患によるものなど，種々考えられる。

　麻痺性イレウスの治療の原則は，原因の除去，消化管の減圧，水分・電解質・栄養の補給，蠕動亢進薬の投与であるが，その中に漢方製剤（大建中湯）も入るようになった。手術療法は，適応の決定が困難，効果が限定されるため，極力回避する（**表1，2**）。

● 和漢診療学的アプローチの基本的考え方

　消化管の麻痺性イレウスは和漢診療学的には「裏の気血循行の不全」と考えられる。これをさらに「寒証」（低体温，耐寒能の低下）の明らかなものと，そうでないものとに分けて考えることになる。

　「寒証」の明らかな場合には大建中湯，附子粳米湯を用いる。他方「寒証」が明らかでない場合には，厚朴生姜半夏甘草人参湯，厚朴七物湯を用いるとよい。

表1 麻痺性イレウスを来たす病態[3]

① 開腹術後
② 急性腹膜炎：急性胆嚢炎，消化管穿孔，子宮付属器周囲炎など
③ 疼痛による神経反射など：卵巣嚢腫，睾丸などの茎捻転，腹部打撲，遊走腎，脊髄損傷
④ 脳血管障害後遺症
⑤ 向精神薬の長期大量服用
⑥ 神経疾患の二次的症状：パーキンソン病，多発性硬化症，筋萎縮性側索硬化症
⑦ 内分泌疾患：糖尿病，甲状腺機能低下症，副腎不全
⑧ 腸管血流の障害：解離性大動脈瘤，腸間膜動静脈塞栓症
⑨ 突発性偽性腸閉塞症

表2 術後腸管麻痺のリスクファクター[3]

① 患者側の要因：高齢者，肥満者，脳血管障害，肝障害による腹水，糖尿病
② 周術期管理による要因：低栄養，脱水，電解質異常，低酸素血症，術前イレウス状態，黄疸
③ 麻酔による影響：長時間にわたる全身麻酔，術後除痛に用いる鎮痛剤
④ 手術操作による影響：腸管，腸間膜の損傷・乾燥，血液・滲出液の貯留，感染
⑤ その他：癌の遺残，神経反射による麻痺（腎，脊髄などの術後）

● 処方選択のチャートと解説（図4）

　方剤選択に当たっては前項の基本的考え方に記した通りである。現在，保険薬価に収載されているのは大建中湯のみである。幸い大建中湯は幅広いスペクトラムを有するので麻痺性イレウスの第一選択薬としてよい。症例にも示したように経口投与ができない症例では注腸投与することも試み

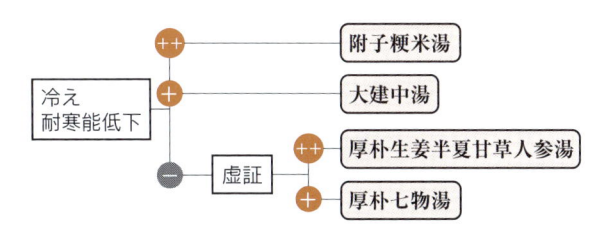

図4 麻痺性イレウスの方剤鑑別

ていただきたい．また薬効発現には用量依存性があるので，倍量投与してよいこともあることを附記しておく．

●参考文献

1) 金木美智子，今田屋章，寺澤捷年：厚朴半夏甘草人参湯の注腸療法が奏効した麻痺性イレウスの2症例．日本東洋医学雑誌，**38**(3)：163-169，1988．
2) Cullen, J. J., Coropreso, D. K., Hemann, L. L., et al.: Pathophysiology of adynamic ileus. Digest. Dis. Sci., **42**：731-737, 1997.
3) 髙崎秀明，恩田昌彦：麻痺性イレウスの治療．外科，**64**(2)：146-150，2002．

〔金木美智子〕

発汗過多

症例1 補中益気湯が有効であった発汗過多，四肢麻痺　65歳男性

既往歴　1975年右被殻出血。1989年頃糖尿病を指摘。1995年右視床出血。1998年小脳出血。

家族歴　父・母・弟：脳卒中。

現病歴　元来，発汗過多傾向があった。1975年より出血性の脳血管障害を繰り返し，1999年4月5日に左被殻出血を発症し，総合病院で保存的に加療され，リハビリ目的に8月25日TS病院へ転院となった。

現　症　血圧130/100 mmHg，脈拍84/分，体温36.3℃，体重45.4 kg。上腹部に胃瘻造設あり。左上肢は伸展した状態で拘縮，両下肢とも伸展状態で拘縮を認めた。発語はないが，呼びかけに情動失禁を認めた。全身性の発汗が著明で，日に3～4度の着替えが必要であった。

和漢診療学的所見　自覚症状に関しては不明。脈候は弦脈で力あり，腹は腹力弱で腹直筋緊張，右胸脇苦満がうかがわれた。

入院後経過　入院後まもなくは，寝たきり状態の精神活動に影響を与えることを考えて釣藤散と釣藤鈎末を投与したが，情動失禁がやや減少した以外は2か月経っても大きな

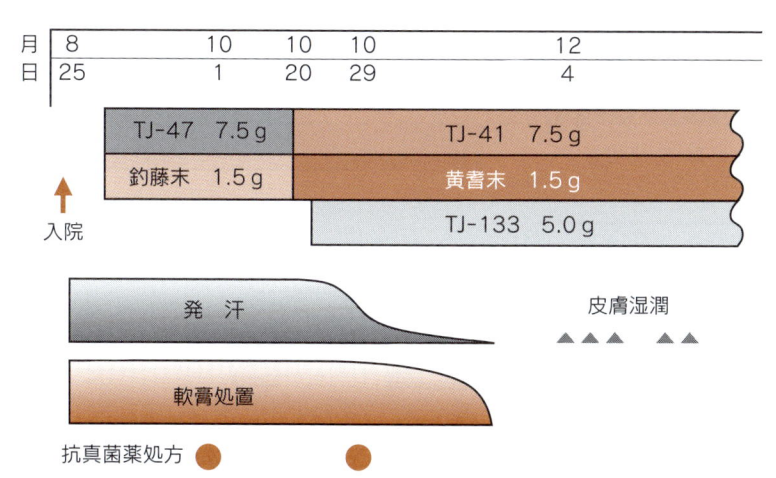

図1　症例1の臨床経過

変化は表れなかった。一方、夏季を過ぎても発汗は減少せず、介護職員からの発汗過多に対してそのコントロールを求める要望が強くなり、また陰部と左手掌に白癬を認め、抗真菌薬が必要な状況となった。そこで10月20日より発汗過多を目標に補中益気湯（TJ-41）5.0ｇと黄耆末1.5ｇの振り出し液を投与したところ、10日目頃より発汗が減少し、約1ヵ月後には軟膏処置も不要となった。なお徐々に便秘傾向も認めたため、陽明病期の発汗も念頭に置きながら、10月29日より大承気湯（TJ-133）5.0ｇを併用した（図1）。

症例2　全身性発汗に抑肝散加陳皮半夏と黄耆末　66歳女性

（既往歴） 1985年頃より脳血管障害発作を繰り返した（詳細は不明）。
（家族歴） 特記事項なし。
（現病歴） もともと発汗過多傾向であった。1985年頃以降脳血管障害を繰り返し、1998年11月6日に自宅で転倒しているところを発見され、脳挫傷の診断で加療を受けた。リハビリ目的に1999年4月21日TS病院へ転院。
（現　症） 血圧132/66 mmHg、脈拍82/分、体温36.0℃、体重33.6 kg。眼球結膜に貧血なし、眼瞼結膜に黄疸なし。全身性の発汗が著明で、左胸部から背部に多発性の小豆大～母指頭大の線状、円形などのびらんを、また左腹部から背部にかけて10×6 cm程度の不整形のびらんを認めた。呼びかけても発語はなく、コミュニケーションは不能であった。左上肢は屈曲位で拘縮を認め、左下肢は尖足位であった。また経鼻で経管栄養チューブ留置状態であった。

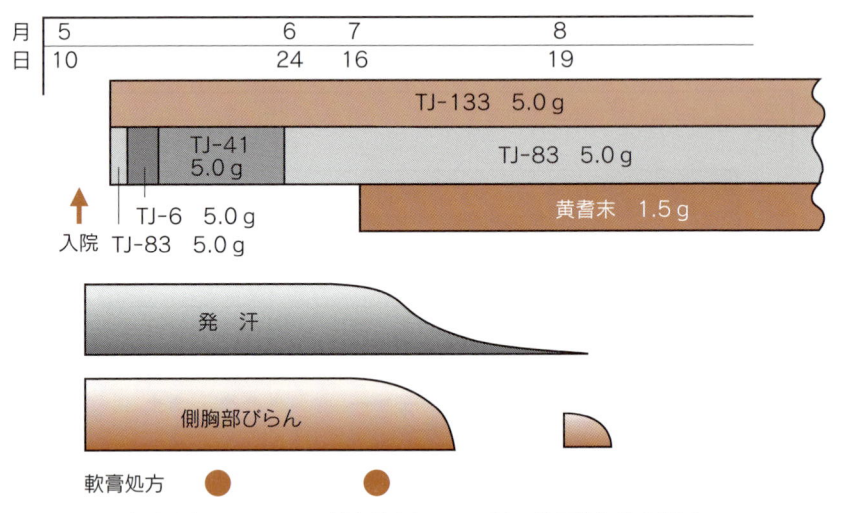

図2　症例2の臨床経過

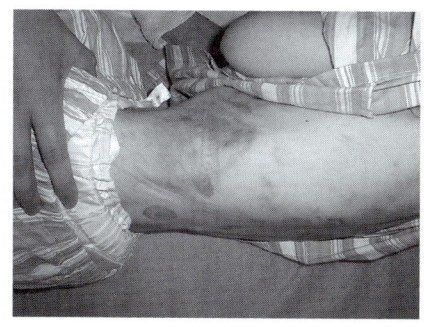

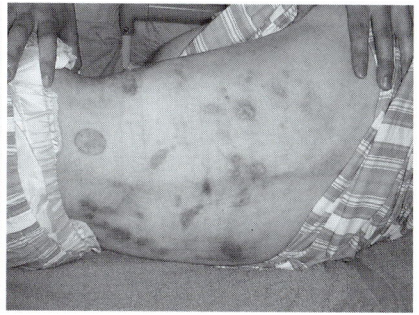

図3(a) 症例2の側腹部（治癒後）　　図3(b) 症例2の背部（治癒後）

和漢診療学的所見　自覚症状については不明。体臭，口臭が強く，また体動が激しくベッドから転落しそうになることがしばしばあった。脈候は弦脈で弱，腹候は腹力やや弱で，心下痞鞕，腹直筋緊張，右胸脇苦満，小腹不仁がうかがわれた。

入院後経過　発汗過多と局所のびらんに対して黄耆建中湯（TJ-98）や十味敗毒湯（TJ-6）を投与したが，変化なく大承気湯5.0gと補中益気湯5.0gに変更したが無効であった。側腹部のびらんに対して亜鉛華軟膏などを塗布し，ガーゼで保護をしていたが，ガーゼを止めたテープの接着面が水疱形成するなど，病変は治癒に向かわなかった。体動があまりに激しかったため，補中益気湯を抑肝散加陳皮半夏（TJ-83）5.0gに転方し，さらに黄耆末1.5gの振り出し液を併用投与したところ，約2週間で発汗が減少し，約1か月あまりで側腹部のびらんも表皮化し，軟膏処置も不要となった（**図2，3**）。

● 西洋医学的アプローチの現状

　多汗症は糖尿病，うっ血性心不全，甲状腺機能亢進症などを基礎に発症することもあり，原因不明なことが多い。もちろん原疾患があればその治療を優先するのが原則である。提示した症例では入院以前よりすでに多汗傾向があり，1例目は糖尿病の関与も否定できないが，コントロールは良好で，2例目も具体的な基礎疾患は見い出せなかった。多汗症の一般的な治療としては局所療法，イオントフォレーシス，交感神経切断などの治療法があるが，一般的な療養を主とする病院では，会話も不能な高齢者に対して上記のような積極的な治療は行いにくいのが現状である。現実的には室内の温度調節や通気性のよい衣類の使用，頻回の下着類交換を行うが，煩雑

で敬遠されがちである。しかし発汗過多も過ぎると，脱水などの問題を呈する可能性もあり，放置するわけにもいかず，苦慮することになる。

● 和漢診療学的アプローチの基本的考え方

発汗過多と漢方治療

　生薬・黄耆は古方，後世方を問わずさまざまな方剤に広く配合されており，止汗作用を有すると考えられている。『神農本草経』の条文には「治癰疽久敗瘡 排膿止痛 大風癩疾 五痔鼠瘻 補虚 小児百病」とあり，種々の皮膚障害が適応となる。また『本草綱目』において「汗無ければ則ち之を発し，汗あれば則ち之を止む」とあり，たとえば黄耆を含有する桂枝加黄耆湯や防已黄耆湯では自汗傾向は明らかであるが，防已茯苓湯や当帰飲子ではむしろ無汗である。つまり，黄耆の作用としては「皮膚及び皮下組織内に水毒停滞せるを主治」するのであり，汗に関しては他の生薬との配合の中であるいは発汗的に，あるいは止汗的に作用していると考えられる都合のよい生薬である。今回黄耆末を使用したのはもともと，止汗作用を期待した「エキス製剤」で十分な効果が得られなかったためである。もちろんエキス剤の倍量投与を行うなど方法はないわけではないが，医療経済的に廉価で効果の上がる方法を選択する必要もある。

　さて黄耆末の投与法としていわゆる振り出しを用いたのは，該当の患者が経管栄養を行っていたのが最初の動機であった。漢方エキス製剤を粉末のまま投与するのではチューブを閉塞させる危険があり，かといって煎じ薬の作成は困難という状況のため，苦肉の策として行った。振り出しはもともと三黄瀉心湯の作製方法であり，急性期に使用する方法として便利である。当院の方法で実際に黄耆のどの成分がどの程度抽出されているかの検討は行っていないが，臨床効果からは十分な有効成分が抽出されているものと推測される。黄耆末の適量は結論はないが，内服するケースもあり，その際のかさばりの程度からして，多量に飲めるものではない。筆者の経験では1日1.5～2.0gとしても，発汗過多について十分効果が得られる。

　『振り出しの方法；黄耆の生薬末(陝西省産)を市販のお茶パックに入れ，

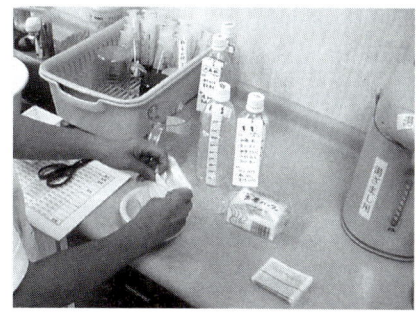

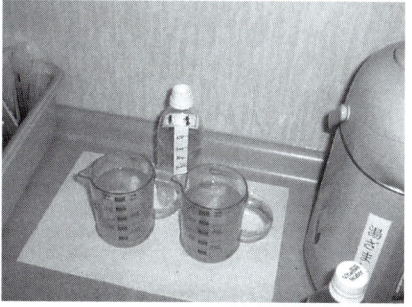

(a) 市販のお茶パックなどに生薬末を入れる　(b) 適量の熱湯の中に2～3分間浸す
図4　振り出しの作製法

黄耆末1.5gあたり100m*l*の熱湯の中に2～3分間浸し，成分を抽出する(図4)。あらかじめ1日の総量(100m*l*×人数)を計算して熱湯の量を決めておく。1日量を2回に分け経管栄養チューブから朝夕注入する。』

● 処方選択のチャートと解説および鑑別(図5)

　漢方的に見て発汗は，体内の過剰な熱により出現する場合と，表皮の失調状態(表の虚，あるいは湊理が開いた状態)によって観察される場合とに分けられる。前者の場合は，瀉下剤あるいは清熱剤を用いて熱を冷ますことが治療ポイントになる。図5にあげたように，便秘があれば瀉下することにより熱を逃がすことが可能で，大承気湯を始め，調胃承気湯，瘀血もあれば桃核承気湯なども鑑別としてあげられる。麻子仁丸も小承気湯を内に含んだ処方構成になっており，滋潤作用を有しながらも瀉下的清熱作用を備えている可能性がある。一方まだ便秘がなく，いわゆる「胃実」に到っていないケースでは，白虎湯類，エキス剤では白虎加人参湯を用いる。以上の場合の汗は，いわゆる汗臭い汗で，べたっとした傾向が強い。最近筆者は，70歳後半の女性の夜間の発汗(夜間に4～5回の更衣)に白虎加桂枝湯が奏効した症例を経験した。この際は防已黄耆湯が無効であり，熱性徴候ありと考え直して投与したところ，2日で劇的な改善を示した。

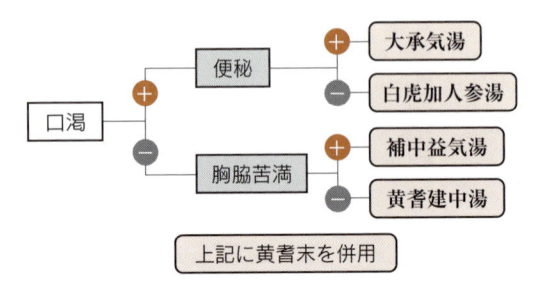

```
口渇 ─┬(+)─ 便秘 ─┬(+)─ 大承気湯
      │          └(−)─ 白虎加人参湯
      └(−)─ 胸脇苦満 ─┬(+)─ 補中益気湯
                      └(−)─ 黄耆建中湯
         上記に黄耆末を併用
```

図5　発汗過多の鑑別

　ところで，あまり臭いも強くなく，さらっとした汗の場合は，「表虚」による場合が考えられる．この際は黄耆を含んだ方剤が有効で，煎じ薬では，玉屏風散を使うことも多いが，エキス剤では補中益気湯や黄耆建中湯を選択することが多い．補中益気湯も黄耆建中湯も黄耆を主薬とし，気虚を目標に使用するが，漢方的に見て，補中益気湯は腹部でもやや上部に，黄耆建中湯はそれよりやや下部に作用する印象である．補中益気湯はまだ熱性徴候をわずかに有し，軽度ながら胸脇苦満を認める．一方，黄耆建中湯は基本的に太陰病期で熱性傾向はなく，腹直筋の攣急を認める点が，鑑別となる．その他，防已黄耆湯も発汗過多の鑑別となる．

　エキス剤の黄耆含有量では止汗的に不十分な印象があり，この際黄耆生薬末の振り出しは有効である．漢方的には，もともとの黄耆含有方剤と併用するほうが適正と思われるが，上記の清熱剤と併用することも臨床的にはあると思われる．

● 参考文献

1) 上野賢一：小皮膚科書(改訂第4版)．380-381，金芳堂，1988．
2) 小林衣子：多汗症の治療．皮膚臨床，**39**(1)：11-16，1997．
3) 森　立之：神農本草経．近世漢方医学書集成53(大塚敬節，矢数道明編)，p.65，名著出版，1981．
4) 李　時珍：寺師睦宗訓：本草綱目．p.8-12，漢方三考塾，1992．
5) 湯本求真：皇漢医学(復刻版)第3版．p.123，燎原社，1989．

〔田原英一〕

褥　瘡

症例1　心筋梗塞後の植物状態，仙骨部褥瘡に帰耆建中湯　64歳女性

既往歴　1980年糖尿病・高血圧，1988年脳梗塞・心筋梗塞，1990年脳梗塞・心筋梗塞再発。

家族歴　特記すべきことなし。

現病歴　1994年4月，3回目の心筋梗塞を起こし，心肺停止状態となり，某大学付属病院で心肺蘇生などの処置を受けた。その結果，自発呼吸は可能になったが植物状態となり，入院中に仙骨部褥瘡が発生した。某総合病院に転院となり，褥瘡の治療を受けたが治癒せず，入院が長期化したため褥瘡は改善しないまま，1996年11月にSC病院に転院となった。

現　症　血圧125/76 mmHg，脈拍96/分・整。四肢の拘縮は強く寝たきり状態。仙骨部正中に7×5cmの褥瘡を認めた。褥瘡の深達度はNPUAP（National Pressure Ulcer Advisory Panel：米国褥瘡諮問委員会）の分類でIV度であった。

検査成績　血液検査では，Hb 9.6 g/dlで正球性正色素性貧血。褥瘡部からMRSAを検出した。

和漢診療学的所見　脈候は虚実中間。腹力はやや軟弱で，腹直筋の緊張を認める。皮膚は枯燥している。

臨床経過　褥瘡は長期にわたる西洋医学的治療で改善しなかったため，1997年2月より帰耆建中湯（黄耆20 g）を開始した。3月には褥瘡はほぼ半分に縮小したが，その後は一進一退の状態であったため，4月より炮附子1.5 gを加えた。以後褥瘡は徐々に縮小し，MRSAも消失した。6月より治癒を促進させるため，さらに黄耆を30 gとし，附子も順次増量し白河附子6 gまで増やしたところ，10月には褥瘡は完全に治癒した（**図1**）。

症例2　痴呆で寝たきり状態，臀部褥瘡に補中益気湯　88歳女性

既往歴　1958年脳出血，1992年大腿骨頸部骨折。

家族歴　特記すべきことなし。

現病歴　1998年脳梗塞を発症し，以後肺炎や心不全のため入退院を繰り返した。次第に痴呆も出現しADLが低下したため，退院後は訪問看護やデイサービスを受けていた。1999年8月より痴呆が悪化し夜間の不穏が激しくなったため，某病院精神科より抗精神病薬が投与された。11月より活動性が低下し，寝たきり状態となり，殿部に褥瘡が出現したため，12月SC病院療養型病棟に入院となった。

現　症　意識は混濁しており，発語も不明瞭であった。また，仙骨部から腸骨部にかけて深達度がIII度（NPUAP分類）の褥瘡を複数認めた。

1996年	1997年					
	帰耆建中湯 （黄耆 20.0 g）	帰耆建中湯加附子 （炮附子 1.5 g）（黄耆 30.0 g, 白河附子 6.0 g）				
11月	2月	3月	4月	6月		10月
↑ 入院				MRSA消失		治癒

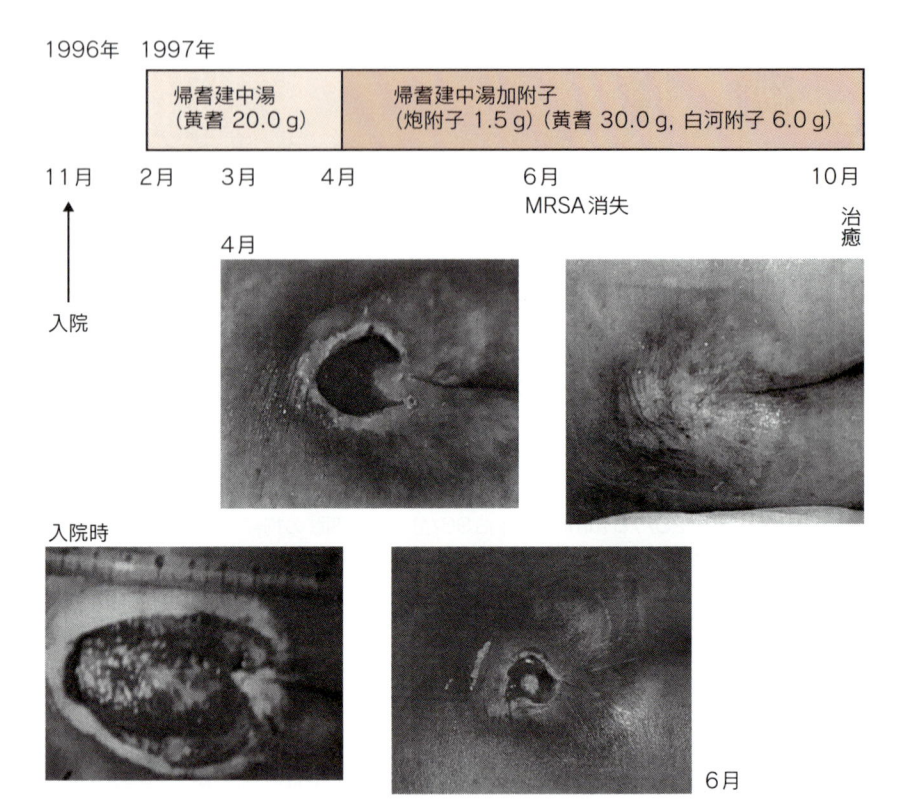

図1　症例1の臨床経過

(**和漢診療学的所見**)　意識レベル低下のため，自覚症状は聴取できず。他覚所見では脈は散大，舌は淡紅色で湿潤した白苔を被り，腹力は全体に軟弱で臍上悸を触れる。

(**臨床経過**)　呼名に対する反応は乏しく，開眼することはなかったが，口元に食事を運ぶとかろうじて食べることは可能であった。誤嚥の危険性があるため，胃瘻造設を検討したが家人に拒否されたため，注意深く摂食介助を行いつつ，食事に補中益気湯（TJ-41）5.0 g/日を加え，朝夕2回投与を行った。また局所治療としてスルファジアジン銀（ゲーベン®クリーム）の塗布も行った。その結果，次第に意識レベルや活動性の向上がみられ，日中坐位で過ごすことも可能となり，食事も介助なしで食べられるようになった。また，心配された夜間不穏の増悪もみられなかった。2000年3月までに褥瘡はすべて治癒し，かねてより入所予定であった老人保健施設への入所が可能となったため退院となった。

● 西洋医学的アプローチの現状

　従来は褥瘡に対する医師の関心も薄く，その発生はあくまで看護上の問題として長く考えられてきた。しかし，1998年当時の厚生省老人保健福祉局老人保健課の委託を受けた「褥瘡の予防・治療指針策定のための研究班」からガイドラインが発表され，それまで個々の経験に頼っていた褥瘡治療に一定の指針が示されたことに加え，2002年の診療報酬改正で褥瘡対策に十分な体制を整備していない病院には「褥瘡対策未実施減算」の措置がとられることとなったことから，ここ数年褥瘡の予防と治療に対する関心が高まりつつある。

　褥瘡の予防・治療ガイドラインにおいて強調されているのは，局所療法の前に全身の栄養管理と褥瘡発生のリスクや創面の評価を合理的に行うことの重要性である。すなわち，全身の栄養状態の指標として血清アルブミンは3 g/dl 以上，ヘモグロビンは11 g/dl 以上に保つことを推奨し，ブレーデンスケールなどを用いてリスク評価を行うことを勧めている。

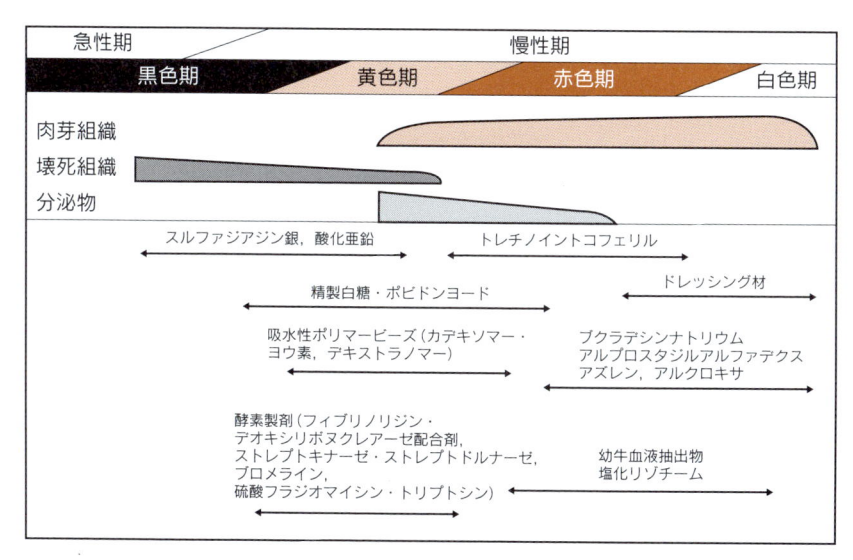

図2　褥瘡の病期による外用剤・ドレッシング材の使い分け[2)]

局所療法においても，創面を適切に評価したうえで最適な外用剤やドレッシング材を用いることが勧められており，その際には福井により提唱された褥瘡面の色による分類が有用とされている。具体的に推奨されている局所療法の概要を図2に示す。

● 和漢診療学的アプローチの基本的考え方

高齢者の褥瘡と漢方治療

　褥瘡治療に対して和漢薬が寄与しうる最大のポイントとして，褥瘡患者の栄養面も含めた全身状態の改善があげられる。褥瘡患者の大部分は，何らかの基礎疾患を有し，身体機能全体が低下している。それは単に体力の低下にとどまらず，意欲の低下，気力の減退も著しいケースが多い。これに和漢診療学的病態概念を当てはめると，褥瘡患者には必ずといってよいほど著しい「気虚」が存在している。意欲の低下は食欲の減退を生み出し，栄養不良を招く結果，一層褥瘡が発生しやすい状況を生み出す。すなわち「脾虚」が褥瘡治療を妨げる大きな問題となって横たわっているのである。「脾」は消化器系を通じて外部から気を取り込む重要な働きを担っており，「脾」の異常は気の不足，すなわち「気虚」を生み出し増悪させる原因となりうる。したがって，和漢診療学的アプローチとしては，「脾」の失調状態を改善させることが第一のステップとなる。このようなとき，「脾虚」に対する代表的な方剤として補中益気湯や黄耆建中湯が適応となる。

　第二に，褥瘡患者の栄養状態の不良から生じる貧血や皮膚の異常，るいそう，血行不良などに対するアプローチがある。これらは意欲の低下のような目に見えない異常とは異なり，具体的に目に見える物質の不足である。これは和漢診療学的病態概念からして「血虚」に当てはまる。したがって，褥瘡患者に基本的に認められる「気虚」に加えて「血虚」が著しく目立つ場合は，十全大補湯や帰耆建中湯が適応となる。

　その他，褥瘡の創面に対する局所療法として，紫雲膏の塗布療法がある。

● 処方選択のチャートと解説(図3)

　「脾虚」を改善させる代表的方剤に補中益気湯と黄耆建中湯がある。ともに処方名に含まれる「中」は「中焦」を指し，身体の中心部，中でも消化機能を立て直す働きがある。両者の鑑別は，補中益気湯がアトニー体質の患者に用いられるのに対して，黄耆建中湯は筋の緊張が強い患者に使用される点である。したがって，腹証で腹直筋の緊張の有無が鑑別点の1つとなりうる。鈴木定は，褥瘡患者9例に補中益気湯を6か月間投与した結果，6例が改善（うち3例は治癒）したことを報告している。さらに褥瘡はまだ発生していないがブレーデンスケールでハイリスクと考えられる8例に対しても補中益気湯を投与したところ，1例も褥瘡の発生はなく，リスクも軽減したことも報告している。

　また，貧血や皮膚枯燥，血行不良などを伴う場合は，十全大補湯や帰耆建中湯が候補となる。帰耆建中湯は華岡青洲の創方で『類聚方広義』頭注には「諸瘡にして膿潰後，荏苒癒えず，虚羸し，煩熱し自汗盗汗あり，稀膿止まず，新肉長ぜざる者を治す」と記載され，古来より創傷治癒のために用いられた方剤である。長坂らは西洋医学的治療に抵抗した難治性の褥瘡が帰耆建中湯加附子によって治癒した4例について報告し，経過中の患者の活動性の亢進，MRSAの消失，サーモグラフィによる創周囲の血流の改善なども示して，帰耆建中湯加附子の肉芽増殖作用のみならず，補気作用，抗菌作用，血流改善作用にも注目している。

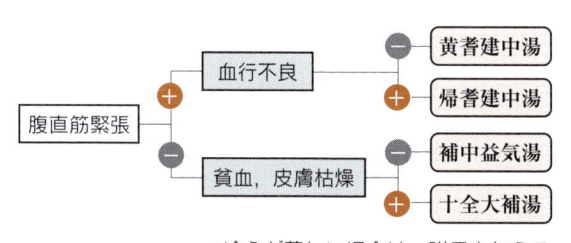

＊冷えが著しい場合は，附子を加える

図3　高齢者の褥瘡の鑑別

● 西洋薬との併用

　現在では，褥瘡の治療はガイドラインに基づいて行うことが求められており，漢方治療を行う場合も，外用薬の使用方法などはガイドラインに従って行う必要がある．鈴木裕らは，Percutaneous endoscopic gastrostomy（PEG）を用いた経腸栄養と補中益気湯の併用が有効であったことを報告している．

● 参考文献

1) 宮地良樹編（厚生省老人保健福祉局監修）：褥瘡の予防・治療ガイドライン．照林社，1998.
2) 宮地良樹：褥瘡の予防・治療ガイドライン．からだの科学 増刊EBM診療ガイドライン解説集，294-300，2003.
3) 福井基成：最新・褥瘡マニュアル（第2版）．照林社，2000.
4) 長坂和彦，土佐寛順，巽　武司，他：帰耆建中湯加附子による褥瘡の治療経験．日本東洋医学雑誌，**49**(2)：273-280，1998.
5) 仲　秀司，安原　洋：褥瘡の漢方治療．漢方と最新治療，**10**(4)：343-346，2001.
6) 鈴木　定：褥瘡における漢方治療—補中益気湯の褥瘡への効果．新薬と臨床，**47**(7)：1172-1180，1998.
7) 鈴木　裕，石橋由朗，青木照明：褥瘡に対するPEGと補中益気湯の効果．漢方医学，**23**(6)：192-193，1999.
8) 黒川胤臣：褥瘡患者に対する十全大補湯の有用性とそのメカニズム．Progress in Medicine，**21**(8)：1828-1832，2001.
9) 鈴木了子，田辺充子：痴呆老人病棟入院患者の褥瘡に紫雲膏を投与して効果のあった一例．Progress in Medicine，**21**(8)：1860-1862，2001.

〔引網宏彰〕

創傷治癒遅延

症例1　イレウス術後の創傷治癒遅延に帰耆建中湯　48歳女性

既往歴　小児期に虫垂炎手術。帝王切開歴あり。

現病歴　43歳時に手指のこわばりで関節リウマチ発症。2年前よりブシラミン投与を受けて，痛みはほぼコントロールできていた。

　1999年6月25日頃より腹痛，嘔吐があり，6月26日当院外科に入院。イレウスの診断により，保存的に加療されていたが，7月7日に症状が悪化し，緊急手術となった。絞扼性イレウスとなり穿孔しており，小腸部分切除術が施行された。

　術後は臨床症状は消失し，炎症反応も速やかに低下したものの創部の癒合が遅延し，またドレーンからもいつまでも排膿が続いた。術後経過が思わしくなく，また患者の希望もあって，術後3週間経った7月28日当科紹介受診となった。

身体所見　身長146 cm，体重39 kg，血圧112/76 mmHg，体温35.3℃。

　顔面は蒼白傾向。腹部は膨満し術創を覆って腹帯を巻いている。腹部の術創にはまだドレーンが入っており，排膿が続いている。

和漢診療学的所見　腹力はやや軟で，両側腹直筋は薄いながらも全長にわたって軽度の緊張が見られる。舌に歯痕を認める。脈はやや沈，やや虚，やや小。

　夜に手足が火照る，食は細い，食べると胃もたれする，寒がり，疲れやすいなどの自覚症状を訴える。

経　過　受診時には関節リウマチは落ち着いているということであったので，術後の全身状態改善を目的に，帰耆建中湯（膠飴20 g）を投与した。1週間後8月3日の再来時には手足の火照りは軽減しており，またすでに排膿は止まって前日にドレーンが抜去されたとのことであった。そのまま同処方を継続したところ，その後創部は速やかに癒合し，8月10日退院となった。

症例2　直腸癌術後に補中益気湯　80歳女性

既往歴　特記すべきことなし。

現病歴　コントロール不良の喘息にて当科通院し，それまでの経口ステロイドを減量し，吸入ステロイドとキサンチン製剤に和漢薬を併用してコントロール良好となり，全く発作もなくなっていた。2000年3月より下痢をするようになり，徐々に増悪。6月初めにボールマン2型の直腸腫瘍が発見された。高齢ではあるが全身状態が良好であること，本人が人工肛門造設に同意したこともあり，7月11日直腸切断術および人工肛門造設術が施行された。

　7月17日より経口摂取再開となり，従前通りの処方内服を再開した（越婢加半夏湯，

テオフィリン600 mg，プレドニゾロン5 mg，他）。周術期には喘息治療のためにステロイドの全身投与を増量しており，その影響もあってか，術後3週間経った7月31日再診時にもまだ臀部，腹部とも術創がほとんど癒合しておらず，臀部の傷からは少量ながらも未だ持続的に排膿があり，人工肛門も肉芽の盛り上がりが不良であるため，8月10日にデブリードメントおよび再縫合のために手術を施行する予定となったとのことであった。

（身体所見） 身長146 cm，体重55 kg，血圧140/90 mmHg。
夕刻になると発熱がある。発汗傾向あり。食欲は比較的良好。

（和漢診療学的所見） 年齢の割にがっしりしたやや肥満気味の体格。やや神経質だが，陽気で洒脱な性格。腹は術創のため上腹部のみの診察だが，右にごく軽度の胸脇苦満を認める。脈はやや弦でやや細。

（経　過） 喘息に対する和漢薬治療を継続していたが，それを一旦中止し，7月31日より補中益気湯を投与した。8月7日の再診時には傷からの排膿はすでに停止していた。前方を継続したところ，8月11日の再手術時には人工肛門は良好な肉芽形成が見られ，また腹部の術創はすでに自然癒合しており，それぞれ予定していた処置がキャンセルされ，臀部の傷を一部再縫合したのみであった。その後は経過良好で8月30日に退院となった。

● 西洋医学的アプローチの現状

　近年創部の取り扱いは大きく変化しつつある。以前には揺らぐことなき常識であったガーゼによる被覆と頻回の消毒，ガーゼ交換が見直され，親水ポリマーを用いた各種創傷被覆材による，湿潤環境での閉鎖療法が拡がりつつある。創傷治癒のメカニズムを考えればきわめて合理的で，治癒にかかる時間や疼痛は大幅に軽減され，治癒後の傷の外観も改善されるのであるが，従来の常識から大きく外れた方法なので現場での抵抗感は根強く，未だに十分に普及しているとはいえない。しかし今後は，この方法が一般化していくものと思われる[1]。

　他方，閉鎖療法は効率的に創傷を治癒させる合理的方法であるが，本来創傷の治癒は生体の持つ自然治癒能力に依存する。その生体側因子の改善方法として，近年わが国でも各病院に栄養サポートチーム（nutrition support team：NST）が拡がりつつある[2]。患者の栄養状態を常に適切に保つことで生体側環境を整えようとするもので，従来の西洋医学的アプローチには欠如していた視点である。西洋医学でもようやく生体側環境整備の必要性を認識し始めたということであり，今後の展開が大いに期待される。

● 和漢診療学的アプローチの基本的考え方

　創傷治癒が遅延するのには局所の感染，炎症などの外的要因によるもの，および治癒機転そのものの停滞という生体側因子によるものとが考えられる。後者は手術などによるいわゆる「体力の低下」，すなわち全身状態の悪化やステロイドなど免疫抑制剤の使用によるものが，また前者の背景としても同様のことが原因として考えられるが，これは和漢診療学的には主に太陰～少陰病期の状態と想定される病態である。
　気血水の概念では気虚，五臓論的には脾虚の病態が中心となり，それに「血」，「肺」の異常が相まって生体の恒常性維持を困難な状態に陥らせていると理解される。このような状態では，主に補剤と呼ばれる一連の処方が適応となる。気虚，脾虚の著しい症例では補中益気湯や四君子湯が，血虚も著明な例では帰耆建中湯や人参養栄湯が，それらが一段と進行して新陳代謝の低下状態が前景に立ち，冷えが著しい症例では真武湯がよい選択となろう。

● 処方選択のチャートと解説

　真武湯は少陰病期に用いられる代表的方剤である。少陰病期は全体的に生気に乏しいのが特徴で，重篤な状態にも拘わらずむしろ自他覚的には著明な症状を示さないこともある。これは著しい症状を構成するだけのエネルギーすら尽き果てたためと理解される。漢方の原点とも言える古典『傷寒論』少陰病編の大綱には「少陰の病たる，脈微細にして，但寝んと欲するなり」とあり，一見したところ重篤感に乏しく見えることもあるので注意が必要である。強い冷えなど生体反応の衰微傾向を見逃さないことが重要となる。
　「血」は和漢診療学的には生体の物質的側面を支えると考えられている概念的存在で，その作用が不足した血虚では，皮膚のかさつき，脱毛，手足のしびれやこむらがえりなどの症状が現れやすい。この虚血症状があり，腹直筋の攣急が明らかなら帰耆建中湯を，さほど著明でなければ人参養

湯が適応となろう。人参養栄湯には成長ホルモン（GH）投与に類似した創傷治癒促進効果があることが実験的に明らかにされている[4]。

血虚徴候が明らかでなく気虚が中心と考えられる症例では，補中益気湯がよい適応となろうが，経口摂取が可能なのにも拘わらず食欲不振が著しい場合は，むしろ四君子湯のようにシンプルな処方がより奏効することもある。この場合は食欲の改善に伴って処方を再考することが必要となる。

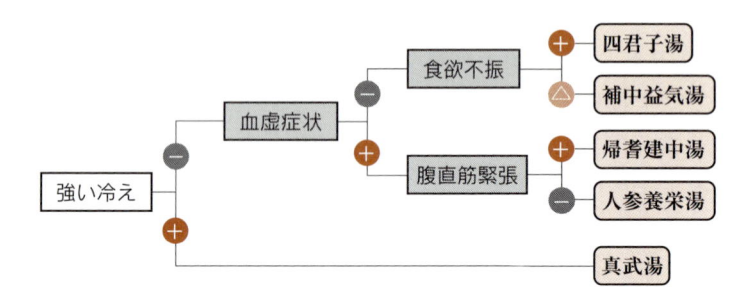

図1　創傷治療の処方鑑別

● 西洋薬との併用

旧来のドレッシングや頻回の消毒はむしろ治癒機転を妨げている可能性すらあり，閉鎖療法など適切な創傷処置はもはや必須である。適切な栄養管理も生体側環境を整備するうえで不可欠のものであり，漢方治療を行うに当たっても，これらを並行して進めることが必要なのは言うまでもない。

● 参考文献

1) 夏井　睦：これからの創傷治療．医学書院，2003．
2) 東口高志：外科領域における栄養管理　4. NSTの役割．日本外科学会誌，105(2)：206-212，2004．
3) 寺澤捷年：症例から学ぶ和漢診療学　第2版．医学書院，1998．
4) 高野邦夫：低栄養状態下の創傷治癒に与える人参養栄湯の効果．JAMA日本語版別冊，1992年6月号，46-47，1992．

〔南澤　潔〕

皮膚剥離

症例1　皮膚剥離，仙骨部褥瘡に十全大補湯　87歳女性

既往歴　40歳代で子宮筋腫手術。

家族歴　母・姉・弟：結核。

現病歴　1997年便所で倒れているところを発見され，脳梗塞の診断で加療を受けた。胃瘻造設を受け，その後自宅療養中であった。2000年2月頃より仙骨部に褥瘡を認め，徐々に増悪傾向のため，加療目的で5月25日TS病院へ転院となった。

現　症　血圧142/70 mmHg，脈拍88/分，体温36.8℃。上腹部に胃瘻造設あり。右上肢および両下肢とも屈曲状態で拘縮を認めた。胸部聴診にて呼気延長と呼気終末に連続性ラ音を聴取した。発語および自発的な動きはほとんどなく，コミュニケーションは不能であり，また仙骨部に5×5cmの褥瘡を認めた。

和漢診療学的所見　自覚症状に関しては不明。脈候は硬い脈で，舌は確認できず。腹は腹力中等度で腹直筋緊張がうかがわれた。

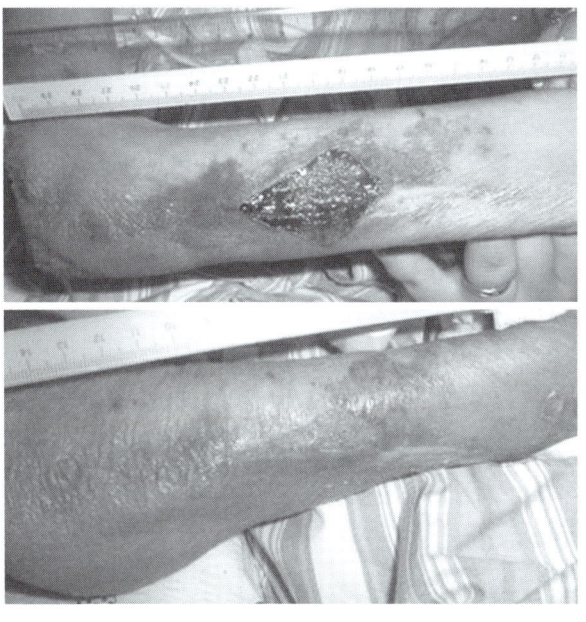

図1　症例1の右前腕　上：皮膚剥離，下：治癒（10日後）

入院後経過 　入院後まもなく，ベッドからリクライニングチェアへの移乗の際に右前腕を傷つけたらしく，5 cm大の皮膚剥離を認めた．被覆材で創の保護を行い，十全大補湯を投与して経過観察したところ，約10日あまりで治癒した（**図1**）．

症例2 　多発する皮膚剥離に十全大補湯　83歳女性

既往歴 　1979年頃，甲状腺機能亢進症でアイソトープ療法を受ける．
家族歴 　母：糖尿病．
現病歴 　以前は家族に支えられて歩行していたが，1999年4月26日に発熱して近医総合病院へ入院．気道系の感染症を疑われ，点滴などを受け軽快．しかし，入院期間中に，両下肢の拘縮が著明となり，リハビリ目的で1999年6月29日当院へ転院．
現症 　血圧136/70 mmHg，脈拍78/分，体温36.9℃．ややるいそう気味で，呼びかけても発語はわずかにうなずく程度であり，コミュニケーションはほとんど不能であった．両下肢は伸展尖足位で拘縮しており，また上肢も動きは硬かった．
和漢診療学的所見 　自覚症状については不明．体臭，口臭が強く，また体動が激しくベッドから転落しそうになることがしばしばあった．脈候は硬い脈で，舌候は湿潤した微白苔，腹候は腹力弱で，両腹直筋緊張，小腹不仁がうかがわれた．

入院後経過 　車椅子移乗の際などに，あるいはほとんど不明のきっかけで前腕，下腿，肘頭部などに，大小さまざまな皮膚剥離をきたしやすく，その都度創処置を行っていた．1999年8月末に呼吸困難が出現し，うっ血性心不全と診断して利尿剤や血管拡張剤などで加療を行った．心不全状態は脱したが，誤嚥しやすい状態で経口摂取不能となり，経鼻経管栄養状態となった．2000年5月より経口摂取を再開，主方を清肺湯6.0 gとして，一方上肢などに散見される皮膚剥離に対して十全大補湯2.5 g/日を併用した．経過中，誤嚥や心不全傾向などは抗生剤や利尿剤を用いてコントロールして半年ほど経過すると，四肢の皮膚が丈夫になり，多少の擦過では剥離を来たさないようになった．

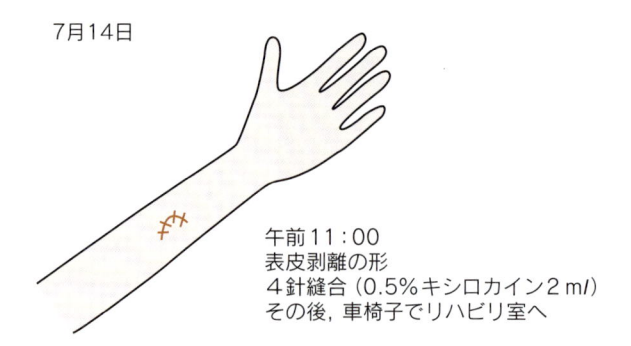

7月14日

午前11：00
表皮剥離の形
4針縫合（0.5％キシロカイン2 ml）
その後，車椅子でリハビリ室へ

図2　症例2のカルテ記載から

● 西洋医学的アプローチの現状

「表皮剥離」という病名は通常の皮膚科的な教科書にはない。皮膚の物理的な障害に含まれるが，褥瘡とも病態は異なる。また「表皮」とは言っても，ほとんどは出血を伴い，実際は真皮レベルの障害である。青壮年期ではステロイド剤を使用した場合などに時に認められるが，ほとんどは高齢者に特異的であると思われる。これには皮膚結合組織の脆弱性が最も重要であるが，他に水分保持能力なども関与しているかもしれない。西洋医学では局所の保護以外に予防法はなく，発生した場合に創の処置，保護を行うだけである。創の大きさや性状により対処法は異なると思われるが，まとまって書かれたものを筆者は知らない。近年の高分子材料の進歩により創傷被覆材も改良が進み選択の幅も広がっているが，材料費が高くなるのが難点である。実際的には褥瘡の治療に準じて，湿潤した局面に保つことが多いように思う。もちろん，障害の予防の観点で，周辺の環境整備を行うことは前提条件である。

● 和漢診療学的アプローチの基本的考え方

皮膚剥離と漢方治療

皮膚は裏返せば腸管とひと続きであり，皮膚の脆弱性はすなわち内臓の脆弱性を反映していると考えられなくもない。ここで不足しているのは「気」であり「血」である。とくに生体の物質的側面を支える血の不足は血虚と呼ばれ，脱毛や皮膚枯燥など皮膚の栄養状態と大いに関係が深い。血虚を改善する代表的な方剤は四物湯で，地黄，芍薬，当帰，川芎の4味からなる。しかし四物湯はそれ単独で用いられることは少なく，他の生薬とともに方剤の一部を形成していることが多い。すなわち十全大補湯などはその代表である。また，人参養栄湯や当帰芍薬散などはこの仲間の方剤である。血の不足は同時に気の不足（＝気虚）を伴うことがしばしばで，同時に補気を行うことも重要となることがある。いずれにせよ，十全大補湯は気血両虚を補う方剤であり，その点で便利な方剤である。また「創傷治癒遅延」の項

と重複するかもしれないが,「表」の失調状態を調和してくれる生薬に黄耆がある。したがって,黄耆の入った剤(参耆剤など)も有効な治療手段となると思われる。漢方治療の特徴は,今現在できている剥離創の治癒を早めてくれることと,第2例のように剥離の起こりやすい皮膚の脆弱性を改善してくれる点である。いずれの場合においても,自力での食事の経口摂取ができるかどうかが,創傷治癒機転を高めるポイントになると考えられるので,積極的に経口摂取に挑戦すべきである。

● 処方選択のチャートと解説および鑑別

　通常の皮膚剥離では,現在の剥離でも剥離の防止であっても,第一選択としては十全大補湯がよい。十全大補湯で食欲が落ちる場合は量を減らすか,第二選択を考慮すべきである。滲出液が多い場合や浮腫がある場合は,黄耆末を加えることもある。予防的効果を期待する場合は少量(2.5〜5.0 g)を2〜3か月連用すると皮膚の脆弱性が改善してくる。局所の熱性傾向や出血傾向が明らかな場合は同じく四物湯を含む温清飲が選択肢となる。止血効果を高めるために阿膠末を加えるのも有効である。ただし,通常は全身的に疲弊した状態のことが多く,長期に温清飲を連用することは少ない。皮膚枯燥が少なく,胃腸障害が明らかにある場合は消化機能を高め,皮膚の防衛能を高める目的で,補中益気湯や黄耆建中湯を用いる。いずれの場合も効果をより高めるために黄耆末を併用,添加してよいことがある。滲

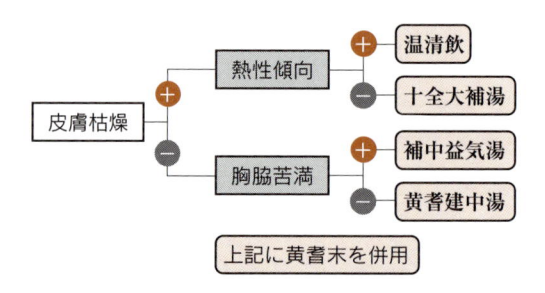

図3　皮膚剥離の鑑別

出液が多い場合は，とくに黄耆の量を多くするとよい。「補中」と「建中」の違いは微妙だが，芍薬の有無で「建中」のほうが消化管のトラブルを合わせ持つ傾向がある。また胸 脇 苦満や腹直筋緊張を参考にすると鑑別しやすい。エキス剤では当帰建中湯に黄耆末を加えて帰耆建 中 湯に近づけることもある。

● **参考文献**

1) 渡辺克益，他：傷の初期治療．治療，**85**(10)：2711-2716，2003．
2) 寺澤捷年：症例から学ぶ和漢診療学　第2版．38-44，医学書院，2003．
3) 田原英一，他：療養型病床群において釣藤散投与を契機に経管栄養状態から経口摂取が可能となった高齢者の3例．日本東洋医学雑誌，**53**(1・2)：63-69，2002．

〔田原英一〕

かゆみ

症例1　全身のかゆみに当帰飲子　84歳女性

既往歴　1997年閉塞性動脈硬化症による歩行障害。1999年気管支喘息，肺線維症。

家族歴　兄が結核。

現病歴　2001年2月大腸内視鏡でS状結腸ポリープにポリペクトミーを施行。その後CA19-9，CEA高値を指摘され，小腸造影を施行された後，下痢をしやすくなって，徐々に食欲も低下するようになった。その後も下痢が続き，同年9月20日に全身痙攣が出現し，低カリウム血症を指摘され，入院加療を受けた。リハビリ目的に10月17日TS病院に転院となった。

現症　血圧128/80 mmHg，脈拍88/分，体温36.8℃。尿バルンカテーテル留置中で，下腿に浮腫を認めた。改訂長谷川式簡易痴呆スケールは12点であった。

和漢診療学的所見　オムツへの付着を含め，5～6回の排便（軟便）あり，腹部に違和感を訴える。脈候は弦，弱，数，舌候はやや乾燥した白苔，腹候は腹力弱，腹直筋緊張と小腹不仁，臍以下の正中芯を認めた。

入院後経過　入院後真武湯を使用したが，あまり大きな変化なく，11月より大建中湯7.5g/日としたところ，若干の腹部の違和感は残るものの，軟便は1日2～3回と軽減した。ところが，11月10日頃から腹部や背部を中心に全般的なかゆみを訴え，掻破痕が目立つようになった。保湿剤および抗ヒスタミン剤の外用，内服を行ったが効果を認めなかった。皮膚は乾燥性で，皮脂欠乏性のかゆみと考え，滋潤作用を期待して12月12日より当帰飲子7.5 g/日に変更した。約3～4週間の経過で，かゆみの訴えはほとんどなくなり，掻破痕もほとんど認めなくなった。また保湿剤，抗ヒスタミン剤の外用あるいは内服も減量できた。かゆみの減少に伴い，腹部の違和感がまた明らかになってきたため，2月21日より大建中湯に再度変更した。

症例2　当帰飲子が奏効した全身のかゆみ　72歳女性

既往歴　**家族歴**　特記事項なし。

現病歴　1989年頃発症の関節リウマチで近医へ通院中であった。2000年8月20日肺炎の診断で入院加療を受け，リハビリ目的に2000年12月12日から2001年7月30日までTS病院で入院加療。その後自宅療養を受けていたが，再度肺炎で，近医へ入院。リハビリ目的に同年12月6日TS病院に転院となった。

現症　血圧148/88 mmHg，脈拍76/分，体温36.2℃。尿バルンカテーテル留置中で，両大腿骨転子部に1cm大の褥瘡を認める。体幹部に掻破痕多数。四肢関節に拘

縮あり。会話はある程度可能だが，改訂長谷川式簡易痴呆スケールは不能。

（和漢診療学的所見）　関節の痛み，体のかゆみを訴えるが，詳細は不明。脈候は弦，弱，舌候はやや乾燥した微黄苔，腹候は腹力は弱，腹直筋緊張と軽度の胸脇苦満を認めた。

（入院後経過）　関節リウマチの長い経過のためか，虚状があり，皮膚枯燥などから気血両虚と考え，十全大補湯を投与開始した。かゆみに対しては保湿剤と抗ヒスタミン剤を混合したものを外用として使用したが，変化は得られなかった。血虚および止痒作用を期待して，12月27日より当帰飲子7.5 g/日を開始したところ，2週間後にはかゆみの訴えは減少し，掻破痕も著明に減少したため，1月31日からは再び十全大補湯とした。その後も処方の変更は行ったが，かゆみの増悪は認めなかった。

● 西洋医学的アプローチの現状

　高齢社会の出現と暖房などの環境要因の変化で老人性皮膚瘙痒症の症例が増えているといわれる。この疾患は皮膚表面の角質層の皮脂と水分の保持能力の低下に起因するとされている。50歳以降の男性，閉経期を過ぎた女性は，皮脂腺の機能低下が生じ皮膚が乾燥し，皮脂欠乏性皮膚炎の像を呈することがある。とくに下肢，すねの部分に湿疹を生じ，掻破により容易に炎症を生じ，貨幣状湿疹などになる場合もある。また経管栄養などを行っている患者で水分の補給が足りない場合は，脱水傾向による皮膚の乾燥が，新陳代謝の低下する甲状腺機能低下症が生じている場合なども，皮膚の乾燥が目立つようになる。糖尿病や肝臓病による皮膚症状の1つとして，あるいはビタミン欠乏症でも皮膚が乾燥することがあり，鑑別が必要である。

　皮膚の乾燥は老化現象でもあるので完全に防止することはできないが，症状を軽くする工夫はできる。たとえば室内暖房をいれすぎないこと，部屋の湿度を低下させないこと，とくに湿度が60％以下にならないように加湿器ややかんなどで湿度を保つことなどは有用である。また，入浴時に石鹸などであまり皮脂を落としすぎないようにするのも重要である。石鹸の種類によって乾性肌用のものがあり，それを用いるのも1つの方法である。

　尿毒症や腎不全などの疾患によるかゆみの場合には，それらの治療が優先されるが，一般に抗ヒスタミン剤の外用，内服や，抗アレルギー剤の内

服などが行われる。しかし，これらのみでは，必ずしもよい効果を示すとは限らない。また抗ヒスタミン剤による眠気は，転倒，転落などの危険を生じやすくすると考えられる。

● 和漢診療学的アプローチの基本的考え方

かゆみと漢方治療

　漢方医学で物質的側面を支えるものを「血」と呼ぶが，この血が不足した状態は「血虚」と呼ばれる。漢方では皮膚が乾燥して落屑が多い状態を「皮膚枯燥」とか「皮膚甲錯」といい，こうした血虚の皮膚症状に対しては，血を補う剤，すなわち補血剤として四物湯，およびその加減方を用いることが多い。当帰飲子は四物湯を基本とした方剤のうち，とくに乾燥性の皮膚疾患に用いられる。芍薬，地黄，当帰，何首烏には滋潤作用が，当帰，川芎には血流改善作用が，黄耆には皮膚の機能亢進作用が，また防風，荊芥，蒺藜子には止痒作用があると考えられている。

　一方，血虚を前面とせず，熱性徴候を伴う場合は黄連解毒湯や白虎加人参湯，消風散，さらに水滞を伴う場合は茵蔯蒿湯，茵蔯五苓散，越婢加朮湯なども考えられる。一方腎虚を伴い，枯燥傾向のあるかゆみには八味地黄丸や牛車腎気丸，あるいは滋陰降火湯などが用いられることもある。

● 処方選択のチャートと解説および鑑別（図1）

　高齢者の皮膚瘙痒症は，乾燥が主であり，湿疹性の変化が強くないときには当帰飲子が第一選択と考えてよい。当帰飲子の止痒効果は，「証」を無視して投与しても，66.7％に認められたという報告がある。筆者の場合，さらに補血，滋潤作用を期待して，阿膠や亀板膠（粉末状になっていてお湯に溶ける）を追加して服用してもらうこともある。ただし，当帰飲子には地黄や当帰が含まれており，胃腸障害の危険性が多少あるので注意が必要である。当帰飲子と似て熱性徴候（のぼせ，精神過敏など）がある場合は温清飲が適応となる。

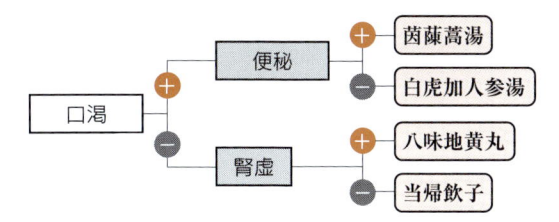

図1 かゆみの鑑別

　また，やや冷えの症状があり，夜間尿，排尿障害など腎虚症状があれば，八味地黄丸や牛車腎気丸が有効なケースがある。老人性皮膚瘙痒症にフマル散ケトチフェン2 mg/日と八味地黄丸7.5 g/日は有効性において差がなく，両方ともに78％の有効性を示したと報告されている。また抗アレルギー剤あるいは抗ヒスタミン剤との併用で，瘙痒が75.8％，乾燥が57.6％の例で改善したとの報告もある。

　一方，高齢者にはやや頻度が少なくなると思われるが，熱性徴候が明らかで，乾燥症状，かゆみを訴える場合には白虎加人参湯が有効である。この際は口渇が著明で，舌も乾燥している。また同様に熱性徴候があり，便秘や尿利減少浮腫傾向など水滞の徴候があるときのかゆみには茵蔯蒿湯が有効である。この際，便秘がなければ茵蔯五苓散とする。軽度熱性徴候を認めながらも，水滞の所見や便秘を認めなければ梔子柏皮湯を用いる。

● **参考文献**

1) 安江　隆：皮膚瘙痒症．デルマ，**11**：43-48，1998．
2) 赤坂俊英，他：老人性皮膚瘙痒症に対する当帰飲子の効果，皮膚科における漢方治療の現況2．34，1991．
3) 石岡忠夫，青井禮子：老人性皮膚搔痒症に対する八味地黄丸とフマル酸ケトチフェンの薬効比較．新薬と臨床，**41**：155-160，1992．
4) 藤田真由美，大野佐代子，宮地良樹・他：難治性老人性皮膚瘙痒症に対する八味地黄丸（ツムラ）の治療効果．皮膚科紀要，**88**：175-179，1993．

〔田原英一〕

疥　癬

● 西洋医学的アプローチの現状

　ヒト疥癬虫（別名ヒゼンダニ）が皮膚に寄生することで発症する。瘙痒は夜間に悪化するのが特徴。約1か月の潜伏期間。ヒゼンダニは乾燥に弱く，人間の体を離れると比較的短時間で死ぬため，性行為や添い寝などの密接な接触があった場合に感染する。ただしノルウェー疥癬の場合には，感染防止に厳重な隔離・環境整備が必要。発疹は腹部・胸部・大腿・腋窩・前腕・上腕の屈側の小丘疹，外陰部の小結節，手指の小水疱など，虫体や糞に対するアレルギー反応として多様。疾患に特異的な皮疹は指間・趾間の疥癬トンネルでここから虫体を発見することで診断する。

　疥癬の治療の基本は虫体の駆除と瘙痒感の抑制である。鎮痒剤には抗ヒスタミン剤や抗アレルギー剤を使用する。ステロイドは禁忌と考えてよい。虫体の駆除には，γBHCや安息香酸ベンジル（いずれも保険適応外）や，効果はやや劣るが保険収載薬であるオイラックス軟膏™を用いる。硫黄含有入浴剤は，効果が少ない割に浴槽などを傷めやすく，近年は用いられない傾向にある。

● 和漢診療学的アプローチと基本的考え方

　本疾患においては，何よりも虫体の駆除が根治療法であり，漢方薬が第一選択とはならない。瘙痒に対しても，安息香酸ベンジルなどの強力な駆虫剤を用いると急速に改善するため，積極的な漢方薬の適応とはなり難い。しかし，老人施設などでの集団発生では，職員や施設利用患者，およびそれらの家族全員を治療対象とする必要がある。ローション剤の全身塗布は，急速に体温を奪い，二次感染のリスクが高く，気管支炎や肺炎の続発した症例を経験した。また免疫学的弱者である高齢者においては，強力な治療

にもかかわらず，難治な症例も散見される。

したがって，疥癬治療における漢方薬の役割としては，難治例に対する補助療法と，合併症の予防および治療であると考えられる。また近世・近代の漢方書には，越婢加朮湯（えっぴかじゅつとう）や大黄牡丹皮湯（だいおうぼたんぴとう）などに，疥癬に有効であるとの記載も散見されるので，試行の価値はあるかもしれない。その他，瘙痒や二次感染の予防と治療に対しては，「皮膚疾患」（**101～119頁**）や「感染性疾患」（**122～153頁**）についての本章の他項目を参照されたい。

● **参考文献**

1) 吉益東洞原著，尾台榕堂校註，西山英雄訓訳：類聚方広義・重校薬徴．創元社，1976．
2) 奥田謙蔵：漢方古方要方解説．医道の日本社，1973．
3) 牧上久仁子：在宅・施設における疥癬対策マニュアル．豊島区，2000．

〔林　克美〕

誤嚥性肺炎

症例1　再燃性誤嚥性肺炎に清肺湯　83歳女性[1)]

家族歴 **既往歴**　特記事項なし。
現病歴　1996年にパーキンソン病や腰痛症で近医入院後，臥床時間が多くなり食事も介助を要するようになった。2年の経過で寝返り不能となり，介護・リハビリ目的で1998年長期療養型病院へ転院となった。
現症・検査所見　肺雑音異常なし。褥瘡なし。多関節に拘縮を認めるが，他に特記事項なし。WBC 9,900/μl，Hb 8.4 g/dl，CRP 1.7 mg/dl，その他の血液生化学検査・甲状腺機能は異常なし。尿沈渣WBC1～4/F，細菌（－），便潜血陰性。喀痰培養：*Klebsiella sp.* 1+。胸部X線：肺野に浸潤影なし。心・腹部エコー：異常なし。頭部CT：両側側脳室周囲の深部白質や両側基底核に低吸収域が多発。
和漢診療学的所見　皮膚は乾燥し顔色はやや赤い。肺炎増悪時には弛張熱となる。四肢温。脈は沈弱。舌はやや紅で乾燥した微白苔に覆われ，亀裂あり。腹力は弱で右の胸脇苦満，左右の臍傍圧痛を軽度認める。

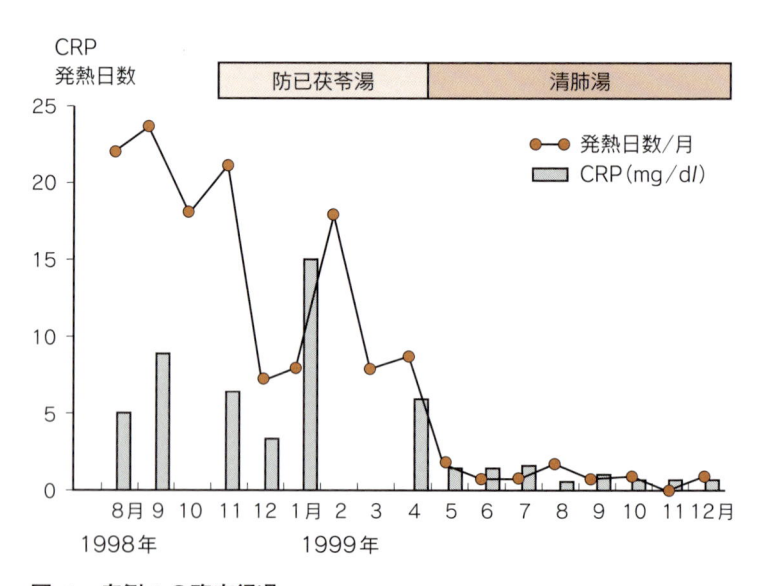

図1　症例1の臨床経過

経　過）　表情・発語が乏しく，意欲低下への効果を期待し，黄耆建中湯を開始。経口摂取していたが，1999年5月より嚥下に時間がかかり喀痰も出現した。6月から誤嚥性肺炎を繰り返すようになり，9月からは抗菌薬で改善せず，経管摂取を中止し，IVH管理となった。徐々に肺炎が落ち着き，10月経管栄養を再開した。浮腫に対して経鼻胃管より防已茯苓湯を開始した。浮腫は改善したが発熱が頻回で1か月間に8～18日発熱し，CRP 5 mg/dl 以上であった。四肢温，顔色が赤い，弛張熱，粘る喀痰を認め，1999年4月清肺湯に転方。転方後，月間発熱日数は1～2日に著減し，抗菌剤を使用せずに良好な状態が続いている（図1）。

症例2　再燃性誤嚥性肺炎に清肺湯　93歳男性[1]

家族歴）**既往歴**）　特記事項なし。
現病歴）　1999年1月右視床出血で左片麻痺となり，経口摂取を開始すると誤嚥性肺炎を起こす状態が繰り返された。経鼻経管栄養にて呼吸状態の安定を得て転院となった。
現症・検査所見）　肺雑音異常なし。軽度嗄声あり。褥瘡なし。左半身の麻痺と拘縮あり。他に特記事項なし。WBC 8,900/μl，CRP 1.7 mg/dl，その他の血液生化学検査・甲状腺機能には異常なし。尿沈渣WBC 1～4/F，細菌（－）。喀痰培養：*Klebsiella sp.* 1＋，*P. aeruginosa* 1＋，MRSA 1＋。胸部X線：右上肺野に陳旧性肺結核。腹部エコー：異常なし。頭部CT：右視床に淡い低吸収域あり。Barthel Index：0点。改訂長谷川式簡易知能評価スケール：14点。嚥下造影：造影剤の気管への流入あり，梨状窩に造影剤残留。上部消化管内視鏡では逆流性食道炎（Grade B）を認めた。
和漢診療学的所見）　嗄声，皮膚乾燥，口が粘る，下痢傾向あり，下気道感染時には口渇が出現し顔色が赤く弛張熱となる。四肢温。脈は弦弱。舌は紅舌で乾燥した白黄苔が地図状に分布し亀裂がある。腹力弱で軽度の右胸脇苦満と両側腹直筋の緊張，小腹不仁を認める。

経　過）　入院後も下気道感染を繰り返した。尿路感染や胆道系感染は否定的で，増悪時の胸部CTで両側胸水と左下葉や左上葉に浸潤影を認めた。抗菌薬で軽快しても再燃を繰り返した。四肢温，顔色赤い，粘る喀痰，弦脈，胸脇苦満，嗄声を認め，清肺湯を最初に10日間単独で使用したが改善せず，嚥下反射の改善効果が報告された半夏厚朴湯を開始した。しかしCRPが上昇し抗菌剤を併用したが，発熱は続いた。清肺湯を再開しクラリスロマイシン（CAM）400 mg/日を併用したところ，発熱回数は減少しCRPも陰性化した。CAM 200 mg/日に減量後も増悪なく，その後はおのおのの単独投与を試みたが，いずれも再燃した。両者の併用にてその後の経過は順調であった。併用時の喀痰からは*P. aeruginosa*やMRSAは培養されなかった（図2）。

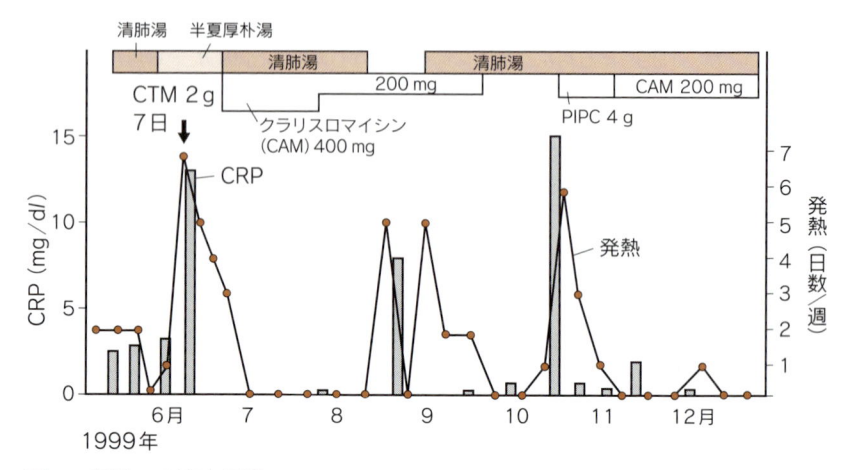

図2 症例2の臨床経過

● 西洋医学的アプローチの現状

　高齢者では誤嚥性肺炎はまれな病気ではないが，パーキンソン症候群，食道癌，食道アカラシア，胃食道逆流症，睡眠薬によるものなど何らかの対処が可能な疾患も念頭に置く必要がある．誤嚥性肺炎は比較的診断の難しい疾患であるが，肺炎および誤嚥の存在と除外診断により臨床的に診断されることが多い．

　誤嚥性肺炎は基礎疾患を持つ高齢患者に多く，抗菌剤で一時寛解しても容易に再燃し，頻回の抗菌薬投与に伴って耐性菌も出現しやすい．嚥下機能や下気道の易感染状態を改善し寛解を維持する治療法が望まれるが，未だ確立されていない．

　アンギオテンシン変換酵素阻害薬，アマンタジン，抗血小板薬などが高齢者肺炎の発症率を減少させることが報告されたが，これら薬物を服用中の患者においても誤嚥性肺炎が繰り返されるのをしばしば経験する．口腔ケアや嚥下リハビリテーションの効果にも一定の限界がある．

● 和漢診療学的アプローチの基本的考え方

　清肺湯（せいはいとう）は古来から気管支炎などに使用され，その作用機序も研究されてきたが，誤嚥性肺炎への効果という視点での報告はみられなかったようである。頸部術後の反回神経麻痺による誤嚥性肺炎に清肺湯が有効であった症例を，著者が最初に経験したのは1995年のことである[2]。その後も，肺癌術後の反回神経麻痺や脳血管障害による誤嚥性肺炎[1]にも有効であった経験から，清肺湯が誤嚥性肺炎に一定の効果を持つことは確実と考えている。対照群との比較研究でも，清肺湯は有意に発熱日数・CRP・抗菌薬使用日数を減少させた[3]。岩崎らによって誤嚥性肺炎モデルマウスにおける肺炎抑制効果や作用機序が確認され[4]，他にも清肺湯を支持する意見がみられる[5]。

　他の漢方薬では，半夏厚朴湯（はんげこうぼくとう）により脳梗塞後の誤嚥の回数が減少した症例が1994年に報告され[6]，その後，誤嚥性肺炎の既往のある高齢者の嚥下反射を半夏厚朴湯が改善することが非ランダム化比較試験で確認された[7]。われわれの経験では，症例2のように誤嚥性肺炎を反復するようになった患者においては，下気道の炎症を抑制する効果（肺炎抑制効果）は清肺湯ほど強くない経験を持っている。

　他にも気管支炎や肺炎病態に使用されてきた漢方薬は多く存在し，柴胡剤（さいこざい）・人参養栄湯（にんじんようえいとう）なども有効な場合があると考えられる。田原らは，食事への意欲が低下した寝たきり高齢者において，嚥下リハビリと釣藤散（ちょうとうさん）の併用により，意欲の改善とともに経口摂取が可能になった例を報告している[8]。

● 処方の選択と解説

　誤嚥性肺炎への漢方治療は経験の集積が十分でないが，現時点での選択を示した。半夏厚朴湯は比較的軽症あるいは初期（誤嚥の予防）に有用との印象である（**表1**）。

表 1

半夏厚朴湯	嚥下反射の改善，咽中炙臠（いんちゅうしゃれん）
清肺湯	肺炎抑制効果，陰虚，嗄声
釣藤散	意欲の改善，精神症状（頑固さ，感情不安定）

● 西洋薬との併用

　マクロライド系抗菌薬の誤嚥性肺炎に対する有効性は確立されていないが，清肺湯のみで肺炎の再燃が抑制できない例に，クラリスロマイシン（CAM）併用によって寛解が維持される例がある．清肺湯は気道上皮細胞のCl（塩素イオン）分泌を促進し，水分泌を亢進，CAMはClチャンネルを抑制して水分泌を抑制するとされ，全く逆に作用する．清肺湯とCAMとの併用効果はClイオントランスポートへの作用ではなく，他の作用機序によると推測される．

● 参考文献

1) 萬谷直樹，笠原祐司，新谷卓弘，他：脳血管障害に伴う再燃性誤嚥性肺炎に清肺湯が有効であった2例．日本東洋医学会雑誌，**51**：269-277，2000．
2) 萬谷直樹，小尾龍右，後藤博三，他：反回神経麻痺により繰り返される下気道感染に対し清肺湯を試みた2例．日本東洋医学会雑誌，**50**：455-460，1999．
3) Mantani, N., Kasahara, Y., Kamata, T., et al.: Effect of Seihai-to, a Kampo medicine, in relapsing aspiration pneumonia—an openlabel pilot study. Phytomedicine, **9**: 195-201, 2002.
4) Iwasaki, K., Wang, Q., Satoh, N., et al.: Effect of Qing Fei Tang (TJ-90) on aspiration pneumonia in mice. Phytomedicine, **6**：95-101, 1999.
5) 小林節雄：内科医の常識として．漢方診療二頁の秘訣（寺澤捷年・花輪壽彦編），98-99，金原出版，2004．
6) 村上和憲：脳梗塞後遺症の嚥下障害に半夏厚朴湯が奏効した2例．漢方診療，**13**（12）：5，1994．
7) Iwasaki, K., Wang, Q., Nakagawa, T., et al.: The traditional Chinese medicine Banxia Houpo Tang improves swallowing reflex. Phytomedicine, **6**：103-106, 1999.
8) 田原英一，斉藤大直，川上義孝，他：療養型病床群において釣藤散投与を契機に経管栄養状態から経口摂取が可能となった高齢者の3例．第27回日本東洋医学会北陸支部例会要旨集，13，2001．

〔萬谷直樹〕

感冒，インフルエンザ

症例1　感冒に葛根湯　82歳女性

既往歴　家族歴　特記すべきことなし。
現病歴　変形性腰椎症，慢性心不全で2003年1月22日より当院入院中。同年12月1日朝から悪寒があり，昼には38℃の発熱。頸部のこりと頭痛あり。
現　症　血圧132/68 mmHg，脈拍90/分・整。咽頭発赤なし。リンパ節触知せず。肺雑音なし。腹部異常なし。
和漢診療学的所見　脈候は浮・やや実・数。舌候は正常。腹候は腹力中等度，他著変なし。自然発汗傾向なし。首の後ろが張ったようにこっている。

経　過　感冒発症半日で，脈候からも太陽病期と考えられた。自然発汗の傾向がなく，首の後ろがこるということから葛根湯（TJ-1）7.5g分3毎食後を処方。昼，夕の2回の内服後，多量の汗が出て，首の後ろのこりも楽になり，22時ごろ1度着替えをする。検温では37.5℃に解熱傾向。その後就寝し翌朝には36.5℃と平熱となり，首の後ろのこり，頭痛などの症状も消失し，朝の分の内服をして葛根湯を中止した。

症例2　感冒に柴胡桂枝乾姜湯　92歳女性

既往歴　家族歴　特記すべきことなし。
現病歴　アルツハイマー型痴呆症で2003年9月29日より当院入院中。2004年2月上旬から頭痛，咳，37℃台の発熱あり。塩酸チアラミドの内服を3日行うも軽快せず。
現　症　身長約150cm，体重36kgとやせが目立つ。血圧112/68 mmHg，脈拍72/分・整，体温37.6℃。咽頭発赤なし。胸腹部異常なし。
和漢診療学的所見　自覚症状としては全身倦怠感，食欲低下，口苦，口渇あり。上半身に若干自汗傾向あり。脈候はやや浮弱。舌候はやや乾燥した白苔。腹候は腹力中等度より弱く，左右の胸脇苦満，臍上悸を軽度認める。心下痞鞕なし。

経　過　発症から3日経っており，症状や所見から少陽病期で虚症と考え，柴胡桂枝乾姜湯（TJ-11）を7.5g分3毎食後に投与した。投与翌日から全身倦怠感，食欲が改善してきたが，咳が続くために半夏厚朴湯（TJ-16）を合方して，3日投与したところ症状は消失し服用を中止した。

症例3　感冒に麻黄附子細辛湯　74歳男性

既往歴　家族歴　特記すべきことなし。

(現病歴) 脳梗塞後遺症で当院外来通院中。2003年11月上旬から，のどのチクチクする痛みが出現し，咳が出やすく全身倦怠感あるため外来受診。
(現　症) 身長約168cm，体重52kgと若干やせが目立つ。血圧158/90mmHg，脈拍88/分・整，体温37.4℃。咽頭発赤なし。胸腹部異常なし。
(初診時身体所見) 自覚症状としては全身倦怠感と軽度の咳。背中全体が何となくうすら寒い。脈候はやや浮弱。舌候は異常なし。腹候は腹力中等度で，その他異常なし。

(経　過) のどのチクチクした痛みで始まる感冒で，病初期から全身倦怠感，背中全体の寒気があり，少陰の虚症と考え麻黄附子細辛湯（NC-127）6カプセル分3毎食後を投与した。投与2日目から症状軽快し，5日の投与で中止とした。

● 西洋医学的アプローチの現状

　感冒，いわゆる，風邪症候群に対しては非ステロイド抗炎症薬，消炎酵素薬，去痰・鎮咳薬などの対症療法が主体である。抗菌薬の投与も通常行われていることが多いが，二次感染を合併していない風邪に対して抗菌薬が臨床的に重要な効果があるというエビデンスは見つからない[1]。インフルエンザに関しては，ベットサイド，外来などで抗原を容易に検出するキットが開発されており，A型とB型が同時に判定できる。抗ウイルス剤として抗A型の塩酸アマンタジン，抗A，B型のザナミビル，オセルタミビルがあり，発症後48時間以内に服用することが推奨されている。
　高齢者では以下の点に注意が必要である。
①高い熱が出ずに，食欲不振や活気のなさなどの症状だけのことがある。
②症状が長引いていつまでもスッキリしない。
③風邪を契機に気管支炎や肺炎などの下気道感染に進展する。
④高齢者のインフルエンザ感染は重症化し致命的になる。

● 和漢診療学的アプローチの基本的考え方

　漢方医学の古典である『傷寒論』では急性熱性病を大きく陰陽という2つに分け，さらに，陽の群を太陽病，少陽病，陽明病，陰の群を太陰病，少陰病，厥陰病のそれぞれ3つの時期に分類する[2]。各時期で使用される方剤

が分類されている．風邪の引き初め1～2日までは太陽病期といわれ，悪寒・発熱，項背部のこり，頭痛が主徴となる．他覚的には脈が浮の状態（橈骨動脈の拍動を皮膚に触れるか触れないかで感じる脈）にある．ここで重要なのは自然発汗の有無である．

太陽病期の時期を過ぎる（発症3～4日以後）と少陽病期に入る．この時期になると弛張熱を呈するようなり，悪寒と発熱が交互に繰り返される（往来寒熱）．口の中が粘ついたり，苦く感じたり，嘔気などがあることもある．他覚所見として，脈は弓づるを押しているような弦脈となり，舌には乾燥した白苔が出現する．腹証では心下痞鞕（心窩部の抵抗・圧痛），胸脇苦満（季肋下部の抵抗・圧痛）を認める．

高齢者では時に上記の太陽病期を経ず，直接，少陰病期で始まることがある（直中の少陰）．のどがチクチク痛んで始まり，顔色も悪く，全身倦怠感，背中がなんだかうすら寒いという場合である．その際は麻黄附子細辛湯という方剤が選択される．

高齢者の場合，典型的な太陽病期の症状を呈さず，知らぬ間に太陽病期を過ぎ，少陽病期の症状を呈することも多い

● 処方選択のチャートと解説

太陽病期では（図1），自然発汗がなければ実証と考え，麻黄湯，葛根湯などの麻黄剤の適応になる．次に自然発汗が見られ，嫌な汗をかいている場合には虚症と考え，桂枝湯，小青竜湯，香蘇散などから他の症状に合わせて選択する．香蘇散の続きでやや感冒が長引き咳が出るような場合には，参蘇飲も高齢者にはよく使用する方剤である．

発汗傾向が若干認められるような虚実間証でのどの痛みがある場合には，桂枝麻黄各半湯がよい．エキス剤で処方するときは，桂枝湯と麻黄湯と一方づつ服用することで代用が可能である．のどの痛みから始まる感冒では，ここで述べた桂枝麻黄各半湯，麻黄附子細辛湯が効果的である．

少陽病期では（図2），いわゆる風邪症状に消化器症状が出現してくる．微熱が継続し，食欲がなく，上腹部が張って苦しく，口の中が苦い症状があ

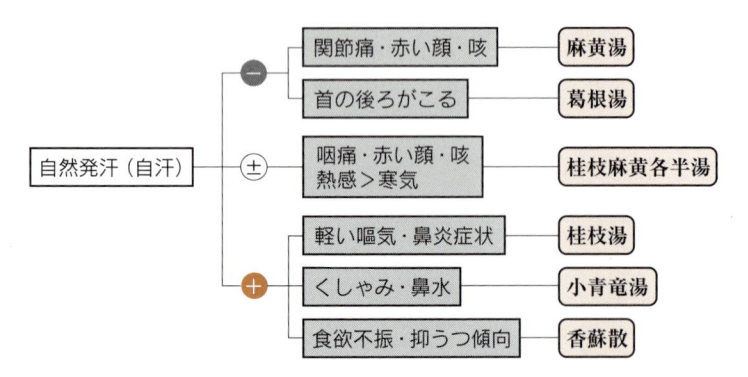

```
                  ┌─ 関節痛・赤い顔・咳 ──── 麻黄湯
              ─ ─┤
              │   └─ 首の後ろがこる ────── 葛根湯
              │
自然発汗(自汗)─┼ ± ── 咽痛・赤い顔・咳
              │       熱感＞寒気 ──────── 桂枝麻黄各半湯
              │
              │   ┌─ 軽い嘔気・鼻炎症状 ── 桂枝湯
              └+ ─┼─ くしゃみ・鼻水 ────── 小青竜湯
                  └─ 食欲不振・抑うつ傾向 ─ 香蘇散
```

図1　太陽病期処方の鑑別

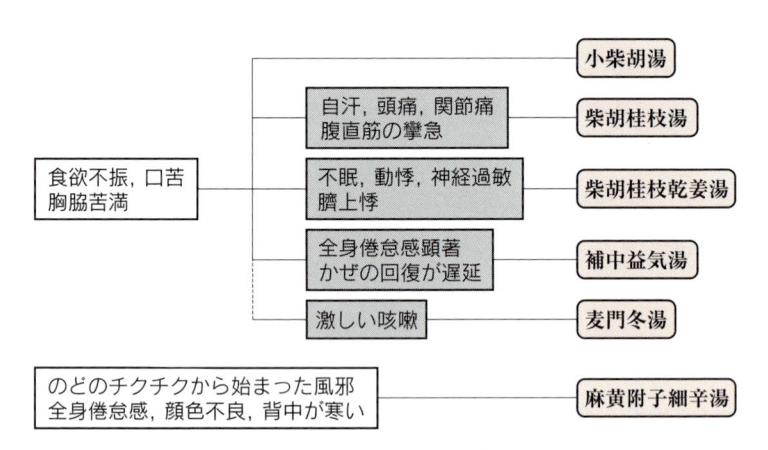

```
                      ┌──────────────────── 小柴胡湯
                      │
                      ├─ 自汗,頭痛,関節痛
                      │  腹直筋の攣急 ────── 柴胡桂枝湯
食欲不振,口苦          │
胸脇苦満 ─────────────┼─ 不眠,動悸,神経過敏
                      │  臍上悸 ──────────── 柴胡桂枝乾姜湯
                      │
                      ├─ 全身倦怠感顕著
                      │  かぜの回復が遅延 ── 補中益気湯
                      │
                      └─ 激しい咳嗽 ──────── 麦門冬湯

のどのチクチクから始まった風邪
全身倦怠感,顔色不良,背中が寒い ─────────── 麻黄附子細辛湯
```

図2　少陽病期(少陰病)処方の鑑別

り，他覚所見で胸脇苦満が認められる場合には小柴胡湯で，少陽病期の代表的な処方である．小柴胡湯よりやや虚症で，桂枝湯のような自汗があり，頭痛，関節痛などの太陽病期の症状を一部残しているような状態で，腹部所見に胸脇苦満と腹直筋の攣急(腹直筋のトーヌスが高い)を認めるような場合には柴胡桂枝湯の適応になる．さらに体力が低下し，動悸・不眠などの精神症状を認め，腹部所見では胸脇苦満と臍上悸(腹部大動脈の拍動亢進)を認める場合には柴胡桂枝乾姜湯の適応となる．

全身倦怠感が非常に強い場合で，風邪の回復期には補中益気湯が適応となる。その他，咳が長く続き，一度出ると顔を真っ赤にして咳込むような場合には，麦門冬湯が適応となる。

エビデンス[3]：有効率はかぜ症候群に対して小柴胡湯で64.1％，麻黄附子細辛湯で81.9％の報告がある。風邪症候群の慢性咳嗽に対して麦門冬湯で臭化水素酸デキストロメトルフェン（商品名メジコン）とほぼ同等の咳嗽抑制効果があるとの報告がある。

● 西洋薬との併用

 病初期の非ステロイド性抗炎症剤は漢方における太陽病の治療原則[4]からすると好ましくない。抗菌薬との併用はとくに問題はないが，上述したように抗菌薬自体のエビデンスがない。

● 参考文献

1) 日本クリニカル・エビデンス編集委員会：クリニカル・エビデンス第4版 日本語版．967-974，日経BP，2001．
2) 寺澤捷年：症例から学ぶ和漢診療学 第2版．112-113，医学書院，1998．
3) 寺澤捷年，喜多敏明：EBM漢方．27-31，医歯薬出版，2003．
4) 藤平 健，小倉重成：漢方概論．創元社，101-106，1979．

〔佐藤伸彦〕

歯周炎

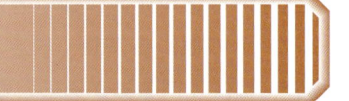

> **症例** 歯槽膿漏に排膿散及湯　88歳女性

既往歴　50歳代に子宮筋腫切除。1990年頃白内障手術。1993年腰椎圧迫骨折。
家族歴　父：肺炎。母：卵巣癌。
現病歴　1995年より健忘症状が出現し，アルツハイマー病の診断を受けた。1998年より徘徊があり，1999年5月転倒して左大腿骨骨折受傷し，骨接合術を受けた。同年11月左片麻痺が出現。脳梗塞の診断で加療を受けた。リハビリ目的に12月22日TS病院へ転院。
現　症　血圧96/− mmHg，脈拍62/分，リズム不整。体温36.2℃，体重33 kg。診察に際し全身に力を入れ，険しい顔つきで手で振り払う動作あり。左膝関節は屈曲拘縮を認める。はっきりした発語はないが，うなり声を軽度認める。口臭あり，また口角より黄色膿性の流涎を認める。
和漢診療学的所見　自覚症状に関しては不明。診察時には興奮した印象。脈候は硬い脈で弱，舌候は不明。腹候は腹力弱で腹直筋緊張，小腹不仁がうかがわれた。

入院後経過　拒否的な様子から，翌年1月6日より抑肝散加陳皮半夏（5.0 g/日）を投与開始。リハビリでは関節可動域訓練，座位訓練などを行ったが，拒否的傾向は続いた。口腔ケアに対しても拒否的で日々の処置には難渋し，観察は困難ながら歯肉は発赤，出血を認め，残存した歯根やブリッジ状の義歯などが，歯周炎を悪化させているものと思われた。口腔からの膿性流涎のため，胸元にタオルを置いておく必要があった。歯科医の診察によると，今すぐに処置をする必要はなく，日々の口腔ケアを充実させてほしいとのことであった。その後，3月15日に左の中大脳領域の脳梗塞を発症し，点滴などを行ったが，それ以降は経鼻経管栄養となった。口腔からの膿性で腐敗臭を伴う流涎は持続し，その他に，しばしば膿尿を認め，抗生剤の内服をときに必要とした。こうした感染，炎症の傾向が強いため，6月13日より，排膿散及湯（5.0 g/日）を開始した。2週間ほどして膿性唾液は減少傾向となり，4週間の経過で，膿性から白色粘稠の唾液が少量へと変化し，近寄ったときの腐敗臭も軽減，消失した。

● 西洋医学的アプローチの現状

　高齢者の歯科治療にはさまざまな困難がある。自身で口腔内の衛生状態を管理できる場合や，誰がどのようにケアを行っているかを把握管理する場合も「行われているはずのこと」と「行われていること」にはしばしばギ

ャップがある。医師は直接歯科治療はしないが，口腔内を観察するための簡易舌圧子を常に携帯することが望ましい。痴呆患者では症状を十分に訴えることができないばかりか，安全な治療環境を確保しにくい。また生理的あるいは薬剤により唾液の分泌低下が起こりやすく，口腔内の自浄作用が低下して，炎症の進行が促進される可能性がある。治療方針についても服用している薬剤の内容や栄養状態（方法）に鑑み，年齢も考慮して，将来どうなるかを予測する必要が生じる。口腔ケアを行うことが基本であり，肺炎防止の有力な方法ともなる。口腔ケアの具体的方法については成書に譲るが，どんなによい方法でも，継続実施できなければ意味がないことを強調したい。高齢者の歯科治療は，ほとんどエビデンスに乏しく，手探りの状態であり，また医科と歯科とではまだまだ協力体制が不十分であり，今後制度の面からも改善が期待される。

● 和漢診療学的アプローチの基本的考え方

歯周炎と漢方治療

　口腔内の不衛生は誤嚥性肺炎の一因であり，歯科的な問題がある場合はもちろん，無歯であっても口腔内を清潔に保つことは重要である。寝たきり状態では，口腔内の衛生状態を省みられないと，見るも無残な状態を呈する。歯科領域の漢方薬としてはまず立効散（りっこうさん）があげられる。立効散は細辛（さいしん），升麻（しょうま），防風（ぼうふう），甘草（かんぞう），竜胆（りゅうたん）からなり，升麻，竜胆の苦味はやや飲みにくさを増すが，細辛のしびれるような辛さが，鎮痛効果を示し，歯の疼痛には有効である。一方歯肉が炎症を起こした状態は一種の瘀血（おけつ）状態とも考えられ，駆瘀血剤が適応となる。また化膿性の変化が強いときは桔梗湯（ききょうとう）（桔梗，甘草の2味）を基にした排膿散及湯（はいのうさんきゅうとう）が適応となることがある。また，柴胡剤（さいこ）や黄耆建中湯（おうぎけんちゅうとう）がよい場合もある。いずれにしても口腔ケアという「局所療法」なしに漢方治療を優先すべきではない。

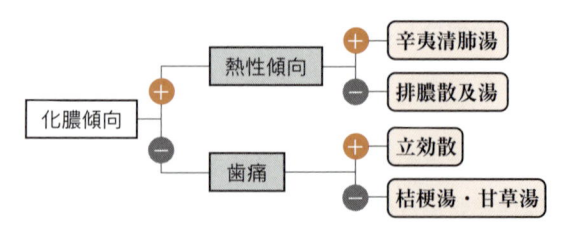

図1　歯周炎の鑑別

● 処方選択のチャートと解説および鑑別(図1)

　歯科的疼痛の際には立効散が第一選択となる。この際，細辛のメチルオイゲノールがしびれをもたらして鎮痛効果を示すと考えられており，痛む場合に即効的に効果を得るには，エキス剤を痛む歯で噛むのが有効である。同じく細辛を含む当帰四逆加呉茱萸生姜湯などにも同様の効果が期待される。歯肉の炎症に対しては，駆瘀血剤の他，急迫を治する甘草を主とした甘草湯あるいは，さらに桔梗を加えて排膿作用を増強した桔梗湯を用いて，うがいをするように服用させると抗炎症的に有効である。ただし，この場合は甘草の量が過量となる可能性があり，注意が必要である。一方，化膿性の傾向が強く，また局所の熱性傾向が強い場合の1つの選択肢として，辛夷清肺湯をあげる。辛夷清肺湯はもともと鼻の薬だが，歯根からの副鼻腔炎を初めとして，口腔の化膿性の病変に使ってよい。ただし，この場合はしばしば抗菌薬との併用となる。熱性徴候がそれほど強くなければ，排膿散及湯が選択される。排膿散及湯の特徴は枳実が配合されていることであり，硬結性の化膿性炎症を散ずる作用が期待される。しかし，排膿散及湯も比較的甘草が多く含まれる方剤であり，注意が必要である。

● 参考文献

1) 関根義朗：痴呆患者の歯周炎治療―痴呆と歯科診療．p.122-123，医師薬出版，2003．
2) 久保道徳：歯痛，歯周病(歯槽膿漏)と漢方―病気と漢方の実際．薬事日報，44-50，2000．

〔田原英一〕

呼吸不全

症例1　乾性咳嗽 呼吸困難に麦味地黄丸　80歳女性

現病歴　40歳より喫煙10～20本/日。70歳より年に数回感冒を機に喘息発作を来たす。2年前より当科通院中。2003年11月喘息発作のため2週間入院。12月，禁煙4週以上となったが，息苦しさと浮腫が続く。証を再検討した。
内服薬　木防已湯（煎じ薬），八味丸，テオフィリン400 mg/日他。
問診　口渇を自覚し，尿量はやや少ない。夜間尿1回。冷えなし。
身体所見　身長150 cm。体重63.5 kg。脈拍78/分整。血圧148/70 mmHg。ばち状指あり。顔面および両下肢に浮腫を認めた。胸部で乾性ラ音を聴取。
和漢診療学的所見　脈候，弦実。舌候，乾燥した灰色苔。腹候，腹力中等度よりやや軟，心下部に軽度の抵抗あり。軽度の小腹不仁（知覚の軽度低下。トーヌス異常なし）。
検査所見　胸部X線写真。肺野の含気量は増大し，横隔膜は低位。CTR 54％と心拡大軽度。動脈血ガス分析ではpH 7.372, PaO_2 57.6 torr, $PaCO_2$ 51.6 torrと高二酸化炭素血症を伴った低酸素血症を認めた。

経過　軽度の小腹不仁，夜間尿，呼吸機能の低下を腎虚ととり，麦味地黄丸料に転方。翌年1月（4週）。息苦しさが少しよく，夜もよく眠れる。浮腫は消失したが，体重および動脈血ガス分析に変化なし。2月（10週）。息苦しさなし。PaO_2 68.8 torr, $PaCO_2$ 48.8 torrと低酸素血症は改善した。その後同処方を継続し，夏の猛暑を無事乗り越えられた。9月現在，元気に通院している。動けるようになったためか，膝関節痛を再び訴え出し，喫煙も再開した気配がある。

症例2　湿性咳嗽 息切れに苓甘姜味辛夏仁湯　70歳女性

現病歴　20歳代より喘息と慢性鼻炎があり，5年前からは1年中，咳，痰が続き，少しの労作にても息が切れる。某総合病院呼吸器内科に通院中であり，マクロライド系抗生物質，吸入ステロイド剤を使用しているが，改善しない。毎年，冬は悪化し，1～2回の入院加療を要する。紹介され春先に受診。慢性副鼻腔炎および気管支拡張症が診断されている。
問診　鼻汁（痰かもしれない）はひっきりなしに出現。横になろうとすると咳嗽が激しくなる。鼻汁は水様が多い。よく風邪をひき，寒気がすると，翌日には膿性痰が出て，抗生物質の新たな投与をする。息切れ強く衣服の着脱も休み休みである（Hugh-Jones分類V）。
身体所見　身長140 cm。体重38 kg。血圧120/70 mmHg。腹部は膨隆し，打診にて鼓音を呈した。浮腫なし。冷えなし。夜間尿1回。舌候，乾燥白苔。いかにもやつ

れた印象。

(経　過)　慢性鼻炎による鼻汁を水滞と考え，苓甘姜味辛夏仁湯を処方。呼吸機能低下に対して麦味地黄丸料を隔日交互投与とした。また寒気の覚えるときに麻黄附子細辛湯エキスを頓服させ，気道感染の悪化を予防した。喀痰と息切れは次第に改善。1年目の冬は症状悪化し入院したが，2年目の春よりは喘鳴が著明に減少，以後入院することなく3年目の春を迎えた。労作時の息切れも改善し，診察時の衣服の着脱もスムーズに行えるようになった。

● 西洋医学的アプローチの現状と漢方治療の適応

　呼吸不全とは，「呼吸機能障害のため動脈血ガスが異常値を示し，そのために正常な機能を営むことができない状態である」と定義されている。診断基準としてはPaO_2 60 torr以下で，$PaCO_2$ 45 torr以下のⅠ型と，$PaCO_2$ 45 torrを超えるⅡ型に分類される。この状態が1か月以上持続するものをいう。

　呼吸不全において重要な疾患・病態としては，慢性閉塞性肺疾患(COPD)，肺結核後遺症，間質性肺炎，肺性心，睡眠時無呼吸症候群などがある。治療と予後は原疾患によって異なる。治療としては，まず喫煙をチェックする。禁煙だけで症状が改善する症例は少なくない。薬物療法では，外来管理のうえで中心となるのは吸入療法である。抗コリン薬は副作用も少なく，軽症例には一定の効果が得られる。喘鳴を伴う症例に対しては$β_2$刺激薬，さらに重症例に対しては吸入ステロイド薬が用いられる。抗コリン作用による尿閉，$β$刺激作用による頻脈や不整脈に対する注意が必要である。内服薬では鎮咳薬は一時的な使用にとどめ，去痰薬を中心として，喀痰排出をより容易にさせる。

　気道感染の対策：各種起炎菌に対して抗菌薬を用いるが，菌交代症により生じる緑膿菌に対しては炎症の状態によって対応していく。マクロライド剤の長期投与は抗菌作用ではなく，喀痰分泌量減少を目的に行われる。フドステインなどの最近の去痰薬は従来品と異なり，かなりの効果を発揮する。

　COPDの診断，管理，予防のグローバルストラテジーとしてGOLD (global initiative for chronic obstructive lung disease)が2001年4月WHOとNHLBI

表1 COPDの各ステージにおける治療法

ステージ	特徴	推奨される治療法
すべて		・リスクファクターの回避 ・インフルエンザワクチン接種
0：リスクを有する状態	・慢性症状（咳，喀痰） ・リスクファクターへの曝露 ・正常なスパイロメトリー	
I：軽症COPD	・$FEV_1/FVC<70\%$ ・$FEV_1≧80\%$予測値 ・症状あり，またはなし	・必要な場合，短時間作用性気管支拡張剤
II：中等症COPD	IIA：・$FEV_1/FVC<70\%$ ・$50\%≦FEV_1<80\%$予測値 ・症状あり，またはなし	・1つまたはそれ以上の気管支拡張剤を用いた定期的治療 ・リハビリテーション ・重大な症状と肺機能に反応が認められる場合，吸入グルココルチコイド
	IIB：・$FEV_1/FVC<70\%$ ・$30\%≦FEV_1<50\%$予測値 ・症状あり，またはなし	・1つまたはそれ以上の気管支拡張剤を用いた定期的治療 ・リハビリテーション ・重大な症状と肺機能に反応が認められる場合または増悪が繰り返される場合，吸入グルココルチコイド
III：重症COPD	・$FEV_1/FVC<70\%$ ・$FEV_1<30\%$予測値または呼吸不全あるいは右心不全の存在	・1つまたはそれ以上の気管支拡張剤を用いた定期的治療 ・重大な症状と肺機能に反応が認められる場合または増悪が繰り返される場合，吸入グルココルチコイド ・合併症の治療 ・リハビリテーション ・呼吸不全の場合，長期酸素療法 ・外科治療を検討

どのように治療を行うか，いつ治療を行うかについて患者を教育する必要がある。その病気に対し処方された治療も確認すべきである。(NHLBI/WHO Workshop Report 2001 より)

(Pauwels RA, et al：Am J Respir Crit Care Med 163：1256-1276, 2001.)

(National Heart, Lung and Blood Institute) より発表されている（**表1**）[1]。これは1秒率低下の程度より重症度を評価して，治療法を推薦するものである。中等症以上の症例に対するリハビリテーションと吸入ステロイド薬の推奨に特色があると思われる。

通常の治療を試みたにもかかわらず，呼吸困難や咳痰を管理しきれない症例，長期の低酸素血症に伴う栄養不良の症例あるいは何らかの理由によりこれらの治療に納得されない症例が漢方治療の適応となる．漢方治療の目的は，軽症例では呼吸苦などの自覚症状の改善にあり，重症例では食欲の回復・全身状態の改善にある．

近年，重症睡眠呼吸障害に対する治療は，持続的気道内陽圧呼吸治療（CPAP）の普及により格段の進歩を遂げている．一方，CPAPの対象にならない軽症例は，現代医学的には治療がなく，漢方治療の適応である．

● 和漢診療学的アプローチの基本的考え方（図1参照）

慢性閉塞性肺疾患に対して

①乾性咳嗽か湿性咳嗽か

乾性咳嗽には滋潤剤を，湿性咳嗽には利水剤を用いる．

高度の膿性痰では，抗菌薬あるいはマクロライド剤の長期投与の適応を検討する．

②実証か虚証か

体格・栄養度，声のはり，脈の緊張などで診断する．実証では，体格・栄養度がよく脈の緊張がよい．一方，虚証では小柄あるいはやせていて，脈の緊張が弱い．虚証か実証か迷ったら，虚実の弱い方から処方する．患者を悪化させないコツである．

虚実は，見た目（望診）より見当のつく場合が少なくない．平生の呼吸機能レベルが低ければ，虚証である場合が多い．

肺気腫には，肥満のpink pufferとやせているblue bloaterの二型があると言われている．pink pufferには実証の場合があるが，blue bloaterはまず虚証である．

③利水剤

実証であれば木防已湯（もくぼういとう）の適応を検討する．頻度は少ないが即効性がある．典型例は心臓喘息であるが，浮腫のない閉塞性肺疾患患者にもよい．夜間の咳嗽が長引く場合にも有効である．

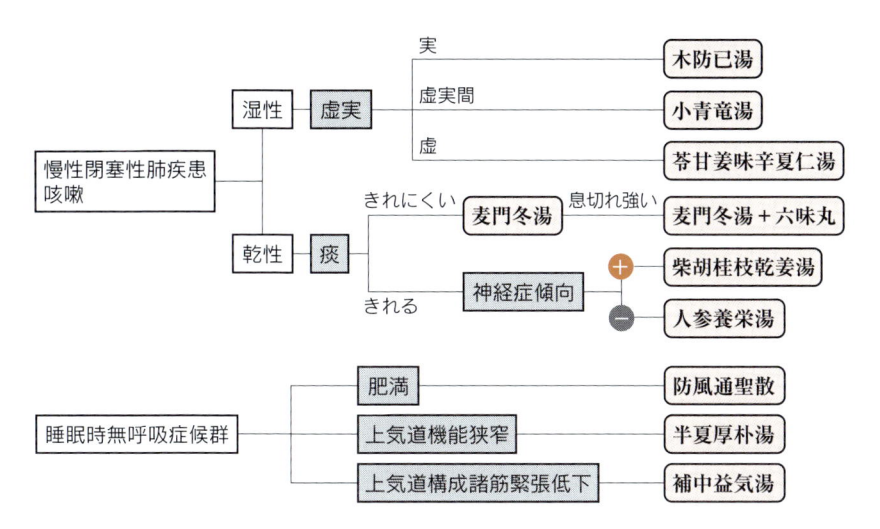

図1 呼吸不全の漢方薬の選び方

　長年の喘息の終末像としての呼吸不全例に，小青竜湯が有効な場合がある[2]。より虚証には苓甘姜味辛夏仁湯を用いる。小青竜湯にて症状改善がみられるが，胃がもたれてくる場合には苓甘姜味辛夏仁湯がよい。

④滋潤剤

　麦門冬湯は乾性咳の基本薬である。その鎮咳作用は，末梢性で，気管支に炎症の起こっているときに発揮され，炎症の起こっていないときには発現しない。抗炎症作用を有する鎮咳剤である。他にも，気道過敏性を抑制する，粘液繊毛輸送を活発化する，サーファクタントの分泌を亢進させるなどの作用が明らかにされている[3]。呼吸不全の急性増悪時に麦門冬湯の併用が有効な場合がある[4]。繰り返す気道感染に寒気を伴う場合には麻黄附子細辛湯がよい[5]（チャートには示さず）。

　息切れの強い症例には，麦門冬湯に六味地黄丸を追加して麦味地黄丸として投与するとよい。基本方剤である八味地黄丸には慢性喘息症例のピークフロー値の軽度の上昇が指摘されている[6]。ある程度体重を維持できている段階の症例が適応であり，地黄剤のため胃もたれ・食欲低下が出現するような場合には，ただちに投与を中止する。また甘草の副作用である浮腫，

血圧上昇，低カリウム血症にも注意が必要であり，出現時は休薬とする．

⑤補　剤

　五行論では「肺」を長年病むと憂うつな気分が強くなると指摘されている．実際に神経症傾向の顕著な例は多く，ときに治療を困難にさせる．足の冷え，動悸，のぼせなどを訴える症例には柴胡桂枝乾姜湯がよい[2]．

　そのような愁訴がなくて，息が切れて，気力に乏しい症例には，十全大補湯，補中益気湯，人参養栄湯などの補剤がよい．食欲を回復させ，栄養状態の改善を期待できる．補剤のどれを用いるかについては，投与前の処方基準（証）も大切であるが，投与後の反応をよく診ることが重要である．ときに補剤でも食欲を逆に低下せしめる場合すらある．筆者は人参養栄湯を好んで用いているが，気力の回復には一定程度有効である．

睡眠時無呼吸症候群に対して

　本疾患に対する漢方治療が近年報告されている．肥満には防風通聖散にて減量し，上気道の狭窄を改善を図る[7]．食欲低下する症例はやせられるが，食欲に変化なく，かつ食事の量に注意しない症例の減量は困難である．上気道が機能性に狭窄する場合には半夏厚朴湯がよい[8, 9]．高齢者で上気道構成諸筋緊張低下による気道閉塞が補中益気湯により改善した症例が報告されている[10]．

● 西洋薬との併用

薬を減らす

　呼吸不全は西洋医学的な病態管理を前提のうえで治療すべき疾患であるので，西洋薬との併用はやめることはできないが，薬は可能な限り少なくしたい．一般に薬が多くなれば副作用が増え，日常生活活動度は低下するからである．

　西洋薬との併用に当たっては，まずそれぞれの治療法に対する反応性を評価したい．漢方薬はそのうえで用いることが理想である．吸入ステロイド薬に反応していないにもかかわらず，継続投与を指示されている症例が

多い。そのような西洋治療のうえに単に漢方薬を併用していくことは薬については無駄遣いであり，患者にとっては人権侵害ではなかろうか。やむをえず併用を開始しても，呼吸器症状改善後は西洋薬の減量に努め，反応していない薬を整理していく配慮が必要である。

証の合否は治療後の反応を証（あかし）として確認できることが1つの定義である。治療効果の曖昧な薬は，漢方薬のみならず西洋薬も積極的に止めるべきではなかろうか。病態が把握できない場合は漢方薬も投与せずに様子をみていく期間があってもよい。

本疾患に対する処方は，漢方薬と西洋薬1～2と酸素（必要時）だけでありたい。

●参考文献

1) 滝沢敬夫ら：慢性閉塞性肺疾患（COPD）．呼吸器病学100年史，131，社団法人日本呼吸器学会，東京，2003．
2) 江頭洋佑ら：慢性肺気腫に対する小青竜湯．漢方と免疫アレルギー，**2**：102-111，1988．
3) 宮田　健：麦門冬湯の慢性炎症性気道疾患治療薬としての病態薬効解析（学術賞受賞講演）．日本東洋医学雑誌，**51**（3）：375-397，2000．
4) 成味　純ら：慢性呼吸不全の急性増悪に対する麦門冬湯の効果．漢方診療，**12**（12）：20-21，1993．
5) 降旗康敬ら：繰り返す呼吸器感染症に麻黄附子細辛湯が有効であった陳旧性肺結核，慢性呼吸不全の一例．和漢医薬学雑誌，**14**：376-377，1997．
6) 伊藤　隆，柴原直利，新谷卓弘，他：八味地黄丸の慢性喘息に対する効果（第2報）．日本東洋医学雑誌，**47**：443-449，1996．
7) 巽浩一郎：呼吸器領域での加齢・老化と漢方治療．第29回千葉東洋医学シンポジウム講演記録，12-23，2001．
8) 兼村俊範ら：半夏厚朴湯が著効を示した機能的上気道閉塞の2例．日本東洋医学雑誌，**43**（4）：551-556，1993．
9) Hisanaga, A. et al.: A case of sleep choking syndrome improved by the Kampo extract of Hange-koboku-to. Psychiatry and Clinical Neurosciences, **56**(3): 1323-1316, 2002.
10) 古田一史ら：補中益気湯が奏効した睡眠呼吸障害の一例．日本東洋医学雑誌，**43**（2）：285，1992．

〔伊藤　隆〕

重症感染症

症例 黄耆建中湯が奏効した敗血症　84歳男性

既往歴　1993年：肺結核。1999年：肺炎，膿胸，肺梗塞。

現病歴　1992年より老人ホームに入所中。1993年に肺結核を，1999年には誤嚥性肺炎からMRSAによる膿胸を発症したが回復し，その後の全身状態は良好であった。2000年5月，十二指腸潰瘍を契機に急性腎後性腎不全を併発し，その後電解質バランスの失調，気管支炎，嘔吐，下痢などが続発して状態が悪化。ショック状態に陥り，昇圧剤から離脱できなくなった。また複数回施行した血液培養でいずれも *Klebsiella pneumoniae* が検出されたため，和漢治療併用目的で当科へ転科となった。

身体所見　身長155cm，体重53kg，血圧110/62mmHg（DOA4γ），脈拍86/分，体温38.2℃。両側下肢は高度，両側上肢は軽度の拘縮を認める。意識は嗜眠。胸腹部，背部にも明らかな異常所見は認めない。

和漢診療学的所見　皮膚は浮腫状でぶよぶよしているが，表面は枯燥。体幹部は自汗が著明。顔面は蒼白。脈候はやや沈，やや小，やや虚。舌は正常紅だが乾燥した黒褐色苔を被る。腹力は中等度で両側の腹直筋は全長にわたって緊張しており，右に軽度の胸脇苦満を認める。

経過　広域抗菌薬による化学療法を開始し，並行して胃瘻から黄耆建中湯加当帰を投与した。治療開始後一旦は速やかに解熱がみられ，当初20mg/dl前後を推移していたCRPは2.5mg/dl，最高で6万/μlをこえたWBCも10,700/μlまで改善した。しかし数日後よりとくに誘因なく再増悪となり弛張熱が続き，血液培養が再度陽性になった。

結局，強力な抗菌薬投与を2週間継続後もなお血液培養は陽性，炎症反応強陽性であり，弛張熱も遷延した状態であった。また患者はもともとMRSAおよび多剤耐性緑膿菌の保菌者であり，抗菌薬投与が遷延するに従って便，喀痰中にMRSAおよび緑膿菌が増加し，菌交代現象が懸念された。そこで体内細菌叢の回復と感染状態の再評価を目的に一旦抗菌薬をすべて休薬とし，再度各種培養検査，画像診断を施行し，感染源の同定に努めた。和漢薬は大柴胡湯，調胃承気湯へと転方していたが，原疾患に対しては有効とは言えず，全身の虚状を重視して再び黄耆建中湯へと転方した。

抗菌薬中止および黄耆建中湯へ転方後，最初の数日間は発熱，炎症反応とも悪化したものの，血圧を始めとした全身状態はむしろ改善傾向となり，DOA（ドパミン）療法も中止できた。やがて解熱傾向となり，発熱は消失した。炎症反応も徐々に改善し，抗菌薬投与中も継続して陽性であった血液培養も陰性化し，その後は順調に回復し無事退院の運びとなった。

感染源検索のために施行した胸腹部CT，腹部および心エコー検査，全身Gaシンチグラム，全身骨シンチグラムなどでは明らかな感染源は同定されなかったが，便中から一貫

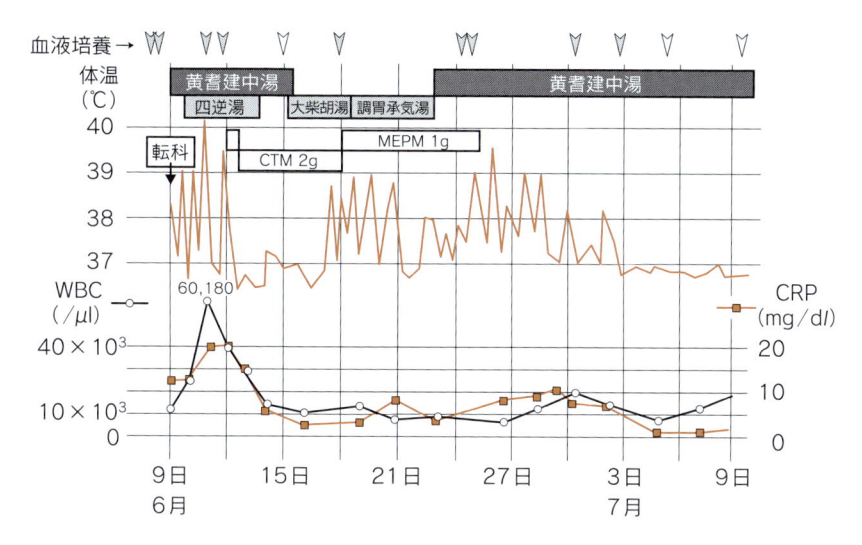

図1 症例の臨床経過
　図の最上部の逆三角は，灰色が血液培養陽性，白抜きが培養陰性を意味する。検出菌は一貫して *Klebsiella pneumoniae* であった。

して血液培養と同じ物と思われる *Klebsiella pneumoniae* が検出されていたこと，下痢，便秘などの消化器症状があったことなどから，菌血症の原因としては腸管からのBT（bacterial translocation）が疑われた。

● 西洋医学的アプローチの現状

　本症例のような古典的な「敗血症」の場合，現在においても致死率は10～20％である。本症例のようにSIRS（systemic inflammatory response syndrome）診断基準4項目をすべて満たす患者では約60％に及ぶ。治療手段としては抗菌薬投与に加え，一部のケースではガンマグロブリン製剤やステロイド投与が有効とされ，近年ではエンドトキシン吸着療法や抗サイトカイン療法も注目を浴びているものの，その死亡率はこの数十年ほとんど変化がない。

　近年この病態が見直され，体内の反応として炎症が優位のSIRSに対して，炎症抑制反応が優位の CARS（compensatory anti-inflammatory response syndrome）という病態が提唱され[1]，その治療として免疫賦活が注目されている[2]。

病原を攻撃するのみでなく，「生体側の防御力を高める」という西洋医学にとっては新しいストラテジーであるが，IFNγ (interferon γ) や GM-CSF (granulocyte/macrophage colony-stimulating factor)，G-CSF (granulocyte colonystimulating factor) 投与，LAK (lymphokine-activated killer cell) 療法などが試験的に行われているものの，まだ確立された免疫賦活法はないのが現状である。

● 和漢診療学的アプローチの基本的考え方

　重症感染症にもさまざまな病態・病期があり，また感染の部位，種類によっても当然アプローチは異なるが，共通して言えることは重篤な感染が遷延した場合，継続する侵襲や激しい闘病反応によって体力を消耗し，極度の虚証に落ち込むことである。とくに重篤なケースでは六病位[3]で言う厥陰病期に陥ることとなり，その場合，意識障害や血圧の低下などバイタルサインにも異常が現れる。このようなときには和漢診療学的には四逆湯類が適応となる。

　そこまでは至らないまでも，全身状態が徐々に悪化していくような状態では補剤がよい適応となる。このような状態は和漢診療学的には気虚の状態に陥りがちであり，同時に血虚が併存することも多い。気虚の治療方剤としては，有名な補中益気湯の他にも四君子湯など人参が配合された方剤が多い。これは後天の気を司る「脾胃」の衰えが気虚に密接に関連するからである。その他には，気を補うとされる膠飴を加えた桂枝湯加減である建中湯類が頻用される。建中湯とは「中焦」つまり消化器系を強化すると言う意味で，今回の症例のように腸管由来の感染が疑われる際にはよい適応となる。

　気血両虚の代表的治療方剤としては，四君子湯と血虚治療の基本骨格的方剤である四物湯を合方し，さらに気を増すとされる黄耆，気を巡らせる桂枝を配剤した十全大補湯があげられる。一方，感染症は基本的には陽証（太陽病期〜少陽病期〜陽明病期）を経て陰証へと落ち込む経過をとるため，重篤な感染症でも極虚証に陥る以前の時期にはまだ陽証の名残として熱性の反応が目立つ場合がある。そのような症例では，少陽病期の代表的生薬

である柴胡を配剤した「柴胡剤」の中では，最も陰虚証の状態が適応となる柴胡桂枝乾姜湯が必要になることも考えられる。補中益気湯も少量ながら柴胡が配剤されており，極虚証には用いにくい方剤である。

　感染の侵襲が大きくない，または感染に対する反応が乏しくなり全体として代謝が停滞している，というような症例には，真武湯など附子の配剤された少陰病期の方剤が適応となる。

● 処方選択のチャートと解説

　重篤かつ激しい感染の終末期には，血圧低下や意識状態悪化などバイタルサインが動揺する。それ以前にそうならないように対処することが肝要であるが，万が一そのような状態に陥ったときには四逆湯や，四逆湯に茯苓，人参を配合した茯苓四逆湯などが適応となる。必ずしも意識状態悪化を伴わなくても，状態のよくない症例で四肢末梢の厥冷や虚脈が見られる場合は，今回提示した症例のように併用してもよい。

　バイタルサインに異常を来たすほどでないものでは，熱性傾向（和漢診療学的には，熱とは体温と必ずしもイコールではない。高熱でも顔が紅い，暑がるなどがなく，寒がって布団を被る，氷枕を嫌うなどがあれば寒であり，体温が高くなくてもこれらの逆なら熱ととらえる）があり，さらにのぼせ傾向を伴うようなら柴胡桂枝乾姜湯が，そうでなければ補中益気湯が考

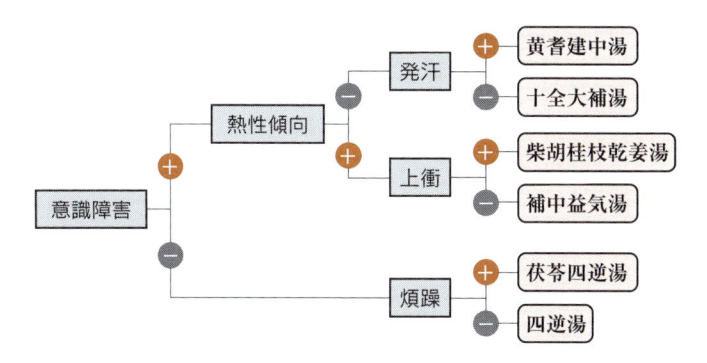

図2　重症感染症の処方選択

えられる．補中益気湯には免疫抑制剤投与や放射線照射による白血球数の減少や機能低下を改善する[4]など感染防御効果を持つとする報告[5]が少なくない．

熱性傾向を伴わず一段と虚証に落ち込んだ状態では，ダラダラと常に発汗していて腹直筋の緊張が見られる症例には黄耆建中湯がよい適応となる．逆に皮膚がかさついているような症例では十全大補湯の適応である[6,7]．

● 西洋薬との併用

本症例では，経過が遷延して菌交代を起こしかけたことから抗菌薬を中止せざるを得なかったが，本来はもっと早期に的確に証を診断し，各種の西洋医学的治療と並行して用いるべきであった．ともすれば西洋薬と和漢薬は二者択一的に語られるが，もともとその狙いが異なる両者は，本来は表裏一体，陰と陽の如き関係で，広く併用されることが望ましい．

● 参考文献

1) Bone, R. C.: Sir Isaac Newton, sepsis, SIRS, and CARS. Crit. Care Med., **24**：1125-1128, 1996.
2) 古畑智久, 他：〔SIRSとCARS臓器不全予防のための新しい視点〕SIRS, CARSの制御に関する一般知識. 医学のあゆみ, **196**：67-71, 2001.
3) 寺澤捷年：症例から学ぶ和漢診療学 第2版. 医学書院, 1998.
4) 池田 了, 他：漢方方剤"補中益気湯"の骨髄障害防御作用と感染防御効果. 薬学雑誌, **110**(9)：682-687, 1990.
5) 池田善明, 他：白血球減少症マウスでの補中益気湯の感染防御効果. 和漢医薬学会誌, **3**：372-373, 1986.
6) 松崎 茂, 他：漢方薬黄耆建中湯エキス投与が有効であった難治性膿胸・腸腰筋膿瘍の1例. カレントテラピー, **12**：1412-1415, 1994.
7) 北原正和, 他：高齢者脳梗塞における十全大補湯の感染症抑制効果の検討. Biotherapy, **17**(3)：287-290, 2003.

〔南澤　潔〕

緑膿菌感染

症例1　慢性気道感染症に補中益気湯　82歳男性

既往歴　1979年脳出血，右片麻痺，運動性失語，2型糖尿病。1993，1994年大腿骨頸部骨折。1996年大腸癌切除術。
家族歴　特記事項なし。
現病歴　1985年から上記の疾患のために近医で治療を受けていた。1999年から寝たきりになった。2001年6月28日に腸閉塞でSS病院に入院した。
身体所見　身長170 cm，体重70 kg，BMI 24.3，体温37.0℃，血圧134/82 mmHg，脈拍数98/分，呼吸回数16/分，SpO_2 93％（Room Air）。意識清明，発語はないが，問いかけに頷きあり。皮膚表在リンパ節の触知（−）。眼球瞼結膜異常なし。胸部異常なし。腹部正中に手術痕（＋），膨満，鼓音（＋），腸音亢進。四肢右半身不全麻痺。
和漢診療学的所見　自覚症状は不明。脈候は浮，大，実。舌候は軽度の暗赤色で腫大（＋）歯痕（＋），黄白色の苔を認める。腹候は正中に術創を認め，腹力やや実，腹直筋軽度緊張，右季肋部に軽度の抵抗あり。

経　過　大腸癌切除後の腸閉塞と判断し，イレウス管による保存的な治療を行い，時間はかかったが，経鼻胃管栄養に移行した。しかし，気道分泌物が多く，微熱や時折38℃の発熱を認め始め，緑膿菌を検出した。胃食道逆流や誤嚥が原因と思われ，10月2日に内視鏡的胃瘻造設術を行ったが，喉には常に分泌物が絡み，頻回の吸引も必要で，慢性気道感染症のコントロールが不十分だった。エリスロマイシン600 mg/日，半夏厚朴湯（TJ-16）7.5 g/日，清肺湯（TJ-90）7.5 g/日などを用いたが，効果はなかった。感受性を認めたトブラマイシン（TOB）180 mg/日の点滴で分泌物は減り解熱して緑膿菌は消えたが，TOB終了後に再び分泌物が増えて緑膿菌を検出した。そこでイミペネム・シラスタチンナトリウム（IPM/CS）1.0 g/日を開始したところ緑膿菌に加えてMRSAを検出した。全身状態に大きな変化はなかったため保菌状態と考えたが，IPM/CSを中止して薬剤は補中益気湯エキス（TJ-41）7.5 g，塩酸アンブロキソール（後に中止）45 mg，ムピロシンだけに絞った。MRSAはムピロシンで除菌し，緑膿菌は残ったが分泌物は大幅に減り，吸引回数も数回/日に減ったために，2001年12月に退院した。排便も順調で入院前に内服していた下剤は不要になった。補中益気湯で緑膿菌の慢性気道感染をコントロールし，在宅医療に移行することができた1例であった（**図1**）。

症例2　褥瘡の緑膿菌感染に補中益気湯　82歳男性

既往歴　2002年5月脳梗塞，10月心房細動，脳血栓塞栓，左半身麻痺。
家族歴　特記事項なし。

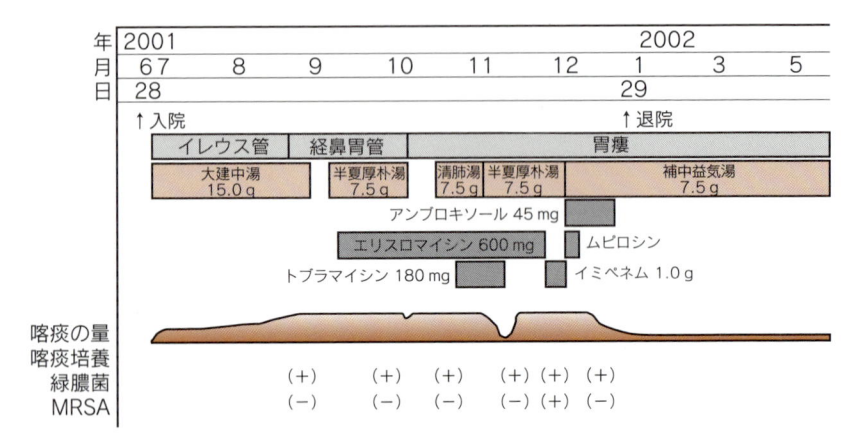

図1　症例1の臨床経過

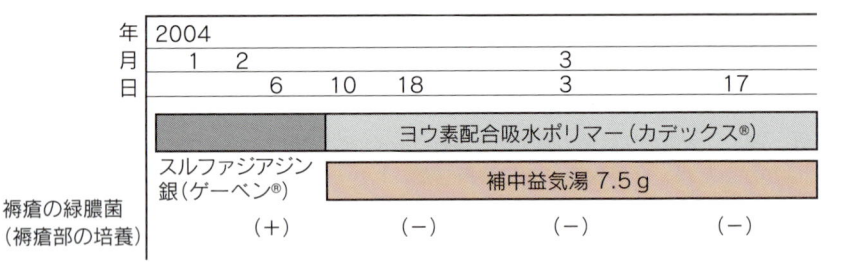

図2　症例2の臨床経過

（現病歴）　2002年10月の心房細動，脳血栓塞栓，左半身麻痺による入院を契機に痴呆が顕在化し，寝たきりになったため，2003年2月に脳血管性痴呆・廃用性症候群の診断で，M病院に転院した。

（身体所見）　身長160cm，体重50kg，BMI 19.6，体温37.0℃，血圧146/88 mmHg，脈拍数64/分。胸腹部 異常なし。四肢の大関節拘縮。仙骨部褥瘡。

（和漢診療学的所見）　自覚症状は意志の疎通が不可能なために不明。脈候浮，やや大，やや弱。舌候腫大（＋），歯痕（−）。腹候 腹力軟，腹直筋軽度緊張，小腹不仁（＋）。

（経　過）　2003年5月から仙骨部の褥瘡の治療も開始した。2004年2月に褥瘡から緑膿菌を検出したため，ヨウ素配合吸水ポリマー（カデックス®）の塗布と補中益気湯エキス（TJ-41）7.5 g/日の内服を開始した。褥瘡は改善傾向にあり，その後の3回の培養で緑膿菌やMRSAは検出されていない。カデックス®の効果に加えてTJ-41の効果もあると思われる（**図2**）。

● 西洋医学的アプローチの現状

　高齢者は，その年齢に至るまでさまざまな疾病を克服してきており，感染防御能力に優れていたといえる。しかし，加齢に伴う免疫力の低下は免れず，諸臓器の予備能低下と相まって，とくに長期臥床に伴う廃用症候群を合併した高齢者は誤嚥性肺炎，慢性気道感染症，慢性尿路感染症，褥瘡感染症の頻度が高い。起炎菌としては緑膿菌に加えてMRSAといった多剤耐性菌の混合感染も珍しくない。治療は，発熱・食欲不振など全身性の症状を認める場合には，抗菌薬の全身投与による治療が基本である。さらに気道感染では口腔清拭・去痰剤・ネブライザー，尿路感染では補液・利尿，時に膀胱洗浄，褥瘡では洗浄・切開・排膿・デブリドマンなどが併せて行われる。

　ここでは緑膿菌の慢性気道感染について述べる。ピペラシリン，イミペネム，トブラマイシンなどの感受性のある抗菌薬を使用しても効果は一時的であることが多い。むしろ，症例1のようにMRSAの誘因になる危険性さえある。一方，エリスロマイシン（EM）やクラリスロマイシン（CAM）などマクロライド系抗菌薬には，びまん性汎細気管支炎患者のインフルエンザ菌や緑膿菌を減少させる効果が報告されており[1]，慢性気管支炎や気管支拡張症などに対してもEMやCAMを用いることがある。これは，バイオフィルムの破壊[2]，IL8産生抑制[3]，superoxide産生抑制[4]など免疫系への効果のためと考えられる。しかし，症例1のようにEMでコントロールできない症例もあり，和漢薬の有用性が伺われる。

● 和漢診療学的アプローチの基本的考え方

高齢者の緑膿菌感染と漢方治療

　ADLの低下したいわゆる寝たきりの状態では，食事や排泄，移動などの基本的な動作を1人で行えないために，あらゆることに介助を要し，さらに咀嚼や嚥下がうまくできず補液や経管栄養を受けることもある。このような患者の多くは，気力・食欲がない他に，眼光・音声に力がなく，日中の

眠気（昼夜逆転）などの精神活動性の低下を含めて，軟弱な腹力，小腹不仁など気虚の症候を多く認める。このような状態には，とくに食物から水穀の気を生成する脾の働きを補うことが重要で，人参・黄耆・白朮・甘草といった生薬を配合した方剤，すなわち補剤の使用が必然的に増加する。

微熱や顔面紅潮などの熱性徴候を認める場合は，清肺湯や，清熱作用を持つ柴胡を配合した方剤である小柴胡湯，柴胡桂枝湯，柴胡桂枝乾姜湯，補中益気湯などが選択される。熱性徴候を認めない場合は，黄耆建中湯，十全大補湯，人参養栄湯，（加味）帰脾湯などの適応が考えられる。なお，尿路感染症や褥瘡感染にも基本的には同様の対応でよいと思われるが，尿路感染症の場合には，猪苓湯，清心蓮子飲，五淋散，竜胆瀉肝湯なども考えられる。本章の「尿路感染症」(**221頁**)，「褥瘡」(**101頁**)の項目を参照していただきたい。

なお，急性期に抗菌薬と併用することは問題ないと思われるが，明らかな発熱を伴っている場合には，葛根湯などの太陽病期の方剤の使用も考えられる。

● 処方選択のチャートと解説

症例で提示した補中益気湯は第一選択と捉えている。過去の報告では，褥瘡部の緑膿菌，MRSAが消失した1例報告[5]の他に，慢性疾患患者のNK活性の上昇[6]，ヘルパーTリンパ球数の増加，ConAに対する脾細胞の反応性の増強など細胞性免疫の賦活作用[7]，マクロファージを活性化しIL1，TNF産生量を増加[8]などの報告がある。古典を紐解くと，『当荘庵家方口解』には「此の益気湯は，自汗，或いは汗出で易く，表虚と云うに功ありと知るべし。表をよく固むる剤なり。気高くして喘とあるは，痰ありて一つ二つ喘して，あとの力無き咳なり。痰をせき切る力のうすきには此剤を用いて，せき切る力出来て咳止むなり…」と補中益気湯の慢性気道感染への適応が記されている。清肺湯もまた，再燃性誤嚥性肺炎に対する有効性も報告されている[9,10]。その他，漢方薬による緑膿菌の感染防御効果の報告としては，小柴胡湯のマクロファージによる好中球の集合促進による防御能の増強，

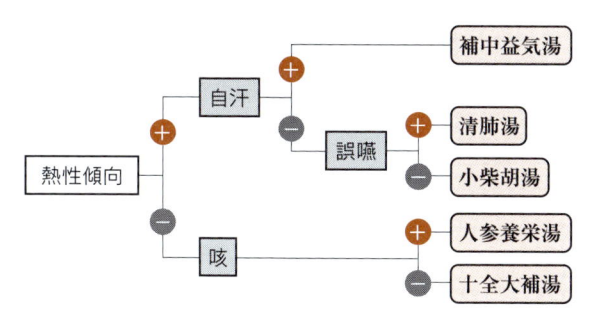

図3　高齢者の緑膿菌感染の鑑別

抗緑膿菌抗体の産生増加効果[11]，小柴胡湯，十全大補湯，補中益気湯の前投薬による緑膿菌感染予防効果[12]，人参養栄湯の脾臓中のコロニー形成細胞数減少抑制活性や感染防御活性[13]，などがある（図3）。人参養栄湯は十全大補湯から川芎を除き，遠志，陳皮，五味子を加えたものである。遠志は強壮・去痰作用，陳皮には健胃・利水・鎮咳・鎮吐作用，五味子には鎮咳・鎮痙・鎮痛作用などがあるとされており，呼吸器症状を緩和する作用を持つ。またMRSAの混合感染を合併することも珍しくなく，次項の「MRSA対策」（**153頁**）も参照していただきたい。

● 西洋薬との併用

エリスロマイシンなどは状態が悪い患者には積極的に併用している。

●参考文献

1) 工藤翔二：びまん性汎細気管支炎とエリスロマイシン療法．日本内科学会雑誌，**88**：1789, 1999.
2) Yasuda, H., et al.: Interaction between biofilms formed by *Pseudomonas aeruginosa* and clarithromycin. Antimicrob Agents Chemother, **37**(9): 1749-1955, 1993.
3) Oishi, K., et al.: Role of interleukin-8 (IL-8) and an inhibitory effect of erythromycin on IL-8 release in the airways of patients with chronic airway diseases, Infect. Immun., **62**(10): 4145-4152, 1994.
4) Kadota, J., et al.: Inhibitory effect of erythromycin on superoxide anion production by human neutrophils primed with granulocyte-colony stimulating factor. Antimicrob Agents and Chemother, **42**(7): 1866-1867, 1998.

5) 秋葉哲生：漢方薬の局所または全身投与による効果と薬剤費用削減の可能性．Progress in Medicine, **21**(8): 1863-1865, 2001.
6) 大野修嗣：漢方薬「補中益気湯」のNatural-Killer細胞活性に及ぼす影響．アレルギー, **37**：107-114, 1998.
7) 久保千春ら：免疫機能に及ぼす補中益気湯の効果．漢方と免疫・アレルギー, **1**：50-57, 1988.
8) 片岡哲朗：補中益気湯によるマクロファージ活性化作用．JAMA（日本語版）別冊付録, **11**(4)：14-15, 1990.
9) 萬谷直樹ら：脳血管障害に伴う再燃性嚥下性肺炎に清肺湯が有効であった2例．日本東洋医学会雑誌, **51**(2)：269-277, 2000.
10) Mantani, N., et al.: Effect of Seihai-to, a Kampo medicine, in relapsing aspiration pneumonia-an open-label pilot study, Phytomedicine, **9**: 195-201, 2002.
11) 川喜多卓也ら：小柴胡湯の緑膿菌に対する感染防御効果．和漢医薬学会誌, **3**(3)：292-293, 1986.
12) Miura, S., et al.: Protective effect of Ren-shen-yang-rong-tang (Ninjin-youei-to) in mice with drug-induced leukopenia against *Pseudomonas aeruginosa* infection. International Journal of Imnunopharmacology, **14**(7)：1249-1257, 1992.
13) 里見信子：和漢薬の緑膿菌感染症における防御能とTNF，アラキドン酸カスケードとの関連．和漢医薬学会誌, **7**：466-467, 1990.

〔野崎和也〕

MRSA 対策

● 西洋医学的アプローチの現状

　MRSAは，近年，院内感染の原因菌として重視されている。しかし，MRSA保菌者に対する統一のマニュアルは確立されておらず，各施設で対応が異なっているのが現状である。当院でも保菌者を個室あるいは，部屋別に隔離したことがあったが，現在はスタンダードプリコーションに基づいて対応している。これは，アメリカの疾病管理予防センターが提唱した感染予防策で，患者の体液は感染源であることを前提として，処置の前後には必ず手洗いを敢行することを基本理念にしている。これにより，すべての症例に感染の予防策を講じることができるようになり，MRSA保菌者を隔離する必要がなくなった。今後は，現在保菌している患者やMRSAを保菌する可能性が高い患者に，いかに対処していくかが重要になる。

　MRSAの治療薬にムピロシンカルシウム水和物（バクトロバン）がある。本剤は，鼻腔用であるため，軽症の保菌者に限定して使用されている。スタンダードプリコーション導入後，当院で使われることはほとんどない。MRSA感染症の難治例には，塩酸バンコマイシン（VCM：vancomycin hydrochloride）が用いられる。しかし早晩，薬剤耐性の問題が出てくるであろう。当院では耐性菌の発生を抑えるため，塩酸バンコマイシンを使うには，感染対策委員長の許可を必要とする。また使用期間を短くし，かつ腎毒性を防ぐため血中濃度を測定することを義務づけている。塩酸バンコマイシンは，このように使用が煩雑である他，感染を繰り返す症例や，MRSAに易感染性である寝たきり患者に，予防的に投与することはできない。

● 気の概念とMRSA

　MRSA保菌者には，保菌状態が続く者とMRSAが自然に消失する者があ

る。諏訪中央病院分院の療養型病床群で，MRSAの消失と摂取カロリー，年齢，ポータブルトイレまでの移動，食事の自己摂取との関連を検討したところ，食事を自分で摂取している患者は，有意にMRSAの消失率が高かった。食べる能力がありながら，介助して食べさせてもらっている患者は，摂取カロリーは同じでもMRSAが消える頻度は少なかった[1]。

自分で食べる「気」がある人は，漢方医学的には「気」が充実している状態と定義づけられる。「気」は，生命活動の根源的エネルギーで，目には見えないけれども，何らかのパワーを有しているものをいう[*]。MRSAが消失しなかった患者は，何事に対しても積極的でなかった。このように「気」が少ない病態を気虚という。気虚では，精神活動が低下し，全身倦怠感や眼光に力がないなど，生命体としての活力が低下してくる。今回の検討からは，「気」を増す気虚改善薬がMRSAに有効である可能性が示唆された。

北原正和は十全大補湯や補中益気湯などの補剤がMRSAに有効である[2]ことを報告している。ここで重要なことは，気虚を改善する薬剤は単にMRSAを消失させるだけでなく，患者の意欲を高め，ひいてはADL（日常生活動作）を向上させる可能性があるということである。当院では，川俣博嗣（「意欲の低下」の項，41頁参照）が寝たきり老人への意欲向上に，引網宏彰（「褥瘡」の項，101頁参照）が褥瘡や糖尿病性壊疽に気虚改善薬を応用した。

● 和漢診療学的アプローチ

MRSAの治療には上述の気虚改善薬の他に，免疫調節薬や嚥下を改善する薬剤が適応になる。

①気虚改善薬

気は，先天の気と後天の気に分けられる。先天の気は生まれもった生体のパワーで，これが低下すると老化が始まり，生体としてパワーや免疫力が低

〔注〕[*] 電気は目に見えないが，電球を灯すことができる。また，磁気は目には見えないが鉄を引き寄せることができる。このように，「気」とは，目には見えないが，何らかのパワーを有しているものという意味で用いられている。

下する。治療には補腎剤**)が用いられる。一方，食物から生成される気を後天の気という。胃腸の機能が弱いと栄養を十分に消化吸収できないのでやせ型の虚弱体質になりやすい。後天の気を高めるには，人参湯類と建中湯類が用いられる。実際に当院の褥瘡患者に建中湯類を用いたところ，総蛋白やヘモグロビン値が改善した[3]。また，気虚改善薬を構成する中心的な生薬である人参や黄耆には免疫調節作用もある。北原正和の報告によると，補中益気湯や十全大補湯で93.8％の症例のMRSAが消失した[4]。

②免疫調節薬

多くの漢方薬に免疫調節作用があるといわれている。その代表的なものに柴胡剤があり，肝炎や腎炎に応用されてきた。風邪の予防や寝たきり老人にも応用されている。針生雄吉は，高齢者に漢方薬を用いると薬剤費を減らせるだけでなく，死亡率も低下することを報告している[5]。気虚改善薬のところで述べた補中益気湯や十全大補湯は免疫調節薬でもある。

③嚥下改善薬

半夏厚朴湯や清肺湯には嚥下を改善する働きがある（「誤嚥性肺炎」の項，**122頁参照**）[6,7]。誤嚥を繰り返し，MRSAが消失しない症例に適応がある。

④予防としての漢方

現代医学は抗菌薬の開発により飛躍的な進歩を遂げた。しかし，抗菌薬を予防的に投与することは難しい。漢方には「未病を治す」という考えがある。これは，病気になってから治療するのではなく，病気にならない身体づくりをすることを目的としている。補中益気湯や十全大補湯は，病気から身を守るための方剤である。

〔注〕**)漢方では，成長と発育は腎が司ると考えており，成長・発育に関係する薬には，腎の文字が使われることが多い。八味地黄丸の正式名は腎気丸（八味腎気丸）である。ここでいう腎は，西洋医学の腎臓とは異なる。杉田玄白らが，成長・発育の機能単位である腎を，腎臓という臓器にあてはめたことに混乱の原因がある。

● 処方選択のチャートと解説

①気虚改善薬

　建中湯類は，腹直筋の攣急と腹壁がベニヤ板のように薄いのを典型とする。小児の虚弱体質や高齢者に用いられることが多い。冷えるタイプの腹痛の第一選択薬でもある。一方，人参湯類は高齢者にみられるアトニー体質を典型とする。典型例では，お腹をこう打すると，胃内の消化液の音を聴取する。これを振水音といい，胃腸機能が低下したときにみられる。このような場合は，朝鮮人参を配合した人参湯類を使う。このうち，冷えが目立つ場合は人参湯，ほてりが目立つ場合は清暑益気湯，不眠が目立つ場合は加味帰脾湯，下痢が目立つ場合は啓脾湯を用いる。

　老化による機能の衰えには八味地黄丸を中心にすえ，冷えが強い場合は牛車腎気丸を，ほてりが強い場合は六味地黄丸を用いる（図1）。

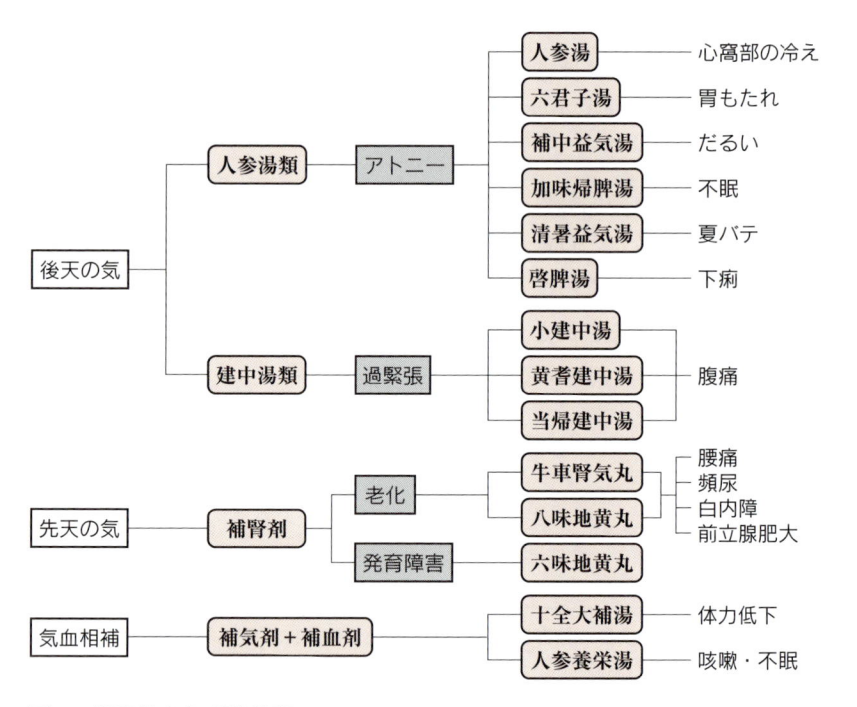

```
                                    ┌─ 人参湯 ──── 心窩部の冷え
                                    ├─ 六君子湯 ── 胃もたれ
                  ┌ 人参湯類 ─ アトニー ┼─ 補中益気湯 ─ だるい
                  │                 ├─ 加味帰脾湯 ─ 不眠
                  │                 ├─ 清暑益気湯 ─ 夏バテ
  後天の気 ────────┤                 └─ 啓脾湯 ──── 下痢
                  │                 ┌─ 小建中湯
                  └ 建中湯類 ─ 過緊張 ┼─ 黄耆建中湯 ─┐
                                    └─ 当帰建中湯 ─┴ 腹痛

                              ┌ 老化 ───┬─ 牛車腎気丸 ─┬─ 腰痛
  先天の気 ───── 補腎剤 ────────┤         │             ├─ 頻尿
                              │         └─ 八味地黄丸 ─┼─ 白内障
                              └ 発育障害 ── 六味地黄丸   └─ 前立腺肥大

  気血相補 ── 補気剤＋補血剤 ──┬── 十全大補湯 ── 体力低下
                             └── 人参養栄湯 ── 咳嗽・不眠
```

図1　代表的な気虚改善薬

②免疫調節薬

MRSA保菌者は，虚証に属すので，柴胡桂枝湯，柴胡桂枝乾姜湯，補中益気湯を運用することが多い．

③嚥下改善薬

誤嚥を繰り返す症例には，半夏厚朴湯や清肺湯が用いられる．清肺湯は嚥下の改善だけでなく，肺の炎症を抑える働きがある．基礎に慢性気管支炎などの呼吸器疾患がある場合は，清肺湯がよい．

● 参考文献

1) 大和田文憲，他：MRSAとADLとの関係．長野県国保地域医療学会誌，**41**：112-113，1996．
2) 北原正和，他：脳神経外科領域の感染症に対する補中益気湯の投与経験．漢方診療，**14**：17-19，1995．
3) 長坂和彦，他：帰耆建中湯による褥瘡の治療経験．漢方の臨床，**46**：236-241，1999．
4) 北原正和：意識障害遷延例のMRSA感染に対する補剤の投与効果．日本東洋医学雑誌，**50**：818-823，2000．
5) 針生雄吉：杜都中央病院の高齢者医療における漢方治療の経済的効果及び臨床的効果について．漢方の臨床，**50**：1547-1550，2003．
6) Mantani, N. et al.: Effect of Seihai-to, a Kampo medicine, in relapsing aspiration pneumonia-an open-label pilot study. Phytomedicine, **9**: 195-201, 2002.
7) Iwasaki, K. et al.: The traditional Chinese medicine banxia houpo tang improves swallowing reflex. Phytomedicine, **6**: 103-106, 1999.

〔長坂和彦〕

腰痛・膝関節痛

● 和漢診療学的アプローチの基本的考え方

1. 入浴との関連

痛みを主訴に来院する患者の多くは，「風呂に入ると痛みが楽になる」とか，「天気が悪くなると痛む」という。お風呂に入ると楽になるのだから，**お風呂に入ったのと同じ状態を漢方薬で作り出せば痛みがなくなる**。お風呂の効用に，「温まる」，「血液の流れがよくなる」，「汗をかく」，「筋肉が揉みほぐされる」がある。この4つの状態を漢方薬で作り出す。

関節リウマチの代表的な方剤に，葛根加朮附湯や桂枝加朮附湯がある。葛根加朮附湯中の葛根湯は，「気」や「血」の流れをよくして体を温めて発汗を促す。これに，水はけをよくする蒼朮と附子を加えたものが，葛根加朮附湯である。附子には利水作用の他に，体を温めたり痛みを除く働きもある。このように考えると，葛根加朮附湯は，先に述べた除痛の方策をすべて備えている方剤であることがわかる(**図1**)。

疼痛疾患に罹患している患者は，湿度や気圧の変化に敏感である。湿度が高い北陸で診療していたときは，重度の関節リウマチが多かった。この

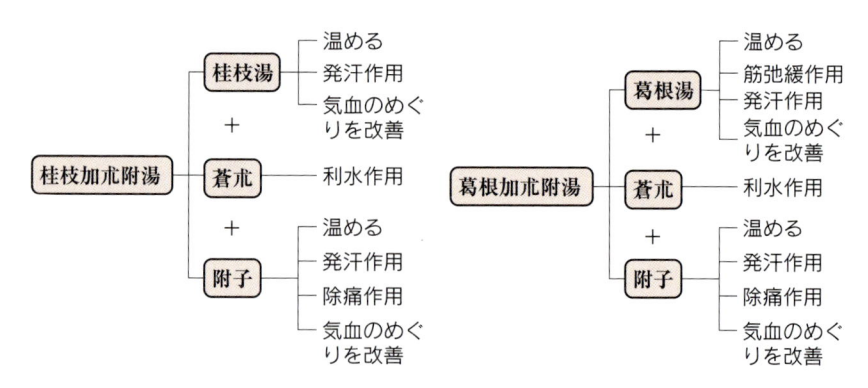

図1 葛根加朮附湯と桂枝加朮附湯の構成 ともに風呂に入ったのと同じ状態にする。

ように「湿」*）が関係する疾患には，水はけをよくする漢方薬が有効であることが多い。

2．気・血・水と疼痛

わが国では，病因や生体内の異常を五臓論で述べることは少なく，もっぱら気血水論に求めている。以下，気血水の概念を用いて疼痛疾患を考察してみる。

元代の王好古が著した『此事難治』に，「不通則痛，通則不痛」**）という記載がある。これは，「血液が滞れば痛み，血液の流れがよいと痛まない」と解釈されている。しかし，血に限定せず気や水を揺り動かしても，痛みは改善する。

おならを我慢していると，脹ったように痛む。このような気の滞りによる痛みを腫痛といい，柴胡疎肝湯や逍遙散，香蘇散などの気剤を用いる。

血が滞ると刺すように痛む。**血液の流れが悪くなる深夜に痛みが増すのが特徴**。患者が「痛みで夜間目が覚める」といったら疎経活血湯や治打撲一方などの駆瘀血剤を考慮する。

水が滞ったときの痛みを重痛という。水はけをよくすると体が軽くなって，痛みもやわらぐ。起床時のしびれ・こわばりや天候の変化に影響を受けるのは，水が原因であることが多い。この場合は，利水作用がある方剤を考慮する。

● 処方選択のチャートと解説

1．腰　痛

腰痛の原因を老化，冷え，虚血，筋肉痛に分け，代表的な方剤を示す。

〔注〕＊）喘息も台風のときに発作を起こす。漢方医学では，疼痛疾患も喘息もともに「湿」の病と考えている。
＊＊）関節リウマチの漢方病名の1つである「痺」とは閉塞を意味する言葉であり，リウマチだけでなく痛みやしびれを来たす病態に用いられてきた。リウマチを「痺」ということから，リウマチは気血の滞りに起因すると漢方医学では考えていることがわかる。

また，リウマチのことを「風湿」ともいう。古人は風と湿によって気血の滞りを生じ，リウマチを発症すると考えたようである。

①八味地黄丸，牛車腎気丸（八味地黄丸に牛膝・車前子を加えたもの）

わが国で最も愛用されてきた漢方薬。腰痛だけでなく，老化が関係する前立腺肥大症，頻尿，白内障，脱毛などにも用いられる。八味地黄丸，牛車腎気丸には附子が含まれているが，冷えが強い場合は附子末[*]を加える。ほてりがある場合は，附子を含まない六味地黄丸にする。

②苓姜朮甘湯[1)]

体の中心を温める甘草乾姜湯に水はけをよくする茯苓と朮を加えた方剤。冷えや天候の変化が悪化要因の腰痛の第一選択薬。冷えが悪化要因であるので必ず附子を加える（附子を加えないとほとんど効かない）。腰痛の奏効率は本方が一番高い。

③五積散

冷えが原因の腰痛に用いるのは苓姜朮甘湯と同じであるが，体表が寒に侵されたときに用いるのが苓姜朮甘湯との相違点。スーパーの生鮮食料品のところに行くと調子が悪くなったり，クーラーで腰痛が悪化するのは，体の外側から寒に侵された病態と考え，本方を用いる。

④桂枝茯苓丸

腰部脊柱管狭窄症に血小板凝集抑制薬を用いるのと同様，瘀血が関与する疾患には桂枝茯苓丸，治打撲一方，疎経活血湯などの駆瘀血剤を用いる。駆瘀血剤は血流改善作用だけでなく，抗炎症作用も期待できるので，肝炎や腎炎にも応用されている。

⑤当帰四逆加呉茱萸生姜湯

しもやけの第一選択薬として有名。瘀血が関与する腰痛や間欠性跛行に有効である。

⑥芍薬甘草湯

筋肉の緊張を揉みほぐす本方は，腰痛だけでなく，関節痛，筋肉痛，腹痛など，あらゆる疼痛疾患に有効。

〔注〕[*]トリカブトであることから，強烈な副作用をイメージするが，加工附子末はアコニチン系アルカロイドを加水分解して滅毒してあるので，副作用を起こすことはほとんどない。通常2 g/日から始め，必要に応じて6 gまで増量する。

⑦**葛根湯・葛根加朮附湯**

傍脊柱筋も痛む腰痛が適応になる。腰痛だけでなく後頸部や肩甲部にかけての痛みにも有効。

2．膝関節痛
①**防已黄耆湯**[2]

変形性膝関節症の第一選択薬。消炎鎮痛作用と利水作用がある。変形性膝関節症では，体重減少を指示されるが，本方で2kgの減量が期待できる。これは，余分な水が除かれることによる。冷えがある場合は附子を加えるとよいが，黄耆末を3g加えても鎮痛効果を高めることができる。

②**越婢加朮湯**

越婢加朮湯は防已黄耆湯の実証に用いる。麻黄・石膏を含み抗炎症作用と利水作用がある。

③**桂枝芍薬知母湯**

葛根加朮附湯に知母と防風を加えたような方剤であるので，葛根加朮附湯証より慢性化した病態に用いる。

④**大防風湯**

十全大補湯に痛み止めを加味したような方剤なので気血両虚に用いる。鎮痛作用はあまり強くないので，桂枝加苓朮附湯や防已黄耆湯を合方する。

⑤**麻杏薏甘湯**

水が関与するあらゆる部位の関節痛や筋肉痛に用いる。

⑥**薏苡仁湯**

麻杏薏甘湯証がやや慢性化した病態に用いる。

以上の方剤の虚実，気血水を図2に示す。慢性期には附子を加える。

● 漢方薬を疼痛疾患に用いる意義

高齢者の多くは，新陳代謝が低下し，体が冷える傾向にある。このような高齢者に，鎮痛目的で解熱剤を投与するのはいかがなものであろうか？漢方薬が奏効するときは，痛みが改善するばかりでなく，体が温まったり，

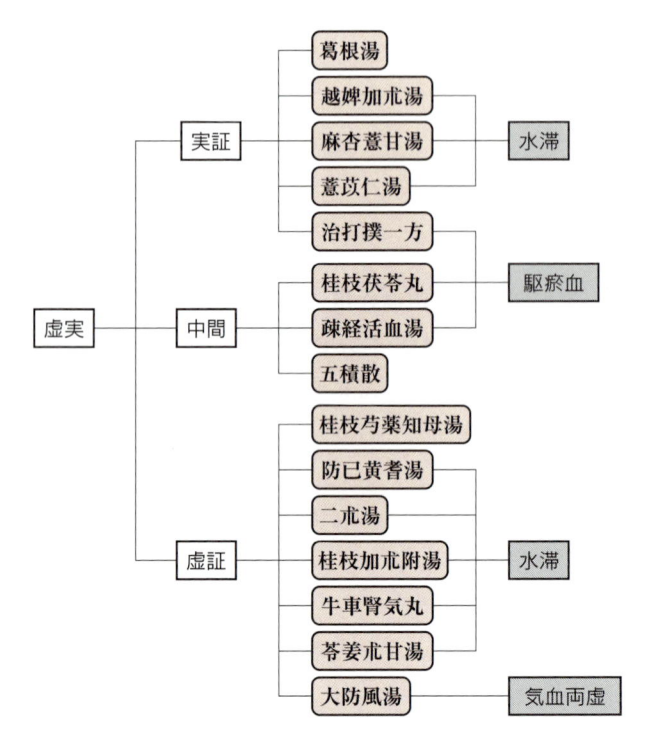

```
                    ┌─ 葛根湯
                    ├─ 越婢加朮湯 ─┐
            ┌─ 実証 ─┼─ 麻杏薏甘湯 ─┤─ 水滞
            │       ├─ 薏苡仁湯 ──┘
            │       └─ 治打撲一方
            │
            │       ┌─ 桂枝茯苓丸 ─┐
虚実 ───────┼─ 中間 ─┼─ 疎経活血湯 ─┤─ 駆瘀血
            │       └─ 五積散
            │
            │       ┌─ 桂枝芍薬知母湯
            │       ├─ 防已黄耆湯 ─┐
            │       ├─ 二朮湯
            └─ 虚証 ─┼─ 桂枝加朮附湯 ┤─ 水滞
                    ├─ 牛車腎気丸
                    ├─ 苓姜朮甘湯 ─┘
                    └─ 大防風湯 ──── 気血両虚
```

図2 疼痛に用いられる方剤の虚実と気血水

体が軽くなったりする．また，関節リウマチでは抗核抗体やγ-グロブリンが改善するなど，免疫系への効果も期待できる．

●参考文献

1) 長坂和彦，他：苓姜朮甘湯加附子の使用経験．和漢医薬学会誌，**16**：83-89，1999．
2) 長坂和彦，他：防已黄耆湯における慢性関節リウマチ54症例の検討．リウマチ科，**27**：481-487，2002．

〔長坂和彦〕

関節リウマチ

症例1　大防風湯が奏効した多関節痛　73歳女性

既往歴　肺結核症。
家族歴　特記事項なし。
現病歴　1977年頃，両手指の朝のこわばりと両膝関節痛を自覚して近医を受診した。関節リウマチ（RA）と診断され金製剤やベタメタゾンで加療を受け，以後寛解と増悪を繰り返していた。1984年5月に漢方治療を希望し当科を受診，このときすでにstage IV，class IIIであった。桂枝二越婢一湯加苓朮附加減などを主方に八味丸や桂枝茯苓丸を兼用し，小康状態を得ていた。1993年頃より多関節痛の増強がみられ，1994年両膝人工関節置換術を受けた。1995年頃はADLは向上したものの，両手，肘，肩，足関節痛は持続していた。1996年以降も多関節痛を訴えたため，薏苡仁湯などに転方，さらにブシラミン，サラゾスルファピリジンを併用していたが，疼痛が続くため1996年12月，転方を考慮した。

現　症　身長154.5 cm，体重40.0 kg，体温36.4℃，脈拍80/分，血圧132/72 mmHg
　両手指とも変形が著しく尺側偏位がみられ，母指は両側ともボタン穴変形を呈していた。両肩，両肘関節を中心に疼痛があり，関節点数は60点。リウマチ因子（RF）は60 IU/ml，炎症反応はESR 58 mm/時，CRP 1.1 mg/dlであった。

和漢診療学的所見　全身倦怠感，多関節痛があった。夜間尿は1〜2回。他覚的には，皮膚は枯燥し四肢のやせがみられ，日常生活は杖歩行であった。脈は弱で舌はわずかに白苔を被っていた。腹力は軟で，臍上悸と臍下不仁を認めた。

経　過　太陰病期で気血両虚の所見が著しいことから，桂枝芍薬知母湯から，大防風湯へ転方した。60点以上で推移していた関節点数は20〜30点程度に低下し，1998年にブシラミンを50 mgへ減量した。1999年に陳旧性肺結核症（Tbc）によると思われる喀血があったが，Tbcの再燃はなく，RAによる疼痛点数もさらに低下した。2000年の8月以降やや疼痛の増悪がみられたため，ブシラミンをサラゾスルファピリジンに変更，漢方薬は大防風湯のままで再び関節痛の軽減を得た（**図1**）。

症例2　多関節痛に薏苡仁湯　72歳女性

既往歴　甲状腺機能亢進症，虫垂炎。
家族歴　特記事項なし。
現病歴　1981年頃，両手指の関節痛を自覚して近医を受診した。RAと診断され，非ステロイド性消炎鎮痛剤，金製剤，プレドニゾロン（最大15 mg/日）で加療を受け，

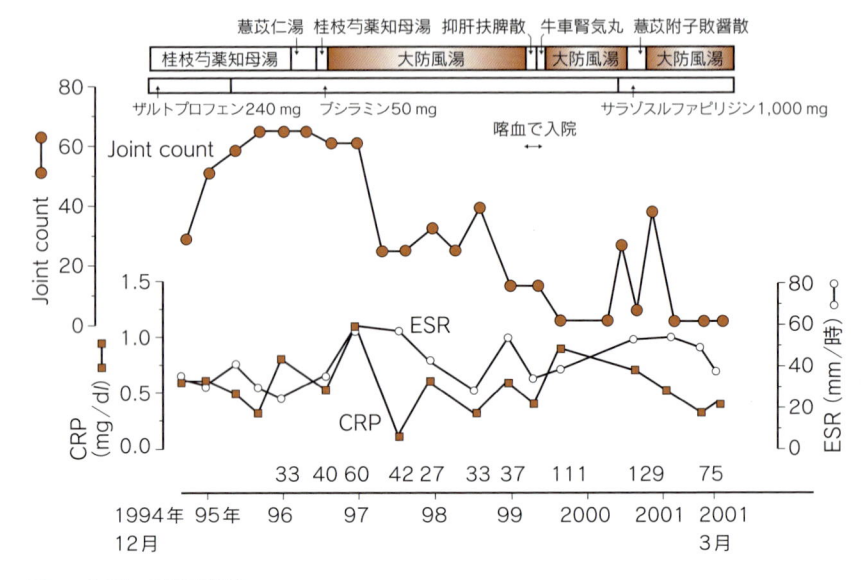

図1　症例1の臨床経過

以後寛解と増悪を繰り返していた。増悪時にはリポステロイド製剤の静注を受けた。2003年1月から風邪を契機に関節痛が増強し，漢方治療を希望して当科を受診した（stage Ⅳ, class Ⅱ）。

（**現　症**）　身長156 cm，体重42.5 kg，体温36.5℃，脈拍80/分，血圧128/70 mmHg
　両手指とも変形が著しく，いわゆるスワンネック変形を呈していた。両手，左肩，両肘関節を中心に疼痛があり，関節点数は72点。肘関節伸側にリウマチ結節がみられた。リウマチ因子（RF）は1,110 IU/m*l*，炎症反応はESR 92 mm/時，CRP 4.7 mg/d*l*，抗核抗体陰性であった。

（**和漢診療学的所見**）　多関節痛は激しく夜間は疼痛のために不眠傾向となっていた。夜間尿は0〜1回程度で冷えはあまり訴えなかった。疼痛は入浴後にかえって悪化することがあった。他覚的には，皮膚は枯燥し四肢のやせがみられた。脈は浮数弱で，舌は正常紅でわずかに白苔を被っていた。腹力は軟で臍下不仁を認めた。

（**経　過**）　少陽病期の準位・虚実間証で血虚と水滞を兼ね備えた病態と考え，薏苡仁湯を投与した。これに加えて近医からのリポステロイドの注射薬は中止としてサラゾスルファピリジン1,000 mg/日を併用した。
　内服3か月後には疼痛が自制内となり，2003年10月にはCRP 0.3 mg/m*l*，ESR 31 mm/時，RF 101 IU/m*l*まで寛解した。2004年1月の関節点数は22点となった（**図2**）。

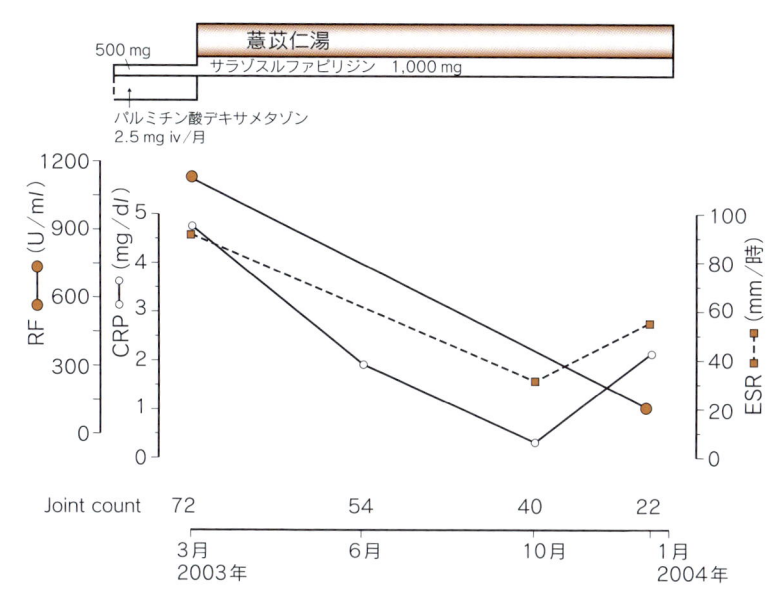

図2　症例2の臨床経過

● 西洋医学的アプローチの現状

　高齢者の関節リウマチ（RA）には，2つのカテゴリーが含まれていると思われる。すなわち1つは成人発症のRAで数十年の経過を持った高齢者のRA患者，もう1つは，いわゆる高齢発症RA患者である。RA患者は和漢診療のよい適応であることから，どちらのRA患者にも応用されてよいと考えられるが，一般の臨床では，成人発症のRAで数十年の経過を持った高齢者のRA患者が，とくによい適応であろう。

　西洋医学的には高齢期発症RAは，60歳以上で初発したRAを指し，60歳代での発症例が多いとされている[1]。成人発症RAと比較した高齢期発症RAの臨床的特徴は，次の4つが指摘されている[1]。
①急速な発症。
②肩関節や膝関節などの大関節が罹患しやすい。
③活動性が高い。

④MTXなどの薬物療法によく反応する。

　治療戦略は成人発症のRAととくに変わらない。MTXはRAの罹病期間とその有効性には関連がなく，むしろ65歳以上の高齢者で有効性が高いことが報告されている[2]。この現象は加齢に伴うクレアチニンクリアランスの低下に由来するMTXの体内蓄積が関与しているものと解釈されている。

　一方，成人発症のRAで罹病期間が長いために高齢者となっている患者では，RA以外の全身症状がしばしば臨床的に問題となる。RA患者の死因に関する報告では，感染症，心不全，腎不全，アミロイドーシスなどが多い[3]。とくに感染症は抗リウマチ薬やステロイド製剤，さらに生物製剤の臨床応用に伴い，さらに増加が予想される全身症状と推測され，適切な治療が必要となる。また，近年の報告ではこれまで重要視されていなかった脳血管障害の増加が指摘されている。これはRAの治療法の進歩に伴い，余命が延長したことも一因とされているが，高齢化に伴いMRA化したり，血小板が上昇してきた場合に起こりやすいとされている[4]。しかしながら，高脂血症，ステロイド，血管炎など，特定の1つの原因に起因してRAが梗塞病変を起こすとは考えられていない。ステロイド投与量が多い症例で，脳血管障害を発症した場合に死亡する可能性が高いという事実から，高齢者では成人例以上にステロイドを最少量として，他のDMARDsで炎症を制圧する必要がある。

● 和漢診療学的アプローチの基本的な考え方

関節リウマチに対する漢方治療戦略

　RAによく応用される方剤は，桂枝加苓朮附湯加減，桂枝二越婢一湯加苓朮附加減，防已黄耆湯，桂枝芍薬知母湯，大防風湯などで，麻杏薏甘湯，薏苡仁湯，甘草附子湯なども比較的よく用いられる処方である。これに加えて，駆瘀血剤や八味地黄丸などがよく兼用される。これらを陰陽虚実，あるいは気血水のものさしにかけて方剤を選択する。

　さて，漢方治療のよい適応となるRA症例は，次の3つがあげられる。
①貧血や低栄養状態が持続し，食欲不振や全身倦怠感を訴える症例。

②結核症のような慢性の感染症を伴う症例。
③DMARDsが無効あるいは継続投与困難な症例。

この中で，とくに①のケースは高齢者でよくみられる症候であり（症例1に類似），補剤の投与（十全大補湯など）により全身症状・状態が改善し，かつRAの炎症反応自体が軽快することを経験している。近年は生物学的製剤の登場に伴ってRA治療戦略が変化しており[5]，漢方薬レスポンダーの客観化が試みられている[6,7]。

● 処方選択のチャートと解説

大防風湯は解剖学的病期分類の進行したRAの患者に応用される代表的な方剤で，和漢診療学的には気血両虚の病態を呈している場合に用いられる。RAの活動性の低下とともに貧血や全身倦怠感などが軽快することをよく経験することから，消耗状態となっている高齢者で選択されてよい場合がある[8]。同様の観点から全身症状を伴った症例では十全大補湯もよく応用される[9]。

薏苡仁湯は大防風湯や十全大補湯，桂枝芍薬知母湯のように，ある程度関節破壊が進行した例に用いられる方剤である。ただしADLは他の方剤と異なり比較的保たれていて，早朝の関節痛に加えて夕刻にも疼痛があるという場合に奏効することがある。したがって，罹病期間が長く関節変形を来たしているものの，陰証の症候に乏しく就業している高齢者などに考慮されてよい[10]。

RAの漢方治療に関する治療戦略を図3に示す。全病期を通じて桂枝茯苓丸などの駆瘀血剤の兼用がよく用いられる。高齢者では病期が進んだ場合に用いられる方剤が投与されるケースが多くなると推測している。和漢診療学的な所見に基づいた方剤選択のためのチャートを図4に示した。

EBMの観点からみると，ランダム化群間対照比較試験（RCT），自己対照比較試験（Self-CT），症例蓄積研究がいくつかの方剤で報告されている。
①柴苓湯とロベンザリット2ナトリウムとのRCTでは，効果は同等で副作用は少なかった[11]。また，柴苓湯単独，柴苓湯・ブシラミン併用，ブシラミ

ン単独の3群の比較では，併用群はいずれの単独群に比較して改善傾向がみられた。
②生薬粉防已の水煎液（12週間投与の前後比較：Self-CT）は29名のRA患者でACR 20％改善が24％の症例で得られた[12]。
③煎じ薬：桂枝二越婢一湯加苓朮附の投与前後の比較（後向きの解析）では，有意なランスバリー活動性指数の低下を得ている[13]。

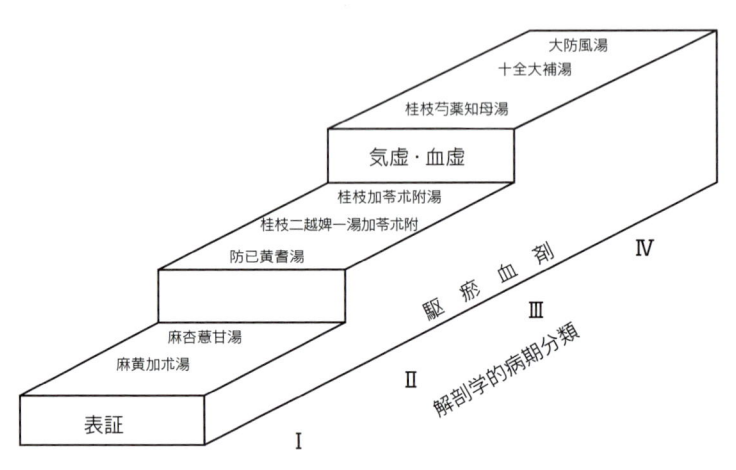

図3　RAの病期からみた治療戦略

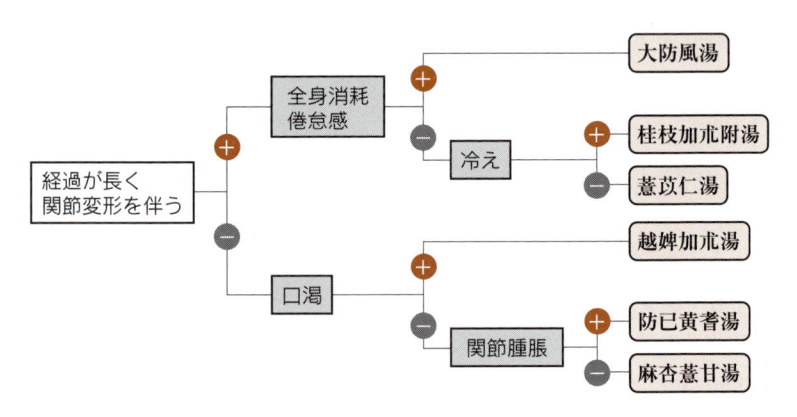

図4　RA治療方剤の鑑別
高齢者では「経過が長い」ケースが多い。

●参考文献

1) Deal, C.D., et al. : The clinical features of elderly-onset rheumatoid arthritis : a comparison with younger-onset disease of similar duration. Arthritis Rheum, **28** : 987-994, 1985.
2) 都外川 新, 他：慢性関節リウマチにおけるメトトレキサート療法の検討. リウマチ, **37**：681-687, 1997
3) 吉沢久嘉, 他：慢性関節リウマチの死因に関する研究：117RA死亡例の分析. リウマチ, **33**：255-263, 1990.
4) 藤林孝義, 他：慢性関節リウマチ患者における脳血管障害の検討. リウマチ, **41**：3-8, 2001.
5) 伊藤 聡, 他：高齢者関節リウマチ. 炎症と免疫, **17**：88-100, 2009
6) Kogure T, et al : Serum levels of anti-cyclic citrullinated peptide antibodies are associated with a beneficial response to traditional herbal medicine (Kampo) in rheumatoid arthritis. Rheumatol Int, **29** : 1441-1447, 2009
7) Kogure T, et al : Traditional herbal medicines (Kampo) for patients with rheumatoid arthritis receiving concomitant methotrexate : a preliminary study. Altern Ther Health Med, **16** : 46-51, 2010
8) 小暮敏明, 他：慢性関節リウマチに対する大防風湯治療. 日本東洋医学雑誌, **53**：335-341, 2002.
9) 高橋宏三, 他：十全大補湯が奏効した慢性関節リウマチの一例. 日本東洋医学雑誌, **42**：43-47, 1992.
10) 小暮敏明, 他：薏苡仁湯加味が奏功した慢性関節リウマチ患者に関する一考察. 日本東洋医学雑誌, **51**：51-59, 2000.
11) 松浦美喜雄：慢性関節リウマチ(RA)診療における柴苓湯の効果(第10回臨床和漢薬研究会記録). Modern Physician, **51**：51-59, 2000.
12) Niizawa, A., et al.: Clinical and immunomodulatory effect of Funboi, an herbal medicine, in rheumatoid arthritis. Journal of Clinical Rheumatology, **6**：244-249, 2000.
13) Kogure, T., et al.: The influence of a traditional herbal medicine on the disease activity in patients with rheumatoid arthritis. Clinical Rheumatology and Related Research, **8**：232-240, 1996.

〔小暮敏明〕

肩関節周囲炎・頸肩腕症候群・肩こり

症例1　左上肢運動制限に八味地黄丸　67歳男性

既往歴　16歳頃　肺結核。20～30年前　腸閉塞にて手術（輸血あり）。2～3年前（右）五十肩。

家族歴　特記事項なし。

現病歴　1991年12月頃より左の肩から上腕にだるいような痛みが出現し，上肢を挙上しにくいためソフトボールの練習でフライが捕れない。近くの内科で局注を受け，また遠方より「漢方薬」を取り寄せて服用していたが効果がなく，1992年4月27日来院。なお2～3年前より右膝が痛くなり，正座ができない。

現　症　身長162.0 cm，体重57 kg，血圧90/70 mmHg，握力（利き腕は右）右37.5 kg，左28 kg。上・下肢の腱反射は左右対称。左拇指球に軽度の萎縮が疑われた。

和漢診療学的所見　食欲や二便に異常なし。わずかに冷える程度だが，熱い風呂が好き。足腰が重い。最近耳が聞こえにくい。脈はやや沈，少し弱。舌質はわずかに暗赤で腫大（＋），歯痕（－）。舌苔は白く乾湿・厚さは中等度。腹診所見では腹力は少し軟で胸脇苦満は右（＋）左（±），臍の左右斜め下に圧痛あり，小腹不仁が明らか。

経　過　神経内科へも併診し，左肩関節周囲炎と診断した。冷えの自覚は乏しいが，熱い風呂で温まると気持ちよいこと，冬に悪化したことから寒の存在を考え，脈の緊張や腹力からそれほど虚証とは考えず，小腹不仁を決め手に八味地黄丸を処方した。5月11日，肩関節痛は変化不明だが右膝関節痛が軽減。5月25日，起床時には肩痛が軽減し，膝は歩行時のみ痛む。6月8日，左上肢が挙上できるようになってきた。その後も順調に回復し，7月9日，ソフトボールで頭上の球が捕れる。8月6日には左手で後頭部が触れる，とのことであった。なお肩関節の痛みと可動域制限は消失したが，右膝関節痛は改善したものの12月の終診時まで正座は不能であった（図1）。

症例2　後頭・頸・肩部のこわばりに桂枝加葛根湯　73歳女性

既往歴　30歳頃　肺結核。

家族歴　特記事項なし。

現病歴　2001年12月3日より高血圧，眩暈，下半身の痒疹などにて受診し，漢方治療とともにカンデサルタン，アムロジピン，プラバスタチンを服用していた。2004年4月15日夕刻より頭から頸部にかけての重い感じとともに両側の肩こりが出現し，声も出しにくい感じがする。19日に耳鼻科を受診し異常なく，近くの内科でストレスといわれて塩酸チアニジン，メシル酸ベタヒスチン，アデノシン三リン酸二ナトリウムを処方さ

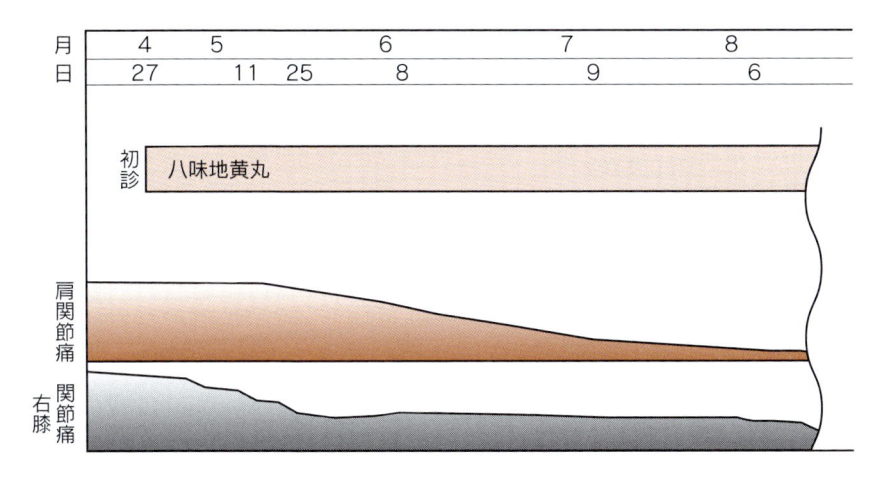

図1　症例1の臨床経過

れ，漢方薬は内服を中止していた。5月13日に当科受診，両側の首から肩へのこわばり感が初期よりは軽いが続くという。

現　症　　血圧140/80 mmHg，項背から肩にかけて筋肉のこわばりがある。

和漢診療学的所見　食欲は著変なし。やや便秘傾向だが下剤は不要。夜間尿2回。手足は少し冷える。脈は浮沈の間で中等度よりやや弱い。腹力は中等度よりやや弱で，小腹不仁と臍の左右下方に圧痛がある。臍の直上左寄りに圧痛を伴う小豆大の硬結がある。

経　過　　左右対称に項を含むこわばりであることから葛根湯の適応を考え，大塚敬節が葛根湯証で出現すると述べている臍直上の圧痛を確認した。しかし脈や腹壁の緊張が弱いことから虚証と考え，実証に適応となる葛根湯から麻黄を抜いた桂枝加葛根湯を処方した。また咽喉の乾燥感があったため，麦門冬湯エキス9.0 gを併用した。5月21日には，「こわばりは非常に楽になった。声も出しやすい」とのこと。6月3日には，体が楽になったという。他院内科で新たに処方された内服薬は服用していない（図2）。

症例3　肩こりに柴胡加竜骨牡蛎湯と桂枝茯苓丸　71歳女性

既往歴　特記事項なし。
家族歴　父と兄が高血圧。
現病歴　2000年5月に農作業をした翌日から左の肩関節痛が出現し整形外科で加療。その後も肩関節・上肢痛が出没し首もこる。2002年3月から1年余り当科を受診し，改善傾向であったが家庭の事情で受診を中断。肩こりと便秘のため2004年3月2日当科を再受診した。他院で降圧剤と抗コレステロール剤を処方されている。
現　症　身長150.5 cm，体重52.0 kg，血圧158/90 mmHg。項のこわばりは

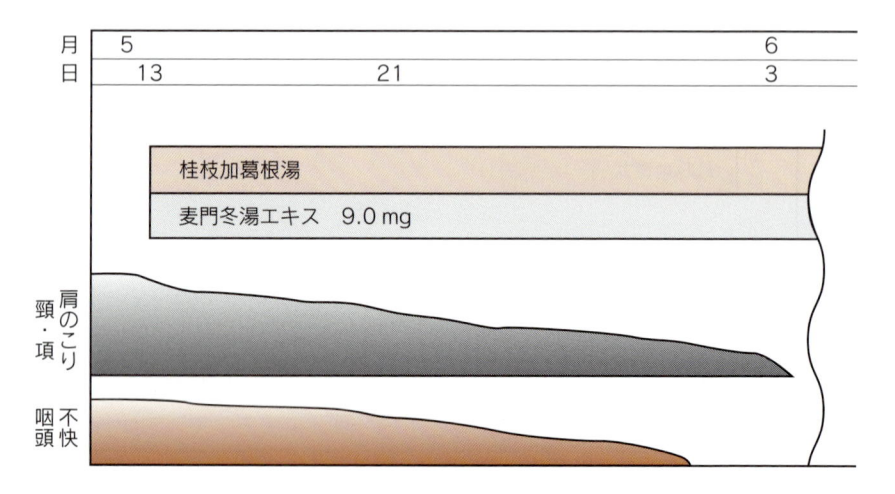

図2 症例2の臨床経過

ない。

和漢診療学的所見　左右の肩こり，下剤は用いないが便通は硬くて3日に1回，夜間尿は4回，寒がりや暑がりは明らかではない。顔色は普通。脈はやや沈で実。舌はやや暗赤色で腫大はなく，乾燥した白微黄苔が中程度の厚さ。腹力は中程度で胸脇苦満が比較的強く，心下痞鞕(+)，心下・臍上下に腹動(大動脈の拍動)を触知，臍下の左右に抵抗を伴う圧痛がある。

経過　陽証で虚実中間からやや実証と考え，胸脇苦満や腹動から柴胡加竜骨牡蛎湯証，さらに瘀血の所見から桂枝茯苓丸証と考え，以前にも処方したことのある柴胡加竜骨牡蛎湯(大黄含有)合桂枝茯苓丸とした。3月16日，肩こりはごく軽度となり便通も正常になった。4月12日，睡眠について本人は問題と考えていなかったが，以前より熟睡するようになり，体調がよいとのことである(**図3**)。

● 西洋医学的アプローチの現状

　肩関節周囲炎は肩関節の疼痛と運動制限をきたす疾患で，頚肩腕症候群は頚・肩から上肢に疼痛やしびれなどを訴える。両者とも，検索しても明確な原因や病態が不明のものを指し，多くは「肩こり」を伴い，治療法もほぼ同様である。とくに急性期では非ステロイド性消炎鎮痛剤や筋弛緩薬を用い，夜間痛が強く睡眠障害を来たせば睡眠導入剤，心因的要素が強けれ

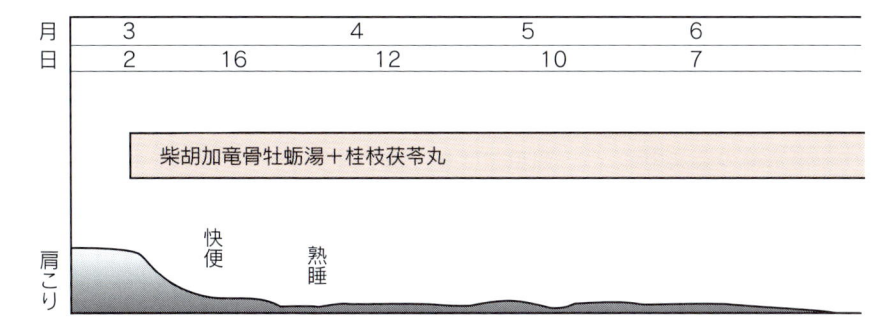

図3 症例3の臨床経過

ばマイナートランキライザーを使用することもある。関節への局所注射としてトリアムシノロンと塩酸リドカイン，あるいはヒアルロン酸ナトリウムも用いられる。理学療法としてはホットパック，超音波や入浴など，さらに慢性期では運動療法（ストレッチなど）も行われる。

● 和漢診療学的アプローチの基本的考え方

高齢者における「肩こり」の漢方治療

　当施設で新谷らが行った肩こりに対する有効処方のレトロスペクティブな調査[1]では，成書にはあまり記載されていない八味地黄丸が比較的多かった。肩こりなどに限らず，一般に高齢者の諸疾患では八味地黄丸の適応例が多く，漢方の専門施設における受診者に対する使用頻度は，60歳以上では2割以上との調査結果[2]がある。その使用目標は，小腹不仁と下半身とくに膝以下の冷えがあり，下半身中心に諸症状が存在することである。

　脊椎棘突起の両側を中心とした固有背筋の辺縁は経絡の太陽経に相当する。『傷寒論太陽病篇』の冒頭にある「太陽の病たる，頭項強痛…」とあるが，項背部も太陽経に相当し，太陽病での主要症候とも一致する。また太陽病に適応となる方剤の中でも，とくに葛根湯の記載には「項背強ばること几几…」との表現があり，葛根湯は首や肩のこりに対しても応用される。ただし葛根湯は実証に適応となり，自然発汗の傾向があるような虚証では桂枝加

葛根湯が適応と考えられる。いずれも漢方医学的に寒（冷え）を伴う疼痛が強ければ，これらに附子を加えて用いることもある。一方，側頸部から肩にかけては少陽経に属し，少陽病の代表的な治療方剤である小柴胡湯に関する傷寒論の条文中に，「…頸項強ばり，脇下満ち，…」と記載されている。一般に小柴胡湯とその類方（柴胡剤）の適応となる首・肩こりの部位は，側頸部から肩付近とされている。小柴胡湯は陽証で胸脇苦満を伴う虚実中間からやや実証に適応となるが，さらに実証では大柴胡湯，柴胡加竜骨牡蛎湯，虚証では柴胡桂枝湯，柴胡桂枝乾姜湯などを鑑別して使用する。また臍の左右斜め下2横指付近の圧痛などを参考に，瘀血があれば実証では桂枝茯苓丸，虚証では当帰芍薬散などの駆瘀血剤を柴胡剤に併用することが多い。

● 処方選択のチャートと解説（図4）

　高齢者では冷えを訴えることが多いので附子剤の適応が多く，さらに小腹不仁，下半身優位の冷えまたは足底のほてり，腰以下の疲労脱力・しびれ・疼痛，排尿異常のうち2項目以上あれば八味地黄丸の適応となる。しかし肩こりを主訴に来院した，虚証を除く症例で，葛根湯が79.4％に有効であったとの報告[3]があり，冷えがあっても項背のこわばりが強ければ附子を加えて用いる。ただし葛根湯は麻黄を含み，高齢者では胃腸障害や動悸などの副作用を来たしやすいとされており，虚証では桂枝加葛根湯が適応となる。寒（冷え症候）がなく陽証で項背のこわばりが強ければ，附子を加えずに用いる。また新谷らが行った有効方剤の調査[1]で最も多かった柴胡剤と駆瘀血剤が考えられる。柴胡剤と駆瘀血剤は併用も多いので，少々乱暴ではあるが柴胡剤としてまとめて考える。柴胡剤は腹部所見の胸脇苦満が使用目標となる。
　チャートには載せていないが考慮すべき方剤として，虚証で水滞を伴う例に二朮湯が有効との報告[4]もある。

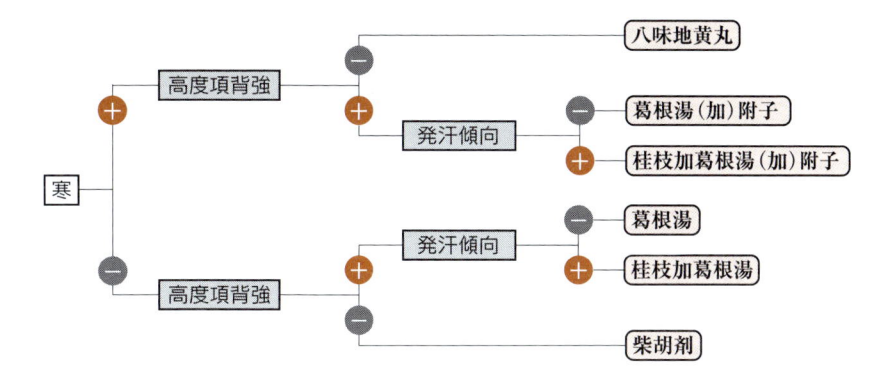

図4　高齢者の項・頸・肩部位症状に対する鑑別

● 参考文献

1) 新谷卓弘，三潴忠道：「肩こり」の漢方治療経験．第18回日本東洋医学会九州支部学術総会（口演），1992．
2) 三潴忠道：老人医療における東西医学の融和について．長寿科学総合研究 平成7年度研究報告vol. 9，94-97，長寿科学総合研究費中央事務局，東京，1996．
3) 首藤孝夫，織部和宏：葛根湯の『肩こり』に対するEBMを検証する！ 月間漢方療法，7(9)：52-58，2003．
4) 北本亮一，喜多敏明，後藤博三，他：肩関節痛に対する二朮湯の治療成績．痛みと漢方，13：99-102，2003．

〔三潴忠道〕

しびれ（帯状疱疹後神経痛）

症例1　左顔面のしびれと痛みに黄耆桂枝五物湯　70歳女性

既往歴　家族歴　特記事項なし。
現病歴　1998年発症の帯状疱疹で，その後から三叉神経の領域にしびれ（むずむずした感じと痛み）が続いた。当院耳鼻科で帯状疱疹後神経痛と診断され，メコバラミン，アデノシン三リン酸二ナトリウム，カリジノゲナーゼで，発症時から治療を受けていたが改善がなかった。2002年2月1日に漢方治療を希望し，当科を初診となった。
初診時身体所見　身長150.5 cm，体重59.5 kg，血圧174/74 mmHg，黄疸と貧血を認めず，胸腹部に異常なし，下腿浮腫なし，神経学的所見では他覚的には異常を認めないが，左三叉神経領域にdysesthesiaを認めた。
和漢診療学的所見　自覚症状：左顔面の痛みとしびれ。肩がこる。冬は電気毛布が必要。首から上に汗をかく。2便に異常はない。他覚所見：やや肥満体型で腹部の皮下脂肪は厚い。顔色良。脈候は沈，小，やや弱。舌候では，舌質はやや淡白紅で湿潤した微白苔を被っており，腫大は認めない。腹候は腹力中等度で小腹不仁を認めた。

治療経過　経過を図1に示す。2002年2月1日から黄耆桂枝五物湯を開始。服用2週後から顔面のしびれと痛みは改善傾向を示した。4週後には夜にしびれがまったく起こら

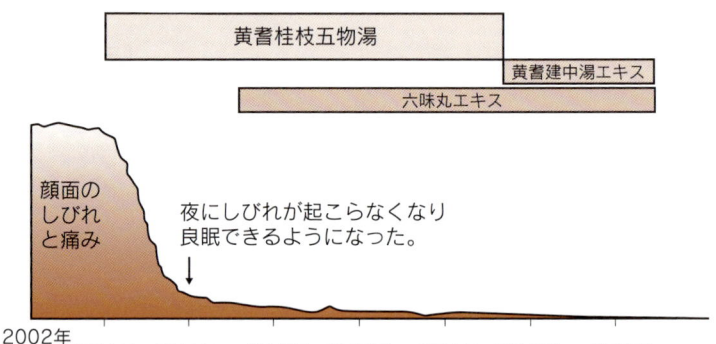

図1　症例1の臨床経過
　黄耆桂枝五物湯を開始後から，顔面のしびれと痛みは改善した。3月15日には，しびれは初診時の1～2割ほどになった。8月10日を最後に廃薬となる〔文献2）より図を使用〕。

なくなり，良眠できるようになった。6週後にはしびれは初診時の1～2割程度になった。3月15日から小腹不仁を目標に六味丸エキスを併用。4月からは耳鼻科の処方薬は自己中断した。6月21日，しびれは初診時の1割程度となった。患者が煎じ薬を煎じるのを煩雑に感じるようになり，エキス剤を希望した。代わりになるエキス剤がないことは説明したが，何か薬をと希望するため，黄耆建中湯エキス18 g/日で代用した。その後も症状は安定し，しびれは初診時と比べ0～1割ほどになった。8月10日受診を最後に廃薬とし，不都合があれば再診を指示したが，その後受診はない。

症例2　左鼠径部から臀部のしびれと痛みに黄耆桂枝五物湯　72歳女性

既往歴　家族歴　特記事項なし。

現病歴　1989年からの高血圧と高脂血症で当院内科に通院中の患者。変形性腰椎症の漢方治療を希望し，2001年4月18日に当科を初診となる。疎経活血湯エキスから開始し，その後，桂枝茯苓丸エキスと八味地黄丸エキスの併用と鍼灸治療により腰痛は改善した。そのため，同年11月14日で当科の通院は中断した。2002年3月18日に左鼠径部から臀部にかけて発疹が出現した。3月22日に当院の皮膚科受診により帯状疱疹（Th12，L1レベル）と診断され，同日からアシクロビルの点滴で治療された。その後も眠れないほどの痛みが皮疹部に続くため，ナプロキセンが投与されたが効果はなかった。そのため，4月4日から麻酔科で硬膜外ブロック，近赤外線照射，アミトリプチリン，エチゾラムで加療されたが，発症時の痛みを10とすると，自覚的に8までしか改善しないため，漢方治療を希望し，9月2日に当科を再初診となる。

初診時身体所見　身長160 cm，体重67.8 kg，血圧122/80 mmHg，黄疸と貧血を認めず，胸腹部に異常なし，左鼠径部から臀部にかけて（Th12，L1レベル）皮疹の瘢痕を認める，下腿浮腫なし，神経学的所見では皮疹部で軽度の触覚低下を認めた。

和漢診療学的所見　自覚症状：左鼠径部から臀部にかけてのしびれと痛み。肩がこる。手，腰から下が冷える。首から上に汗をかく。尿が出にくく夜間に小便に起きることがある。便秘はない。他覚所見：肥満体型で腹部の皮下脂肪は厚い。下肢に他覚的冷えはない。脈候は沈，弱。舌候では舌質はやや淡白紅で湿潤した微白苔を被っており，腫大は軽度で歯痕を認めた。腹候は腹力中等度で両臍傍部の圧痛と小腹不仁を認めた。

治療経過　経過を図2に示す。2002年9月2日から黄耆桂枝五物湯を開始。9月11日受診時，症状はまったく変化なし。9月25日受診時，痛みとしびれが発症時の4割ほどに軽減し，夜も眠れるようになってきた。10月7日受診時，発症時の2割ほどの痛みになり，アミノトリプチンの服用は2～3日に1回ほどの頓服ですむようになった。10月21日受診時には，痛みは軽度となったので，尿不利と多汗症を主に治療薬を希望したため，防已黄耆湯エキス7.5 g/日を併用した。11月11日受診時，黄耆桂枝五物湯は終了し，1か月分の防已黄耆湯エキスを処方した。不都合時，再診を指示したが，その後受診なく，麻酔科の治療も11月29日で終了した。

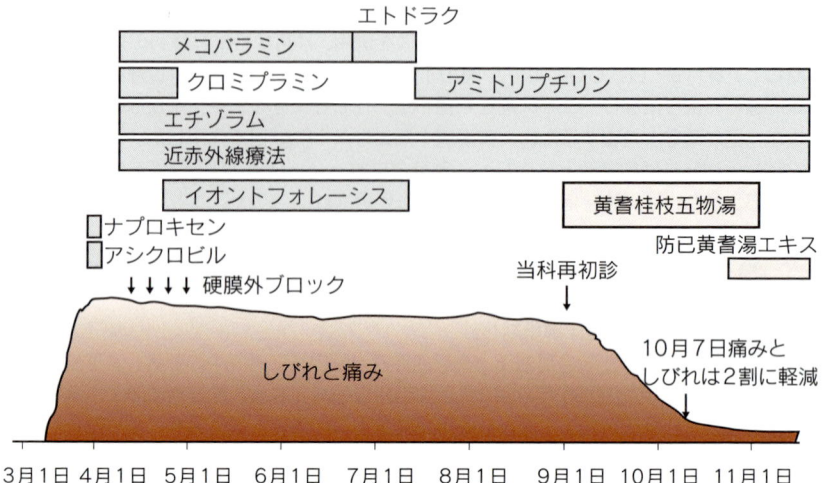

図2　症例2の臨床経過
　西洋医学的治療で不変だった，しびれと痛みが，黄耆桂枝五物湯の開始後から改善した〔文献2）より図を使用〕。

● 西洋医学的アプローチの現状

　「しびれ」は一般的には，ビリビリなどで表現される異常感覚（dysesthesia）を指すことが多い（時に感覚の低下，hypesthesia）。しびれの原因は，神経障害性と血行障害性に大きく分けられる。神経障害性には中枢性と末梢性があり，中枢性には脳卒中や脊髄疾患などがあり，末梢性には糖尿病性神経障害や神経炎などが含まれる。また血行障害性では，閉塞性動脈硬化症やバージャー病などが代表的である。それぞれの詳細や治療は成書にゆずり，今回は症例提示を行った帯状疱疹後神経痛を中心に述べる。

　帯状疱疹の皮膚病変は3週間前後で治癒するが，皮疹治癒後も痛みが出現し，疱疹発症後3か月経過しても痛みが残る場合，帯状疱疹後神経痛と呼ばれる[1]。高齢者において頻度が高く，痛みとしびれから食欲不振や不眠，うつ状態に陥りQOLが著しく低下する例も少なくない。治療はNSAIDsなどの鎮痛薬，抗うつ薬，抗てんかん薬，交感神経ブロック，硬膜外ブロック，

イオントフォレーシス法などが行われる。しかし，高齢者の場合，これらの薬剤で副作用が強く出ることもあり，治療に難渋する例も見られる。

● 和漢診療学的アプローチの基本的考え方

　漢方の古典においては，中風(脳卒中)や脚気の一症状として，しびれの記載が見られる。また，『金匱要略』という古典には「血痺ニテ，陰陽倶ニ微，寸口，関上ハ微，尺中ハ小シク緊，外證ハ身体不仁，風痺ノ状ノ如キハ，黄耆桂枝五物湯之ヲ主ル」と書かれている一文がある。「風痺」は運動麻痺と痛みを伴い，「血痺」は知覚鈍麻で痛みの少ないものといわれ，「運動麻痺のようだが知覚鈍麻が主体，しびれには黄耆桂枝五物湯が有効である」という大意である。

　帯状疱疹後神経痛のしびれに関連する病態として，和漢診療学的には，瘀血，冷え，水滞の3つが主に考えられる。また長引く痛みがストレスと精神的に不安定になることも少なくない。このような状態を和漢診療学的には，「肝気鬱結」と呼ぶ。小柴胡湯など柴胡を含有する方剤は，この肝気鬱結を改善する。

● 処方選択のチャートと解説

　まず，患者に冷えの傾向があるかどうかを確認する。腰から下が冷える，手足が冷える，電気毛布を使用するなどの自覚症状の他，手足末梢の他覚的冷えも参考となる。冷えがあると考えられた場合は桂枝加朮附湯，当帰四逆加呉茱萸生姜湯が考えられる。あまり冷えの傾向が見られない場合は，水毒や瘀血の病態で対処してみる。帯状疱疹後神経痛の場合，五苓散は単独で用いるより，小柴胡湯と五苓散の合方である柴苓湯として使用する頻度のほうが高い。また，黄耆桂枝五物湯は水毒の特殊型といえる。筆者らの検討[2])によると，黄耆桂枝五物湯の使用目標としては，自覚症状は「肩がこる」，「普通便である」，「冷え症の傾向」で，他覚所見では，「肥満体で腹部の皮下脂肪が厚い」，「脈は沈で弱からやや弱」，「舌候は淡白紅で湿

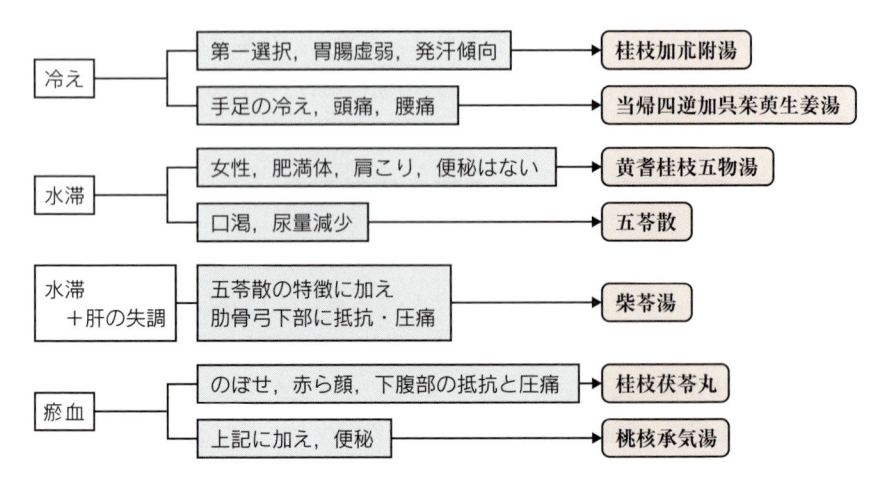

```
冷え ─┬─ 第一選択，胃腸虚弱，発汗傾向 ───────→ 桂枝加朮附湯
      └─ 手足の冷え，頭痛，腰痛 ─────────→ 当帰四逆加呉茱萸生姜湯

水滞 ─┬─ 女性，肥満体，肩こり，便秘はない ────→ 黄耆桂枝五物湯
      └─ 口渇，尿量減少 ──────────────→ 五苓散

水滞    ── 五苓散の特徴に加え
＋肝の失調   肋骨弓下部に抵抗・圧痛 ──────→ 柴苓湯

瘀血 ─┬─ のぼせ，赤ら顔，下腹部の抵抗と圧痛 ───→ 桂枝茯苓丸
      └─ 上記に加え，便秘 ────────────→ 桃核承気湯
```

図3　帯状疱疹後神経痛の処方選択のチャート

潤した微白苔」，「腹力は中等度で小腹不仁」であった．難治性の症例でも思いの他，効果が早く現れることもあり，これらの症候を満たす帯状疱疹後神経痛の例には，黄耆桂枝五物湯を試みる価値があると思われる．また，腹診上，下腹部に抵抗と圧痛を認め，冷えの傾向の少ない場合は瘀血を改善する処方として，桂枝茯苓丸や桃核承気湯が考えられる．これらは単独で用いる他，五苓散のように小柴胡湯と併用する場合も少なくない．

　帯状疱疹後神経痛の臨床報告として，文献的には桂枝加朮附湯[3]，柴苓湯[4]の報告がある．

● 参考文献

1) 安元慎一郎：帯状疱疹．medicina，**40**：942-943，2003．
2) 古谷陽一，他：知覚異常に黄耆桂枝五物湯が有効であった3症例．日本東洋医学雑誌，**55**：131-138，2004．
3) 菅谷壯男，他：帯状疱疹後神経痛に対する桂枝加朮附湯の効果．ペインクリニック，**12**：70-72，1991．
4) 吉井信夫，他：帯状疱疹後神経痛に対する柴苓湯の効果．痛みと漢方，**3**：41-44，1993．

〔古谷陽一〕

手足の冷え性

症例1　下肢の冷えに八味地黄丸　91歳女性

既往歴　1992年胆嚢摘出術，子宮摘出術，1997年両側白内障手術。

家族歴　特記すべきことなし。

現病歴　2001年12月18日突然腰痛が出現し，近医外来受診し腰椎圧迫骨折と診断され，自宅安静療養にて改善した。しかし2003年4月18日再び腰痛が出現した。第4，第5腰椎圧迫骨折と診断され入院した。リハビリなどが施行され2003年5月22日退院したが，その後も疼痛は持続し，2003年6月21日当院初診，療養目的で入院となった。

現　症　身長135.4 cm，体重50.0 kg，血圧151/71 mmHg（lt.は135/50），体温36.7℃。意識は清明，腰痛と右大腿～下腿に持続する疼痛あり。

和漢診療学的所見　脈候はやや沈んでおり，舌候は乾燥した微白苔あり。腹候は腹力は中等度，左右臍傍とS状結腸部に圧痛あり，小腹不仁を認めた。四肢，とくに両下肢に煩熱あり，両足背に浮腫を認めない。

経　過　腰痛と右大腿，右下腿の疼痛（筋痛）のため歩行不能であり，芍薬甘草湯（N-68）4 g/日，ロキソプロフェンナトリウム60 mg/日を開始した。腰痛が軽減し入院後1週間ほどで何とか歩行器での歩行が可能となった。また，右下肢の疼痛は，範囲が狭くなったが膝関節痛が残った。また，2002年8月2日頃より両肩から両上背部にかけての痛みが出現したため，2002年8月5日より和漢薬を二朮湯（TJ-88）5 g/日に変更した。また，右背部の痛みが増悪したため，8月9日よりロキソプロフェンナトリウムを120 mg/日に増量した。両肩から右背部の疼痛は消失したが，膝関節痛，背部痛が残り，他覚的には四肢に冷えがあるが自覚的には下腿のほてりがあるとのことで，腎虚，四肢の虚熱による煩熱ととらえ，10月21日より六味丸（TJ-87）5 g/日に変更，疼痛は徐々に軽減し，ほてりもなくなった。しかし，その後両下肢に浮腫が出現し，自覚的にも両手の冷えが強くなり12月2日八味地黄丸（TJ-7）5 g/日に変更。徐々に四肢の他覚的な冷えも消失し，腰痛などの痛みも軽減したため，翌年（2003年）9月29日よりロキソプロフェンナトリウムを中止した。右膝の歩行時痛が残ったため，12月29日牛車腎気丸（TJ-107）5 g/日に変更したところ，2004年2月には膝の疼痛も消失した（**図1**）。

症例2　下肢の冷えに八味地黄丸合人参湯　86歳男性

既往歴　29歳肺結核，75歳変形性腰椎症。

家族歴　父：高血圧脳卒中。

現病歴　79歳時頭部外傷にて近医脳神経外科受診。そのとき，高血圧を指摘され，

また筋緊張性頭痛，こむら返りもあったため，その後も通院加療されていた。降圧剤，芍薬甘草湯（TJ-68）を7.5 g/日投与受けていたが，下肢の冷えと腰痛を訴え2003年10月1日当院に来院した。

現　症　　身長 152cm，血圧 180/80 mmHg，脈拍72/分，体温35.5℃。骨粗鬆症に伴う変形性腰椎症のため，やや前傾前屈姿勢である。眼瞼結膜に異常なし，心肺所見なし，腹部は肝脾腫大なし，下肢に浮腫なし，自覚的に腰痛や冷えがあるが，他に神経学的所見なし。飲酒5合/日，タバコ（－）。

和漢診療学的所見　　脈候は浮，硬脈，舌候は乾燥した微白苔あり。腹候は腹力はやや軟で，心下痞鞕，臍上悸，臍下悸，小腹不仁などを認めた。両足背に浮腫を認める。身長は10年前感冒で来院したときより約4cm縮小しているが，毎日田畑に精を出しているせいか，声も大きく元気である。しかし，腰痛を認め，とくに夜間に下肢の冷えがあり，7〜8回の頻尿があるという。また，両足底に煩熱を認める。四肢に浮腫（－）。

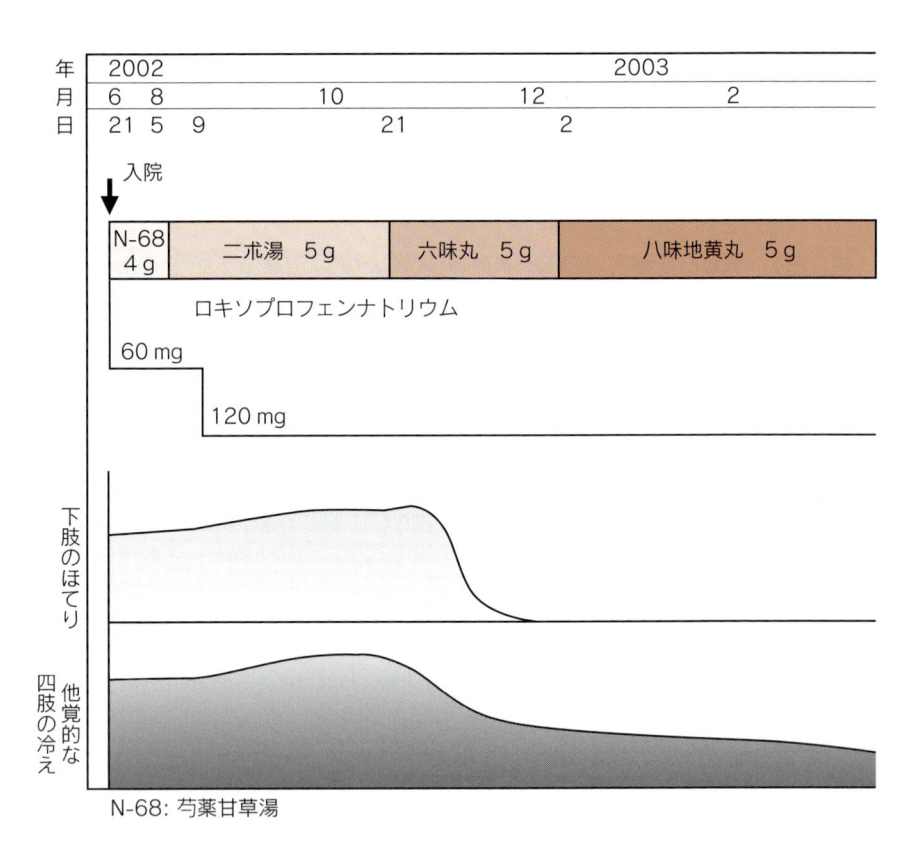

図1　症例1の臨床経過

経過 頭痛があり，下肢の冷えが著明であるにもかかわらず風呂に入るとのぼせるなど，上熱下寒を認め，腹力が軟弱で心下痞鞕を認めることから桂枝人参湯（桂枝9.0g，加白河附子0.8g）を，降圧薬としてバルタルサン40mg/日とニフェジピン20mg/日を開始した。腰痛や頭痛などの症状はやや改善したが，下肢の冷えがあまり改善しないため，10月21日さらに炮附子を2g加え，白河附子を0.8→1gに，さらに11月5日には炮附子を2g→3gに増量した。しかし頻尿や冷えは改善せず，排尿回数も変わらず，さらに残尿感も出現した。骨粗鬆症もあり，腎陰陽両虚と考え，2004年2月18日（煎）八味地黄丸合人参湯に転方した。転方数日後には尿回数が減り始め，4月12日には腰痛が消失し，下肢の冷えも改善された。夜間の排尿の回数も1回に減った（図2）。

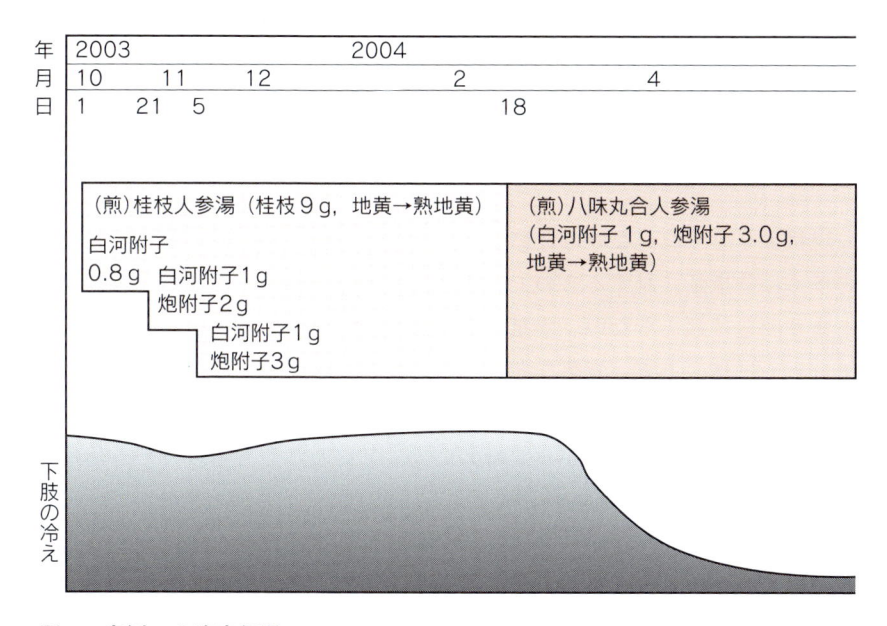

図2 症例2の臨床経過

● 西洋医学的アプローチの現状

冷えは病名ではなくて症状である。また冷え自体が病気として治療対象となることはほとんどないが，抗不安薬，抗うつ薬，末梢循環改善薬などを用いることがある。人体は体温低下を防ぐため生存に関わる臓器や組織に一定の血流を送り，体表や四肢末梢の血流を減少させるという自律的な

生理的機能を持っている。四肢，皮膚，消化器などは短期生存には無関係であり，実際に冷えを起こすのはこの部分であることが多い。高齢者では，具体的な疾患が存在しない場合であっても，エネルギー代謝の減少，動脈硬化，自律神経機能の衰退などが徐々に進行する。また，長期の慢性疼痛に伴う局所的な血流低下があることも多い。その結果，精神的活動というよりは室温，着衣などの環境の変化に対応した手足の冷えを認めることが多い。これらは治療というより日常生活習慣に注意することにより対処される。また，動脈の閉塞性疾患，甲状腺機能低下症，膠原病，糖尿病など，冷えの元となる疾患があるときは，それらの検査，治療が行われる。

● 和漢診療学的アプローチの基本的考え方

　現状より悪くならないことに気をつける。冷えに効くといわれる和漢薬の多くは陰虚証に対するものであり，附子の量を間違えるなどしなければあまり問題は起こらない。手足の冷えとは，すなわち全体的な熱産生の低下もしくは体の上下，表裏などの熱の偏在を意味する。偏在する原因もさまざまであり和漢薬治療の根幹をなすものであり，病名というより症候と捉えることが多い。したがって冷えに効くといわれる方剤以外でも治療効果が得られる可能性もある。

　長年にわたって存在する冷えは，すでに日常生活習慣の中に含まれており治療の必要性を自覚しない傾向がある。また，多くの高齢者はさまざまな合併症を抱えており，すでに複数の薬が処方されている。むしろ新しい薬が増えたり，頻繁に変わるなど変化を嫌うことが多い。効いているのが自覚されていても，薬がまずいという理由で自己中断することもある。処方にあたって説明を十分に行うことはもちろんであるが，処方するにあたってどのような味の方剤であるかも把握しておく必要がある。また，投与量もしくは投与回数を少な目にして効果があることも多い。

● 処方選択のチャートと解説

　加味逍遥散，柴胡桂枝乾姜湯，疎経活血湯，苓甘姜味辛夏仁湯は少陽病期虚証，桂枝茯苓丸は少陽病期実証，桃核承気湯は陽明病期実証，五積散は太陰病期虚実間証である。少陰病期虚証で表証であるものは甘草附子湯，桂枝加附子湯，附子湯，赤丸料，裏証では真武湯，附子理中湯，四逆湯，四逆加人参湯，厥陰病期では茯苓四逆湯，通脈四逆湯が用いられる。なお，ここで記載したもので少陰病期と厥陰病期でエキス剤があるのは，真武湯と附子理中湯のみである。また，赤丸料には烏頭が含まれ注意が必要である。

　寒熱，表裏などの概念自体は大変重要である。実際に処方して，その効果の有無から理解するとよい。陰証においては表は身体表面や四肢が，裏は腸など消化管が相当する。表寒証では五積散，当帰四逆加呉茱萸生姜湯，当帰湯などを用いる。柴胡を含む加味逍遥散，補中益気湯など少陽病期では半表半裏に熱証を伴う。裏寒に用いる方剤は呉茱萸，乾姜，蜀椒，当帰，附子などが配合されている。

　気，血，水は相互に影響しあうが，血の異常は冷えに直接影響を与える。当帰は補血により表裏の血のめぐりを改善し四肢をあたためる。潤腸作用があり，便秘が改善するときもある。加味逍遥散，五積散，四物湯，十全大補湯，疎経活血湯，当帰飲子，当帰四逆加呉茱萸生姜湯，当帰芍薬散，当帰湯，人参養栄湯などに当帰が含まれる。瘀血による冷えでは当帰芍薬散，牛車腎気丸，桂枝茯苓丸，疎経活血湯などを用いる。脈が実で気逆があるなら桃核承気湯を使うこともある。ただし強力に瀉下する方剤を使うと不整脈など変調をきたすことがある。

　気虚を主徴とする冷えには十全大補湯，当帰四逆加呉茱萸生姜湯，当帰湯，人参湯，人参養栄湯，半夏白朮天麻湯，黄耆建中湯など，気鬱を伴うときは加味逍遥散，半夏白朮天麻湯，気逆を伴う冷えには五積散，当帰四逆加呉茱萸生姜湯，加味逍遥散，桂枝加竜骨牡蛎湯，柴胡桂枝乾姜湯などを用いる。

　また水滞を主徴とする冷えには五積散，牛車腎気丸，呉茱萸湯，真武湯，

当帰芍薬散，八味地黄丸，半夏白朮天麻湯，六君子湯，苓甘姜味辛夏仁湯，苓姜朮甘湯を用いる。

　腎虚に対しては，六味丸は腎陰液虚，八味地黄丸は腎陰液，陽気虚，牛車腎気丸，真武湯，苓姜朮甘湯は腎陽気虚に用いられる。

　脾虚が明らかな冷えには，黄耆建中湯，呉茱萸湯，真武湯，大建中湯，当帰四逆加呉茱萸生姜湯，人参湯，半夏白朮天麻湯，人参養栄湯，十全大補湯などが用いられる。人参湯は，八味地黄丸，当帰芍薬散，真武湯などと合方されることがある。人参湯に附子を加えたものが附子理中湯である。

　甘草で浮腫が出現することがある。とくにエキス剤で複数の方剤を併用するときは，含まれる甘草の量を把握しておくことも必要である。桂枝茯苓丸，牛車腎気丸，四物湯，真武湯，当帰芍薬散，八味地黄丸などは甘草を含まない。

　附子は少量から始め，徐々に増量する。なお，エキス剤に含まれる附子は少量であり，副作用が少ない反面効きが悪いことがある。必要に応じて加工ブシ末を加える。

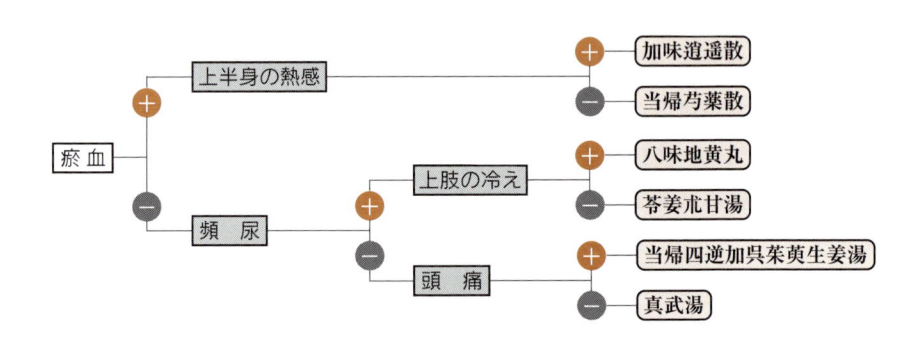

図3　手足の冷えの鑑別

● 西洋薬との併用

　甘草は偽性アルドステロン症など副作用が出現することがある。また高齢者では尿細管障害で電解質バランスが崩れていることがあり，低カリウム血症などを助長することがあるため利尿剤との併用は注意が必要である。しかし，逆に甘草が原因の浮腫に対してカリウム保持性の利尿剤を併用するとよいこともある。また，西洋薬投与下で新たに漢方製剤を開始，変更する場合には，下剤など西洋薬の変更は同時に行わないほうが無難であり，また漢方製剤の効果を評価しやすい。

● 参考文献

1) 寺澤捷年：症例から学ぶ和漢診療学 第2版．83-110，医学書院，1998．
2) 伊藤　隆，寺澤捷年，檜山幸孝，他：赤丸料の適応病態に関する一考察．日本東洋医学雑誌，**37**(3)：47-53，1987．
3) 嶋田　豊，藤永　洋，引網宏彰，他：高齢者の手足腰の痛み・脱力感・しびれ・冷えに対する八味地黄丸の効果．日本東洋医学雑誌，**48**(4)：437-443，1998．
4) 萬谷直樹，小尾龍右，後藤博三，他：加味逍遙散が奏効した慢性便秘の四例．日本東洋医学雑誌，**50**(2)：75-80，1999．
5) 藤平　健，小倉重成：漢方概論．50-110，創元社，1979．
6) 中山医学院編，神戸中医学研究会訳：漢薬の臨床応用．54-119，医歯薬出版，1979．
7) 岡　進，中嶋義三：当帰四逆加呉茱萸生姜湯の冷え症に対する効果について．日本東洋医学雑誌，**43**(3)：129-132，1998．

〔松浦　伸〕

反射性交感神経性ジストロフィー

症例 全身の疼痛，しびれ感に烏頭桂枝湯　69歳男性

既往歴　38歳　前立腺肥大症，緑内障。60歳　高脂血症，高血圧。
家族歴　特記すべきことなし。
生活歴　飲酒　2合/日，喫煙（20本/日×20年　40歳で禁煙）。
現病歴　1995年ごろ転倒し，第7頸椎亜脱臼骨折にて前方固定術を受けた。その直後から，四肢と体幹にデルマトームに一致しない強いしびれ感，こわばり感が出現。1997年某大学病院で反射性交感神経性ジストロフィー（RSD）と診断された。以降，硬膜外刺激電極・神経ブロックや数々の薬物療法を試みられたが，症状は寛解増悪を繰り返していた。2003年6月13日疼痛コントロール目的のため当科紹介入院となった。
現　症　身長164 cm，体重64.6 kg，体温36.2℃，血圧120/80 mmHg，脈拍80/分・整，意識清明。全身に発汗著明，頭頸部，胸腹部，四肢異常なし。神経学的所見：深部腱反射やや減弱，デルマトームに一致しない四肢の知覚異常，両足底にアロディニアあり。血液生化学的所見では，T-cho 226 mg/dl，TG 173 mg/dlと軽度の高脂血症が見られた。手関節X線では骨萎縮があったが，骨シンチでは異常集積は認められなかった。心理検査では，Beck depression inventoryが8点，CMIがⅣ領域であった。
和漢診療学的所見　自覚的には手足の冷え，眠りが浅い，日中の眠気，体が重い，発作的な腹痛，両手・両足を中心としたしびれ感，朝のこわばり，唾液分泌過多などの症状があった。また他覚的には自汗傾向，四肢厥冷が非常に強かった。脈候は，浮弦，舌候は正常紅舌でやや湿潤した微白苔に被われている。腹候は腹力は中等度で，心下痞鞕，小腹不仁を認めた。また電気温鍼の耐久時間は，5 chで30分が非常に強い寒の存在が示唆された。

経　過　入院時，RSDのⅡ期（亜急性期）と診断された。サーモグラフィーでは，左側背部と左側手部～手指の温度が右側と比較して低下しているのが確認され，三相性骨シンチグラフィーの血管相でも左側足部の血流の低下が認められた。これまで服用していた西洋薬（アモバルビタール100 mg，クロナゼパム2 mg，塩酸イミプラミン20 mg，エチゾラム1 mg）に加えて，烏頭桂枝湯（うずけいしとう）を煎じ薬で併用することとした。烏頭の量を1.5 gから開始し，最終的には4.5 gまで増量したところ，16週後には疼痛は半減し，フェイス・スケールも20点から11点へ減少した（**図1**）。さらにサーモグラフィーや三相性骨シンチグラフィーの血管相でみられた左側の血流低下も，右側の同程度まで回復し，現在も同処方を服用中であるが，経過は良好である。

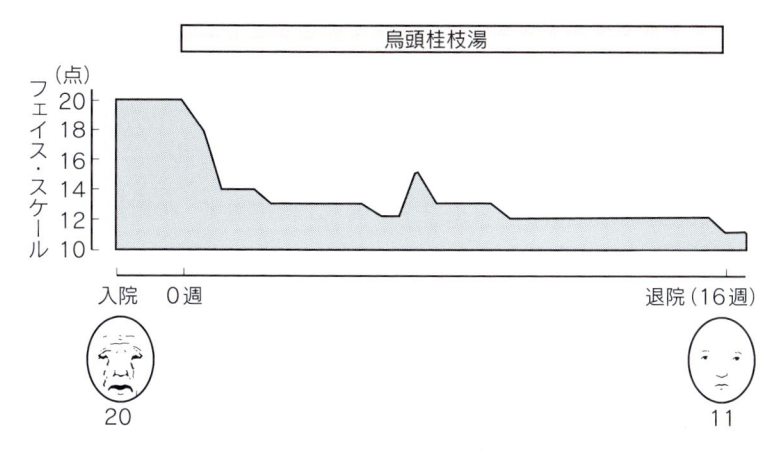

図1 症例の臨床経過

● 西洋医学的アプローチの現状

　交感神経系の異常回路の遮断により除痛を得るために，観血的治療や脊髄腔内への各種薬剤の投与，脊髄電気刺激などさまざまな試みが続けられているが，まだその適応・効果がはっきりとは定まっていない。また併せて理学療法により機能改善を図ることに主眼が置かれている。

　薬物療法は，初期には炎症の関与が主体でありステロイドなどが有効であるとの報告が多い。また α 遮断薬，抗うつ薬，抗セロトニン薬などが臨床上有用とされているが，コンセンサスの得られたものはないのが現状である。最近では β 遮断薬や bisphosphonate などの各種薬剤の効果が報告されてきている。またエルカトニンやノイロトロピンも RSD に対する有効性が報告されており，ステロイドよりは副作用も少なく，広く使用されている。しかし，これまでの種々の治療法で無効例が依然として存在しており，RSD の病態，病期に応じた適切かつ細やかな治療体系の確立が望まれている。

● 和漢診療学的アプローチの基本的考え方

RSDと漢方治療

これまでRSDに対する漢方治療の報告例は少なく、黄連解毒湯[1]、柴苓湯＋六君子湯[2]、当帰四逆加呉茱萸生姜湯[3]、桂枝加苓朮附湯[4]が有効であると報告されているのみであり、RSDに対する処方選択に対するエビデンスはない。RSDは、経過より病期をⅠ期（急性期）、Ⅱ期（亜急性期）、Ⅲ期（慢性期）に分けることができるが、Ⅰ期（急性期）は発症後約3か月間で疼痛、腫脹、発赤、熱感などの炎症所見が著明であり、Ⅲ期（慢性期）は発症後1年以上経過し、皮膚は蒼白、乾燥、萎縮し、冷たくなり拘縮や骨萎縮は著明となる。この分類からⅠ期（急性期）は陽実証で、Ⅱ～Ⅲ期（亜急性～慢性期）になると陰虚証になると考えられる。実際にこれまでの報告例を病期別に分類すると、Ⅰ期には黄連解毒湯、柴苓湯＋六君子湯、Ⅱ～Ⅲ期には当帰四逆加呉茱萸生姜湯、桂枝加苓朮附湯、烏頭桂枝湯が有効となる。

以上のことよりRSDのⅠ期（急性期）は黄連解毒湯や柴苓湯などの抗炎症作用の強い方剤を使用する。顔面紅潮などの熱性傾向が強ければ黄連解毒湯、胸脇苦満があり、局所の腫脹が強い場合には柴苓湯を選択する。Ⅱ～Ⅲ期（亜急性～慢性期）では陰証の方剤を用いることになる。冷えのぼせがあり、両鼠径部の圧痛を目標として当帰四逆加呉茱萸生姜湯を用いる。当帰四逆加呉茱萸生姜湯には附子が含まれていないが、営衛不和を改善することで痛みを改善する。さらに冷えて痛みが強くなるような場合には附子を加えてもよい。自律神経障害による異常発汗などを認める場合などには桂枝加苓朮附湯がよいと思われる。桂枝加苓朮附湯よりもさらに痛みの程度が強い場合には烏頭桂枝湯を用いる。またいずれの病期でも気虚の所見が強い場合には六君子湯を併用する（**表1**）。

● 処方選択のチャートと解説

漢方では、烏頭や附子などが含有されている方剤が慢性疼痛に有効であると使用されてきている[5]。また烏頭桂枝湯は、『金匱要略』に収載され、

表1　RSDの治療方剤

病期	適応方剤	症候
Ⅰ期（急性期）	黄連解毒湯 柴苓湯	顔ののぼせ，熱感，下腹部の圧痛。胸脇苦満，局所の腫脹が強い。
Ⅱ～Ⅲ期 （亜急性期～慢性期）	当帰四逆加 呉茱萸生姜湯 桂枝加苓朮附湯 烏頭桂枝湯 （煎じのみ）	上熱下寒，手掌足蹠発汗あり，鼠径部の圧痛。 脈が浮弱，四肢厥冷，自汗傾向あり。 夜も眠れないくらい痛みが強い，自汗傾向あり，著明な四肢厥冷。

〔注〕いずれの病期でも六君子湯などを併用するとよいことがある。

「寒疝，腹中痛み，逆冷して手足不仁す。若し身疼痛し，灸刺，諸薬にて治する能わずんば，抵当烏頭桂枝湯之を主る。」と記載され，難治性の疼痛性疾患に用いるとされている。今回，われわれも夜も眠ることができないくらいの激しい疼痛，自汗傾向があること，そして四肢厥冷が非常に強いことを目標として烏頭桂枝湯を処方し，著効が得られた。構成生薬の烏頭には薬理効果として鎮痛効果が証明されており[6,7]，夜も眠れないくらいの痛みに対して第一に烏頭が有効であった可能性が考えられる。提示した症例では，サーモグラフィーでも治療前後で改善が得られた。烏頭桂枝湯には構成生薬として烏頭以外に桂枝，芍薬，生姜，大棗（たいそう），甘草が含まれているが，その中で桂枝，芍薬には血管弛緩作用が証明されており[8,9]，これらの生薬の働きにより血流が改善したことも，痛みを軽減するのに有効であったのではないかと考える。

● 西洋薬との併用

ほとんどの症例報告では西洋薬や神経ブロックとの併用で漢方薬が用いられており，相乗効果が期待できるのではないかと考える。

● **参考文献**

1) 小田裕造，他：上肢の熱証による疾患に対する東洋医学的治療．日本東洋医学会雑誌，(supple) **54**：S167，2003．
2) 松村崇史：手の反射性交感神経性ジストロフィーに対する漢方治療の経験．日本東洋医学会雑誌，**53**：37-40，2002．
3) 小谷直樹，他：当帰四逆加呉茱萸生姜湯による反射性交感神経性萎縮症の治療経験．ペインクリニック，**11**：89-90，1990．
4) 渡辺廣昭，他：漢方薬併用により効果を示した右肩の難治性反射性交感神経性ジストロフィー(CRPS type 1)の1症例．痛みと漢方，**8**：41-43，1998．
5) Terasawa, K.: "Kampo (Japanese-Oriental medicine)". K.K.Standerd McIntyre, Tokyo, 1993.
6) Murayama, M., Hikino, H. :Stimulatimg actions on ribonucleic acid biosynthesis of aconitines, diterpenic alkaloids of Aconitum roots. J. Ethnopharmacol., **12**: 25-33, 1984.
7) Kitagawa, I., Chen, Z. L., Yashihara, M., et al.:Chemical studies on crude drug processing. Ⅲ. Aconiti Tuber (2). On the constituents of "Pao-fuzi", the processed Tuber of *Acomitum carmichaeli* DEBX. and biologlcal activities of Lipo-alkaloids. Yakugaku Zasshi, **104**: 858-866, 1984.
8) Goto, H., Shimada, Y., Akechi, Y., et al.: Endothelium-dependent vasodilator effect of extract prepared from the roots of *Paeonia lactiflora* on isolated rat aorta, Plant Med., **62**: 436-439, 1996.
9) Tanikawa, K., Goto, H., Nakamura N., et al.: Endothelium-dependent vassodilator effect of tannim extract from Cinnamonomi Cortex on isolated rat aorta. J. Trad. Med., **16**: 45-50, 1999.

〔貝沼茂三郎〕

機能性慢性便秘

症例1　便秘に麻子仁丸　66歳男性

既往歴　家族歴　特記事項なし。

現病歴　以前より週に1日程度排便のない日があったが，コーラック1〜2錠で軽快していた。コーラックによる腹痛はなかった。3年前より便秘が増悪し，コーラックを毎日服用するようになったが，徐々に必要量が増え，6錠(分3)服用しても効きにくくなってきた。近医より大建中湯3包と防風通聖散3包(大黄1.5g・芒硝0.7g相当分を含有)を処方されたが改善なく，マグコロールP®1袋とグリセリン浣腸を3日に1度使用して排便を得ていた。センナやプルゼニド®3錠を併用しても効果は2週間しか持続せず，すぐに浣腸などが必要な状態となるため漢方治療を希望され受診した。

現症・検査所見　身体所見は異常所見なし。甲状腺機能も基準範囲内であった。上部消化管内視鏡・大腸内視鏡ともに異常所見はなかった。

和漢診療学的所見　腹部にガスが貯留するが出にくい。便は太いときと兎糞状のときがある。前立腺肥大のため頻尿や残尿感がある。冷えの自覚はない。肥満気味で，腹部はガスが貯留し腹鳴は亢進。舌は正常紅で乾燥した白黄苔に覆われ亀裂あり。脈は浮実。腹力は実で臍傍抵抗圧痛を認める。

臨床経過　一般の刺激性下剤にすぐに耐性ができてしまうことから，潤腸・腸管運動促進・瀉下・理気作用を合わせ持つ漢方薬による治療が必要と考えられた。浣腸の習慣性や刺激性下剤の耐性からすぐに脱却するのは困難であり，頻尿も訴えたことからツムラ麻子仁丸7.5g(『金匱要略』には頻尿が目標として記載されている)とマグラックス®3錠(カマ)にテレミンソフト®坐薬(ビサコジル)を頓用とした。服用1週間で毎日良好な排便が得られるようになり，1か月後には坐薬の使用回数も減ってきた。従来のように耐性ができて効きが悪くなることはない。頻尿には変化がないが腹満感も減り，今後は麻子仁丸の量を減量することを目標に内服を継続している。

症例2　便秘に加味逍遙散　57歳女性[1]

既往歴　家族歴　特記事項なし。

現病歴　10数年来便秘で下剤を飲まないと1週間も便が出ず，腹が張って苦しくなる。便の性状は太くて硬い。市販の下剤(センノシド入り)で排便が得られたが，当初は1錠で有効だったものが最近は4錠必要になったため，漢方治療を求め1998年10月受診した。

現症　身長140.5cm，体重51.2kg，腸音の亢進はない。他に特記事項なし。

和漢診療学的所見　顔色は赤い。もともと暑がりで顔にのぼせ感がある。ただし冷房

で腰に張り感が出現する。時に足底のほてり感が出現する。頻尿があり，夜間尿１回。膀胱炎になりやすい。腹の張り感がよく出現し，腹鳴も多い。痔があり，大便の臭いは強くない。肩こり，口乾があるが口渇はない。脈はやや沈でやや実。舌はわずかに暗赤色で歯痕があり，乾湿中等度の白黄苔に覆われていた。腹力は実で心下痞鞭，両側胸脇苦満を認め，両側腹直筋の緊張が強く，両側臍傍の圧痛があり，軽度の小腹不仁を認めた。四肢冷はない。

（臨床経過）　一見して陽実証であり，肩こりや強い胸脇苦満があり，ツムラ大柴胡湯エキス5.0ｇ/日を開始した。便秘には有効であったが膀胱炎症状が出現し，内服を中断した。そこで瘀血徴候も考慮して，ツムラ加味逍遥散エキス5.0ｇを開始したところ，硬めだが毎日排便が得られるようになった。酸化マグネシウム１ｇを夕食後に追加し，良好な排便が得られるようになり，肩こりや頻尿も軽減した。

症例3　治療に難渋した慢性便秘　84歳男性

（現病歴）　1984年より便秘が出現し，酸化マグネシウム（カマ）１ｇ/日が開始された。1985年にはカマ1.5ｇ・大黄末１ｇ，1988年カマ1.5ｇ・大黄末1.5ｇ，1989年カマ1.5ｇ・大黄末２ｇ，1990年カマ１ｇ・大黄末１ｇ・アジャストA®２錠・ラキソベロン®20滴，1992年カマ1.5ｇ・大黄末1.5ｇ・ラキソベロン®50滴，1994年カマ1.5ｇ・大黄末1.5ｇ・アジャストA®３錠・プルゼニド®４錠と下剤の必要量が増加していった。注腸検査では腫瘍性病変なく，巨大結腸のような緊張のない腸管であった。1995年カマ２ｇ・大黄末２ｇ・プルゼニド®６錠が必要となり，大腸内視鏡では大腸全体にメラノーシスを認めた。1996年便秘による亜イレウス症状で入院。浣腸にて軽快したが退院後はカマ３ｇ・大黄末３ｇ・プルゼニド®６錠にマグコロールP®を２日に１袋使用し，グリセリン浣腸120ｍｌを頓用で使用するようになった。最終的には他疾患で永眠されたが，最後まで排便困難に苦しんでいた患者であった。

● 西洋医学的アプローチの現状

　高齢者では便秘はありふれた症状であるが，薬剤（抗コリン薬，抗うつ薬，頻尿用薬など）や大腸癌，甲状腺機能低下症，パーキンソン症候群，電解質異常などによる便秘を除外する必要がある。便秘の改善には食生活の改善と運動療法が有効であるが，何らかの下剤が必要な場合も多い。
　大黄やセンナあるいはその成分からなるアントラキノン系下剤は，連用により腸壁の菲薄化・神経線維の変性が生じ[2]，耐性が増大するため，「使用上の注意」にも長期連用回避と記載されているが，症例1のように実際に

は下剤を中止するのは困難[3]で刺激性下剤を長期常用している慢性便秘患者が多い。ラキソベロン®は刺激性下剤の中では習慣性が少ないといわれるが，実際には耐性が増大する患者も多い。カマなどの塩類下剤で便秘が改善すれば理想的だが，カマのみでは困難な例も多く，種々の下剤を試行錯誤しながらも刺激性下剤の必要量が増加していき，最終的に大量の下剤が必要になる例も存在する。

● 和漢診療学的アプローチの基本的考え方

　たとえば，大黄2gを服用していた患者であっても潤腸湯エキス2.5g（大黄0.67g）で良好な排便が得られることがあるように，大黄の量のみで便秘治療を考えるならば漢方薬を使用する意義は乏しい。しかし漢方方剤は，瀉下作用の他に潤腸作用・腸管運動促進作用を持つ生薬がこの漢方薬の中に配合されているため，症例1，2のように刺激性下剤に耐性を生じやすい例にも効果が期待できる。漢方薬によって刺激性下剤の量が減量できれば理想的である。

　和漢診療学においては大黄は単なる瀉下薬でなく，瘀血改善・抗炎症・抗精神・腎機能改善作用などの作用を期待して使用されるため，比較的長期間大黄が使用されることが多い。刺激性下剤の習慣性の問題については，種々の生薬が配合される漢方薬の場合は，単なる刺激成分のみの下剤よりも習慣性は少ないと推測されるが，漢方専門外来においても，大黄の必要量が増加していく症例が一定の割合でみられることを忘れてはならない[4]。

　症例2のように，筆者は機能性慢性便秘の患者に，その使用目標がみられる場合は加味逍遙散から開始する場合が多いが，他の大黄を含有しない漢方薬に比べて有効率が高い印象を持っている。大黄を含めて刺激性下剤の習慣性の問題を考慮するならば，刺激性下剤が含まれない漢方薬で排便の調整ができるほうが理想的である。症例2でも刺激性下剤への耐性を生じていたが，大黄を含有しない加味逍遥散によって刺激性下剤からの離脱が可能であった。

　西洋薬のみではうまく治療できない慢性便秘患者をしばしば経験する。

刺激性下剤に耐性を生じる例でも，漢方薬によって刺激性下剤の量が減量あるいは中止できる場合は多い。機能性慢性便秘において漢方薬の果たす役割は非常に大きい。

● 処方選択のチャートと解説

　漢方医学では，高齢者の便秘は虚証の便秘とされ兎糞状の便が多いとの意見が多い。しかし，わが国の内科学では，高齢者では弛緩性便秘が多く兎糞状便が特徴の痙攣性便秘は若年者に多いとされている。便の形状と年齢の関係については，東西医学のどちらか（あるいは両方）の分類が誤っていると考えられ[5]，機能性慢性便秘への大黄長期使用の是非と合わせて今後検討しなければならない問題は多い。分類を再検討している現在，チャートを呈示することは容易でないが，主なものを大黄含有・非含有漢方薬に分類してみた（図1）。

　ランダム化比較試験で便秘症に対する大黄甘草湯（だいおうかんぞうとう）の有用性が確認されているが，耐性を生じやすいため[6] 著者は頓用以外には使用しない。麻子仁丸（ましにんがん）・潤腸湯ともに高齢者に使いやすい穏和な下剤との記載がよくみられるが，エキス製剤によっては比較的多量の大黄（麻子仁丸7.5 g中に大黄4 g相当分）を含有しているものもあり，注意が必要である。

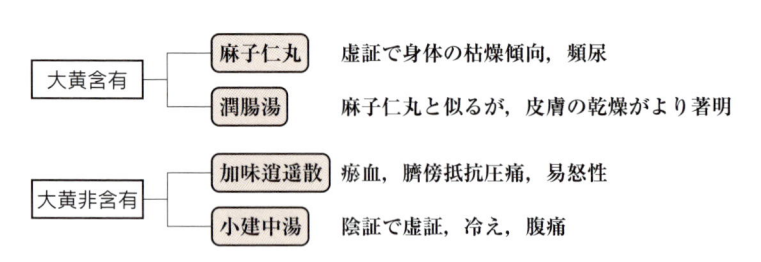

大黄含有	麻子仁丸	虚証で身体の枯燥傾向，頻尿
	潤腸湯	麻子仁丸と似るが，皮膚の乾燥がより著明
大黄非含有	加味逍遙散	瘀血，臍傍抵抗圧痛，易怒性
	小建中湯	陰証で虚証，冷え，腹痛

図1　高齢者の便秘の鑑別

● 西洋薬との併用

　機能性慢性便秘への一般的な治療で難渋している症例では，刺激性下剤への習慣性もあって，とくに治療初期では漢方薬のみで対処することが困難な場合も多い。習慣性が少ないカマなどの塩類下剤をまずは併用するが，テレミンソフト®坐薬などを頓用で使用するとスムースに刺激性下剤や浣腸の悪循環から離脱できる場合がある。

● 参考文献

1) 萬谷直樹，後藤博三，藤永　洋，他：加味逍遥散が奏功した慢性便秘の4例．日本東洋医学会雑誌，**50**：275-280，1999．
2) 吉田　豊ら：薬物による腸管病変とは―発症機序と起因薬剤．日本内科学会誌，**84**：241-248，1995．
3) 佐々木大輔：慢性便秘症．Medicina，**32**：222-223，1995．
4) Mantani, N., Kogure, T., Sakai, S., et al.: A comparative study between excess-dose users and regular-dose users of rhubarb contained in Kampo medicines. Phytomedicine, **9**：373-376, 2002.
5) 萬谷直樹，小暮敏明：東西医学における機能性慢性便秘の記載の比較．日本東洋医学雑誌，**55**：271-275，2004．
6) 杵渕　彰：常習性便秘の漢方治療．現代東洋医学，**10**(2)：28-32，1989．

〔萬谷直樹〕

食欲不振

症例1　食欲不振に六君子湯　85歳女性

既往歴　37歳；子宮筋腫。
家族歴　特記事項なし。
現病歴　2000年3月，心窩部痛と食欲不振のため近医を受診した。上部消化管内視鏡検査の結果は進行胃癌の診断であったが，本人と家族に手術を受ける意思がなく経過観察されていた。2002年5月30日に癌性腹膜炎による腹痛の診断で某総合病院に入院した。塩酸モルヒネ座剤・消炎鎮痛剤の投与などで疼痛は軽快し，8月21日に当療養型病院に転院となった。
現症　身長143 cm，体重32 kg，血圧118/70 mmHg，体温36.0℃。眼瞼結膜に貧血を認めた。心窩部に圧痛と抵抗あり。
和漢診療学的所見　自覚症状として少量は食事を口にするが，食後に心窩部が重くもたれる。何事にも意欲が湧かず，抑うつ的な表情で個室で臥床がちであった。二便に異常を認めない。脈候は渋。舌候は淡白で微白苔を被る。腹候は腹力軟弱で腹直筋の緊張と心下痞鞕，胃部振水音を聴取した。

入院後経過　入院当初は4割程度しか食事摂取できなかったが，9月5日より六君子湯エキス（TJ-43）5.0 g分2を開始したところ，その後の約2か月半，腹痛もなく食事をほぼ全量摂取できるようになった。またホールに出て食事をしたり，レクリエーションに参加するなど，意欲の改善も認められた（図1）。しかし11月半ば頃に急激な痴呆症状が進行して食事摂取量が減少。頭部CTにて慢性硬膜下血腫が判明した。末梢点滴による補液を中心とした保存的治療を継続したが，翌2003年1月に永眠された。

症例2　食欲不振に半夏厚朴湯・釣藤散　86歳女性

既往歴　33歳；肺炎。50歳頃；高血圧。
家族歴　特記事項なし。
現病歴　2002年4月30日より右膿胸のため某総合病院に入院した。抗菌薬投与と胸腔ドレナージなどにより軽快したが，一過性の意識消失（一過性脳虚血発作・多発性脳梗塞の診断）の後に食欲が低下し，中心静脈栄養を開始された。器質性精神障害の診断で高齢心療科からスルピリド100 mg/日を投与され，食欲がやや改善したため高カロリー輸液は中止できた。しかし食事摂取は半量がやっとで，適宜に1日500 mlの末梢点滴を受けていた。同年6月28日，ADL改善を目的に当療養型病院に紹介転院となった。
現症　身長143 cm，体重36 kg，血圧140/82 mmHg，体温37.2℃。仮面様顔貌。明らかな四肢麻痺はない。介助にて車椅子への移乗可能。動作は緩慢で，四肢に

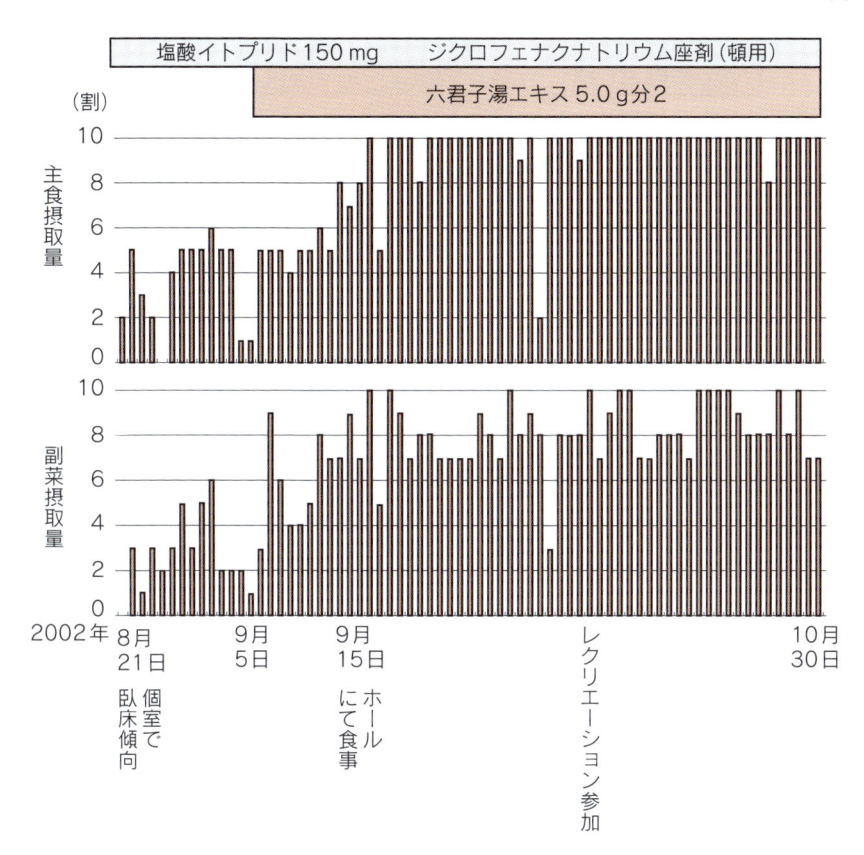

図1 症例1の臨床経過

筋固縮を認めた。手指振戦なし。血液・血清生化学検査では特記すべき異常所見を認めなかった。

和漢診療学的所見 口数は少ないが，介助や処置などに際して「お断りします」と拒否的であったり，時に「何をする！」など怒りの感情を表す。大便は硬く数日に一行。尿利は頻数（夜間尿数回）。皮膚は枯燥気味。脈候は硬脈。舌候は暗赤でわずかにな微黄苔を被る。腹候は腹力軟弱で小腹不仁を認めた。

入院後経過 食事は介助を要し，食物を口中に溜めてなかなか飲み込まず，やっと半量摂取できるという状態であった。薬剤性パーキンソニズムが病像を修飾していることを疑い，前医処方のスルピリドを中止して半夏厚朴湯エキス（TJ-16）5.0 g/日を開始したところ，嚥下がスムーズとなり，全量摂取が可能となった。長期的には軽度の筋固縮があ

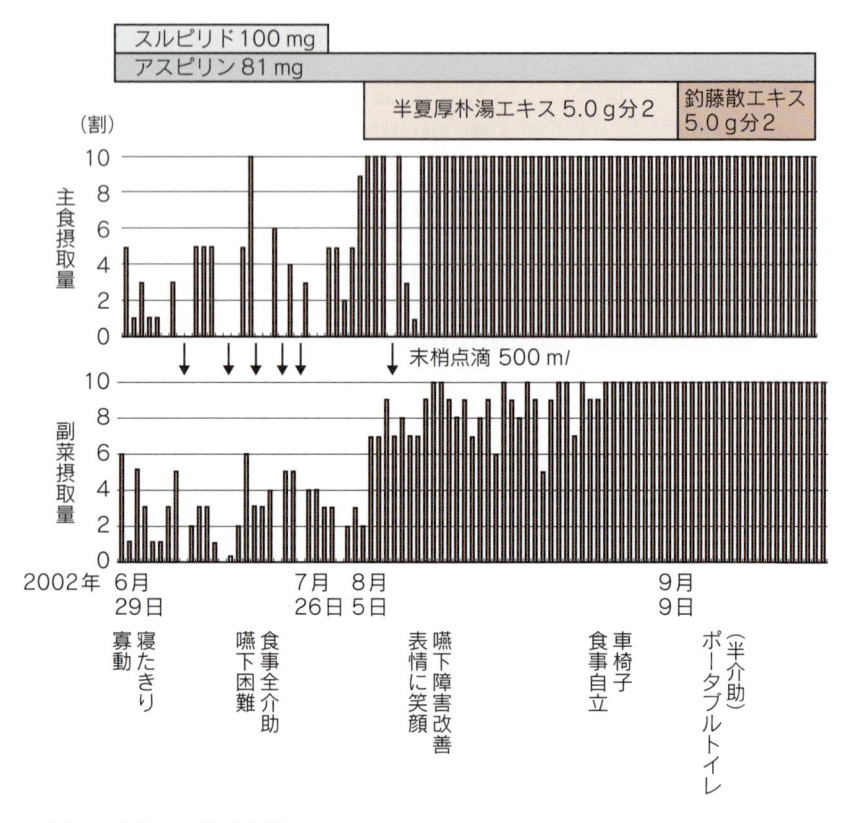

図2 症例2の臨床経過

り，本例は多発性脳梗塞に伴うパーキンソン症候群に薬剤が影響したものと考えられたが，半夏厚朴湯エキスの投与でスルピリド開始以前よりも食事摂取量が増加したことは特筆すべきことと思われる。その後，釣藤散エキス（TJ-47）5.0 g/日に転方したところ，表情に笑顔が見られるなど意欲的となって歩行訓練などのリハビリが進み，約1年の入院を経て翌2003年の初夏に自宅へ退院となった。

● 西洋医学的アプローチの現状

まずはその原因の検索が重要である。高齢者では発熱や疼痛などの定型的な症状を呈することなく食欲不振のみが目立ち，背景にある重篤な疾患

が見落とされる恐れがあるので注意を要する。胆膵疾患を含めた消化器疾患以外でも，感染症(とくに肺炎や尿路感染症)・心不全・甲状腺機能低下症・電解質異常などに留意し，注意深い診察と負担の少ない検査(血液検査・尿検査・単純X線検査・超音波検査など)は積極的に行うほうがよい。一方，これらの検索によっても明らかな原疾患が見つからない場合も多い。この場合も，薬剤の関与の可能性を念頭に投薬内容の確認も必要である。とりわけ利尿剤・非ステロイド系抗炎症剤・ジギタリス製剤・向精神薬などは，高齢者での使用頻度が高いので注意すべきであろう。また器質的疾患が治癒したにも拘わらず，食欲不振からADLの低下を来たすこともある。その場合にはスルピリドや，総合消化酵素，あるいはシサプリドなどの胃腸機能調整薬なども試みられる。またうつ病でも身体的不調が全面に現れること(いわゆる仮面うつ病)もあり，診断に難渋する。睡眠障害や意欲の低下など，詳細な問診から疑いがある場合は，精神医学的アプローチや抗うつ薬が必要である。

　その他，厳密には食欲不振とは範疇が異なるが，高齢者の摂食障害の原因として脳器質疾患から嚥下困難に陥っているケースや，痴呆の周辺症状としての摂食拒否もしばしば経験される。嚥下障害では嚥下リハビリや食事に辛味を加える工夫もよい場合があるが，球麻痺の程度では不可逆的で回復しえないこともある。また症例2のような易怒性の目立つケースではチアプリドによって介護抵抗が減って，摂食が可能となることもあるが，生理機能の低下した患者における薬物療法はそれ自体に副作用のリスクが高いことを忘れてはならない。

　以上のように，器質的疾患や精神神経疾患，薬剤の関与など，その原因によって対応が異なる。しかしながら高齢者の食欲不振の背景には，加齢に伴う生理機能の低下や多臓器に及ぶ機能不全が併存することも多く，寝たきり状態に陥ったり，経胃管栄養の導入が必要となったりと，その回復が困難であることもまれではない。

● 和漢診療学的アプローチの基本的考え方

高齢者の食欲不振と漢方治療

　食欲不振では，その原因と同時に結果でもあるが，"身体がだるい""気力がない""疲れやすい"などの気虚の症状や，"抑うつ傾向""咽・胸・季肋部つかえ感""腹部膨満"といった気鬱の症状を伴う。そこで，主に補気薬や気鬱を改善する薬方を用いることとなる。とりわけ五臓の概念では，「脾胃」すなわち「飲食物を消化吸収して水穀の気を生成する生理機能単位」の衰えを回復させることで，消化吸収機能を賦活し，意欲・食欲を改善するというアプローチが可能である。この脾の衰え（脾虚）の徴候として，他覚的には心窩部の圧痛（あるいは抵抗）を認め，これを心下痞鞕と呼び，人参配合剤が多く用いられる。この場合，陰陽の別が肝要である。顔面の紅潮や冷水を好むなどの自他覚症状や舌候で厚い白苔あるいは黄苔が認められるなどの陽証の所見があれば，少陽病期の方剤が適応となる。また寒がりや冷え，顔面蒼白などの症候や，舌苔はないかあっても薄く淡白色であるという陰証の徴候を呈していれば，太陰病期の方剤を選択する。

　また高齢者では泌尿器系の障害や腰脚の痛みやしびれなどの腎虚の症候を伴っていたり，易怒性など肝の失調（肝陰虚）を認める頻度も高い。脾腎両虚で下痢を伴う場合には啓脾湯を用いたり，肝克脾の病態では各種の柴胡剤や抑肝扶脾の方剤として釣藤散などが有効なことがある。また気血の衰えが著しい場合では，人参養栄湯[4]もよい。このように多臓器に及ぶ複合的な病態や消耗状態においても，漢方医学的アプローチは西洋医学的治療に比較して柔軟で幅広い対応が可能となる。ただし地黄を含有する漢方薬でかえって胃もたれを来たしたり，味や香により食欲低下を来すこともあり，その運用にも注意が必要である[5]。筆者は処方の検討に際してはコンプライアンスを考慮して，薬味の少ない方剤を選択することが多い。

● 処方選択のチャートと解説

　「食欲がない」という場合，"食べる意欲が乏しい"のか"食べられない"

のかを大きく区分する。

　"食べる意欲が乏しい"場合は，抑うつ傾向を伴うのか，拒食や介護抵抗があるのかを判別する。抑うつ傾向の見られる場合には香蘇散や，嚥下困難を伴う場合は半夏厚朴湯の奏効する場合がある。また介護抵抗が見られる際は，肝の失調と捉えて広く柴胡剤がよいが，とくに苦味の少ない抑肝散加陳皮半夏や釣藤散が応用しやすい。

　"食べられない"という場合には，"少量しか摂れない"のか，"全く受けつけない"のかということを区別し，前者は少陽病期から太陰の準位に，後者では太陰から少陰病期に至ったもの，すなわち，より新陳代謝が衰えた状態と考えて対応する。明らかな陽証の場合には，半夏瀉心湯も有用な方剤であるが，その苦味に耐えられるかという点に注意が必要である。異論もあるかもしれないが，高齢者に用いやすい少陽病期の方剤は補中益気湯を第一選択としてよいと思われる[6, 7]。一方，陰証では人参剤である六君子湯[8]・四君子湯・人参湯[3]などが用いられ，それぞれ随伴症候によって鑑別を進める。六君子湯では胃部の振水音（胃部を打診すると"ぽちゃぽちゃ"

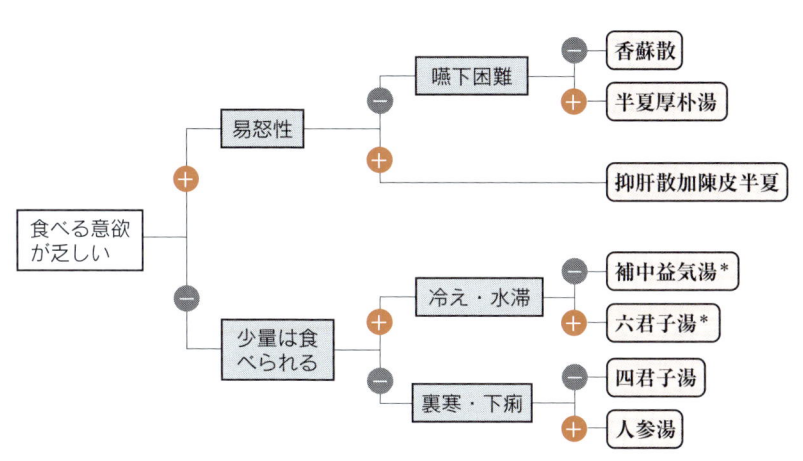

*印の方剤に食欲不振の適応があるが，この他，大柴胡湯・人参養栄湯・十全大補湯・平胃散・清暑益気湯にも保険適用がある。

図3　高齢者の食欲不振の鑑別

と音がする)を聴取したり，舌苔は比較的厚めであることが参考となる。また人参湯では四君子湯より寒に侵された病状として，下痢を伴いやすいことや舌苔が菲薄になることなどが鑑別点となる。さらに少陰病期に陥った際における処方として，真武湯も使用する機会もある。

● 西洋薬との併用

　西洋薬は比較的早くその効果を得られることが多いように思われるが，その反面で先の症例2のように病状を修飾する可能性もあり，慎重な観察が必要である。西洋薬による治療を優先的に求められる症例においても，積極的に漢方薬を併用することで病状の回復をより早めたり，副作用回避のために西洋薬を減量あるいは中止することも期待できると考えられる。感染症における化学療法と補中益気湯の併用は，補助療法としての有用性が報告されている[7]。

●参考文献

1) 鄭　東孝：食欲不振へのアプローチ　総合診療の立場から．JIM，**8**：642-646，1998．
2) 木村容子，新井　信，佐藤　弘：フローチャートでみる漢方薬の選び方　食欲不振・胃痛．薬局，**54**(7)：75-80，2003．
3) 松本浩利，近藤真一：食欲不振および痴呆随伴症状に対して人参湯が有効であった老年期痴呆症の3例．漢方診療，**13**(11)：19-21，1994．
4) 岳　真一郎，岩本　清，柳澤　紘：高齢者の不定愁訴に対する人参養栄湯の使用経験．漢方診療，**8**(6)：21-24，1990．
5) 柴原直利，伊藤　隆：漢方薬による食欲不振．漢方と最新治療，**9**(2)：127-129，2000．
6) 西本雅彦：うつ病に伴う食欲不振・全身倦怠感に対する補中益気湯の使用例．Modern Physician，**16**(4)：521-523，1996．
7) 中西文雄：結核患者の食欲不振に対する補中益気湯の有用性．漢方と最新治療，**9**(2)：114-116，2000．
8) 新井　信：内科における六君子湯の応用．漢方と最新治療，**9**(2)：163-166，2000．

〔横山浩一〕

感染性腸炎

症例1　発熱，腹痛，下痢に桂枝加芍薬湯　85歳男性

既往歴　家族歴　1998年：前立腺肥大症で手術。

現病歴　2001年左片麻痺で脳梗塞発症。ADLはほぼ自立から半介助。車椅子の自操可能で在宅療養中。特別養護老人ホームにてデイサービス利用中，昼頃から腹痛と下痢を認め，当院外来を受診。

現症　意識 清明，体温37.4℃，血圧106/66 mmHg，脈拍88/分・整。咽頭発赤なし。リンパ節触知せず。肺雑音なし。腹部全体に軽度の圧痛あり。筋性防御なし。グル音は軽度亢進。

和漢診療学的所見　全身倦怠感あり。悪心軽度あるも嘔吐なし。手足の冷えあり。腹部膨満感あり。腹痛は間歇的で裏急後重はあるが，さほど強くはない。腹部は両側腹直筋の緊張を中等度認める。

経過　軽度の裏急後重を認めるが，全体的に陽症の徴候は少なく，腹部所見などから，桂枝加芍薬湯（TJ-60）7.5 g分3で投与した。熱は上がってくるようなら抗菌薬も併用するように指示し，3日後のデイサービス利用時に再診とした。服用2回目から悪心・腹痛は減少し，翌日には軟便となり，翌々日には普通便に戻ったとのこと。熱は終始37℃前半で抗菌薬の服用はない。

症例2　寝たきりの高齢者の下痢に啓脾湯　92歳女性

既往歴　家族歴　特記すべきことなし。

現病歴　2001年11月にくも膜下出血を発症し，四肢麻痺の状態。水頭症にてVPシャント術施行。寝たきりの状態で意思の疎通不可能で，ADLは全介助。胃瘻造設後に2002年3月当院転院となる。2003年1月12日より下痢が出現している。

現症　意識：開眼しているが，呼びかけに対する反応はない。四肢の自動運動はまったくなく，屈曲拘縮強い。身長約151 cm，体重36.9 kg。血圧110/70 mmHg，脈拍72/分・整，体温36.9℃。下痢はおむつ交換のたびに出ており，不消化便。

和漢診療学的所見　意思疎通困難なため，裏急後重や腹痛，口渇などの所見は不明。腹部所見は緊張が強くはっきりしない。脈はやや沈，弱。

経過　拘縮の強い寝たきりの患者の腹部所見は緊張が強くあてにならないことが多い。全体的にはやせていて陰証傾向にあり，同室の患者が発熱を伴う下痢で感染性腸炎と考えられていたことから，啓脾湯（TJ-128）を5.0 g分2で投与した。投与2日目から軟便傾向となり，4日目には排便なく投薬を中止した。5日目には正常便があり，以後便

通異常はない。

● 西洋医学的アプローチの現状

　下痢は有害物質を体外に排除しようとする自己防衛的な反応であるから，むやみに止痢剤を投与することは控える必要がある。一般的には，タンニン酸アルブミンなどの収斂薬や乳酸菌製剤と抗菌薬の併用が多い。市中感染性下痢に対して塩酸シプロフロキサシンは下痢の期間を1〜2日短縮することが見出されたが，他の抗菌薬についてのエビデンスはない[1]。

　腸管出血性病原性大腸菌O-157感染症は，溶血性尿毒症症候群（HUS）などの重篤な病状を呈し，高齢者では死に至ることもある。激しい腹痛を伴う頻回の水様便が始まり，間もなく著しい血便となるような場合には注意が必要である。

　病院感染として最近問題になっているのは，バンコマイシン耐性腸球菌（VRE）である。高齢者で重篤な基礎疾患がある場合には，敗血症や腹膜炎など重症の感染症を起こし，死亡することもあり，これも注意が必要である。

● 和漢診療学的アプローチの基本的考え方

　漢方的には，陽証の下痢と陰証の下痢とを区別する。陽証の下痢は，裏急後重（下痢の前に腹痛があり排便をしてもすっきりせず，間もなくまた腹痛がして下痢をする状態，しぶり腹）があり，臭気があり，粘液便，血便を認めることが多い。これに対して陰証の下痢は一般に腹痛がなく，臭気のない水様便で，消化不良や消化機能の低下による完穀下痢（食べたものがそのまま出てくる）を呈する[2]。

　感染性の腸炎は，陽証の下痢であることが多く，葛根湯，葛根黄連黄芩湯，黄芩湯，五苓散，柴苓湯，半夏瀉心湯，桂枝加芍薬湯などが使用される。陰証の下痢では桂枝人参湯，啓脾湯，真武湯，四逆湯などが使用される。また下痢を痢疾と泄瀉に区別することもある。この場合の痢疾は陽証

でほぼ感染性腸炎に相当する。泄瀉は陰証で裏急後重のない消化不良や消化機能の低下による下痢とされる[3]。

高齢者での特記事項

　高齢者の場合でも，比較的元気な自立，要支援から要介護度1程度の人では感染性腸炎の初期はやはり陽証のことが多い。しかし，高齢者の場合には容易に脱水症を呈し，陰証に陥ることが多く，水分補給などの対症療法の併用を早期に考慮すべきである。

　療養型病床に入院中の要介護度4，5の介護の高い，寝たきりに近い状態の高齢者では，典型的な陽症の感染性腸炎の症状を呈することはむしろ少なく，陰証の下痢が多い。脱水症に陥りやすいことは同様である。したがって，陽証の方剤よりは，初期から陰証の方剤を考慮してもよいと考えている。さらに寝たきりで意思の疎通のできない患者は，腹証はあまり役に立たない。痙性麻痺，関節拘縮があるために全体的に腹壁の緊張が強いか，弛緩性麻痺のため軟弱であることが多いためと考える。筆者は困った時には啓脾湯を第一選択としている。追記として，高齢者は下痢により肛門周囲がすぐにびらんとなり，褥瘡発生の危険性が高くなることにも注意が必要である。

● 処方選択のチャートと解説

　裏急後重(しぶり腹)を伴うかどうかによって，陽証と陰証の下痢をまず鑑別する。陽証の下痢で，悪寒，発熱，項背のこりがあれば葛根湯だが，高齢者でこのような下痢をきたすことは非常に少ないと考え，チャートからはあえてはずした(**図1**)。

　悪心，嘔吐があり，みぞおちがつかえ，お腹がゴロゴロと鳴る場合には，半夏瀉心湯が適応になる。口渇があり尿量の減少があり，頭痛や悪心，嘔吐がある場合には五苓散が適応になる。やや体力が低下した冷え性の人で，間歇性の腹痛，腹部膨満感を訴え，腹直筋の緊張が認められるような場合には，桂枝加芍薬湯が適応になる。

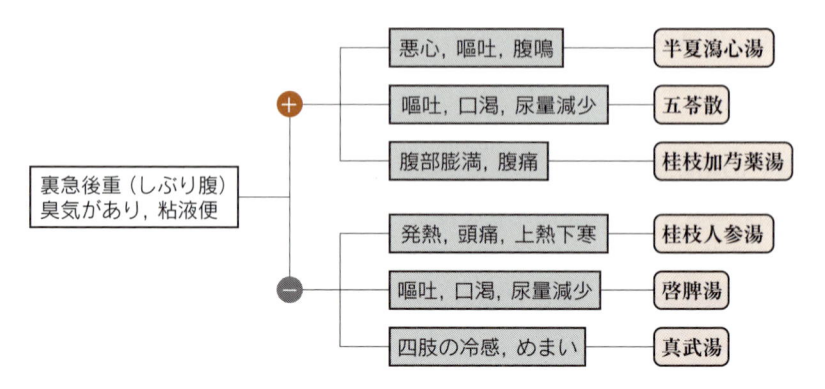

```
裏急後重（しぶり腹）        ┌ 悪心，嘔吐，腹鳴 ── 半夏瀉心湯
臭気があり，粘液便  ──(+)─┤ 嘔吐，口渇，尿量減少 ── 五苓散
                          └ 腹部膨満，腹痛 ── 桂枝加芍薬湯
                          ┌ 発熱，頭痛，上熱下寒 ── 桂枝人参湯
                    ──(−)─┤ 嘔吐，口渇，尿量減少 ── 啓脾湯
                          └ 四肢の冷感，めまい ── 真武湯
```

図1　下痢（感染性腸炎）の処方選択

　冷え性で顔色がすぐれず，心下痞鞕(しんかひこう)があり，それに頭痛や発熱などの表証を伴うものには桂枝人参湯(けいしにんじんとう)がよい。この処方は人参湯に桂枝が加わったもので，軽度の裏急後重があることもある。比較的体力の低下した人で，嘔吐，腹痛も軽度あり，腹壁は緊張が弱く顔色不良でガスとともに泡沫状の下痢を見るときには啓脾湯が適応になる。さらに体力的に虚弱で，全身倦怠感，四肢の冷感，めまいなどを伴う場合には真武湯が適応する。療養型病床，老人福祉施設などの高齢者では，この3剤（桂枝人参湯，啓脾湯，真武湯）を使用することが非常に多い。とくに寝たきりで，微熱があって下痢をしているが，裏急後重の訴えがはっきり確認できないような場合には体力的順に，桂枝加芍薬湯＞啓脾湯＞真武湯で試してみると効果があることが多い。

　エビデンス[4]：高齢者ではないが，小児の感染性下痢に対して五苓散が有効率77.4％との報告がある。乳幼児に対して柴苓湯(さいれいとう)あるいは柴苓湯と整腸剤の併用が効果があるという報告があり，高齢者でも参考になる。

● 西洋薬との併用

　感染性腸炎が明らかな場合には，抗菌薬との併用が基本である。

● **参考文献**

1) 日本クリニカル・エビデンス編集委員会：クリニカル・エビデンス第4版日本語版. 400-408, 日経BP, 2001.
2) 藤平　健, 小倉重成：漢方概論. 136, 創元社, 1979.
3) 花輪嘉彦：漢方診療のレッスン. 96-98, 金原出版, 1995.
4) 寺澤捷年, 喜多敏明：EBM漢方. 446-449, 医歯薬出版, 2003.

〔佐藤伸彦〕

慢性下痢

症例1 経管栄養に伴う慢性下痢に人参湯　80歳男性

主　訴　尿失禁，頻尿
既往歴　78歳　完全房室ブロックにてペースメーカー挿入。
現病歴　2000年初発の多発性脳梗塞にて徐々にADLが低下し，2003年2月に胃瘻造設し，経管栄養状態の患者。同年12月15日当院転院。障害老人の生活自立度C2，痴呆性老人の生活自立度 M。ときどき発声はあるが，コミュニケーションはまったく取れない。左片麻痺で四肢関節に拘縮が著しく，仙骨部に直径4 cm深達度IV度黄色期の褥瘡を合併。るいそうも著明。自力排便をする力がなく，数日おきに摘便を要し，便の栓が取れると，1両日ほど多量の水様便が続き，褥瘡部の便汚染が深刻な問題となっていた。
西洋医学的所見　身長158 cm，体重33.4 kg，血圧107/56 mmHg，脈拍68/分・整，心音清。痰が多く，時に右肺に混合性雑音を聴取。下腿に軽度浮腫あり。四肢関節に拘縮が著しくおむつ交換に難渋。仙骨部の褥瘡は難治性で，頻回に壊死組織除去が必要である。右麻痺と全身の筋力低下で，左手で辛うじてベッド柵につかまれるが，寝返りはできない。自立度C2，痴呆度 M。
和漢診療学的所見　自覚症状は聴取不能。るいそうが著しく，脈候は，硬脈腹候は腹力かなり弱く，軽度の心下痞鞕と臍上悸あり。舌候は暗赤紅で乾燥し，鏡面舌を呈していた。

経　過　虚状が著しく，消化吸収機能の低下による下痢で，心下痞鞕を認めることから，人参湯エキスを投与した。1週間の投与にて，ときに摘便は必要だが，それに続く水瀉性の下痢は完全に消失し，褥瘡も改善傾向を認めた。経過良好である。
考　察　本症例では，鑑別として真武湯，啓脾湯を考えたが，気の損耗が著しいことから，人参湯を選択した。施設介護の臨床では，しばしば経管栄養に伴う下痢を経験する。漢方薬が有効なことも多く，積極的な応用が推奨される。経管栄養中の患者への漢方エキス製剤の投与法の工夫については，第3章（17頁）を参照されたい。

症例2 虫垂炎手術後に発症した水瀉性の下痢に柴胡桂枝湯　73歳男性

主　訴　下痢，腰痛。
既往歴　特になし。
現病歴　2003年4月10日，虫垂炎から腹膜炎を続発し，入院。緊急開腹手術を施行。退院後，1日に3〜5行の水様便を認めるようになり，夜間も2回位の排便があった。
　1998年頃から右腰痛が出現し，増悪傾向のため，鍼灸治療を希望して2004年1月6日当院初診。

(西洋医学的所見)　身長157cm，体重50kg，血圧109/62mmHg，脈拍数83/分・整。心音清，呼吸雑音なし。腸雑音やや亢進。腹部正中全長にわたり手術創あり。神経学的異常なし。

(和漢診療学的所見)　下痢は水瀉性で，ガスがたまっている感じ。疲れやすい。体動時に腰が痛む。心気傾向が強く，同じ症状を繰り返し訴えた。脈は，浮弦やや弱。腹は腹力中程度で，心下痞鞕，左胸脇苦満を認め，腹直筋の全長にわたる異常緊張，軽度の小腹不仁，臍上悸を触知した。舌には乾燥した白苔を認めた。

(経　過)　虫垂炎手術以来，体力が低下したことに強い不安を抱いており，訴えの執拗さなどからも，いわゆる神経性の下痢症と考えられた。少陽病期の虚実間で胸脇苦満，腹直筋の攣急，腰痛を認めたことから，柴胡桂枝湯エキスを処方した。
　服用開始7日で固形便が混じるようになり，1か月後の再診時には，便回数は1日2〜3回，下痢は認めなくなった。

(考　察)　慢性下痢で，明らかな冷えの徴候はなく，胸脇苦満を認めたことから，病期は少陽と判断した。神経性の下痢で，胸脇苦満と腹直筋の攣急を伴う場合，柴胡剤の中でもやや実証では四逆散，虚実間からやや虚証では柴胡桂枝湯，虚証では柴胡桂枝乾姜湯などが鑑別となる。本例では，腹力，脈力，るいそうなどからやや虚証と判断し，本方を選択した。水瀉性の下痢という点から，啓脾湯も鑑別となるが，下痢と便秘の交代は認めなかったが，柴胡剤が奏効した。

● 西洋医学的アプローチの現状

　腸管の加齢変化は，結果的に腸液分泌の低下や運動性の低下を招来し，一般には便秘に傾きやすい。しかし，腸管吸収や外分泌能の低下などの要因が複雑に絡み合い，慢性下痢を呈する患者に遭遇する機会も少なくない。これら機能性の慢性下痢に対しては，過敏性腸症候群の治療に準じ，整腸剤や腸管運動調整薬，時に止瀉薬を対症療法的に用いているのが現状である。

● 和漢診療学的アプローチと基本的考え方

　下痢にも陰証と陽証の区別があり，陽証の下痢は一般に腹痛，裏急後重（しぶり腹），強い便臭を伴う。これに対して陰証の下痢では一般に腹痛がなく，臭気がなく，水様便で，ときには食べ物がそのまま出てくる不消化便（完穀下痢）を呈することもあり，排便後に虚脱感を伴うことが多い。

● 処方選択のチャートと解説

　慢性下痢では，陽証は少陽病期，陰証では太陰，少陰病期の薬方が応じることが多い．エキス剤に限ると，陽証の慢性下痢には，腹鳴，悪心，心下部不快感を特徴とする半夏瀉心湯（例外的に裏急後重を伴わないことが多い）や，交代性の下痢で神経症的傾向のあるものには四逆散をはじめとする柴胡剤が適応となる．陰証の慢性下痢には，胃弱，心下部不快感を伴う場合の人参湯や，全身の冷え，ふらつき感などを伴う場合を目標に，真武湯が頻用される．人参湯や真武湯の応じない，胃腸虚弱者の水様性の下痢には，啓脾湯がよいことがある．腹満感が強い場合には，桂枝加芍薬湯を用いる．この処方は下痢・便秘ともに適応となり，過敏性腸症候群に有効との報告がある（**図1**）．

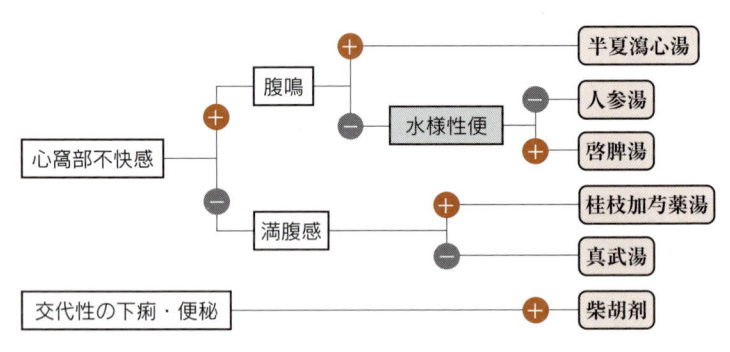

図1　慢性下痢の処方選択

● 参考文献

1) 藤平　健，小倉重成：漢方概論．135-136, 186-189, 創元社，1979.
2) 花輪壽彦：漢方診療のレッスン．93-103, 金原出版，1995.
3) 社団法人老年医学会編：老年医学テキスト．331-333, メジカルビュー社，2002.
4) 佐々木大輔，他：過敏性腸症候群に対する桂枝加芍薬湯の臨床効果．臨床と研究，**75**：1136-1152, 1998.

〔山本　樹〕

経管栄養, 胃瘻栄養に伴うトラブル

症例1 経鼻胃管からの栄養剤の逆流に大建中湯　81歳女性

既往歴　1993年　右乳癌切除。
家族歴　特記事項なし。
現病歴　1999年頃から痴呆症状を認め, デイサービス・ショートステイなどを利用しながら在宅療法を行ってきた。痴呆が悪化した2002年から施設介護が始まり, 2003年6月に混合性痴呆の診断でM病院に転院した。2004年1月頃から食欲が低下し, 発熱の頻度が増えた。1月30日には, 食欲低下・便秘・腹部膨満・腸雑音の亢進, 腹部単純X線写真上も著明な大腸ガスを認めた。サブイレウスと判断して絶食・補液管理を行い腹部症状は落ち着いたが, 食事を拒否し寝たきりになってしまった。2月17日から経鼻胃管栄養を開始したところ, のどのゴロツキが増えた。
身体所見　身長144cm, 体重35kg, BMI16.7, 体温36.4℃, 血圧126/74mmHg, 脈拍数80bpm。開眼しているが, 口は常に閉じ, コミュニケーションはとれない。眼球瞼結膜 異常なし。胸部 異常なし。腹部 膨満, 腸雑音 亢進。四肢 大関節は拘縮。
和漢診療学的所見　自覚症状は不明。顔面にわずかな色素沈着あり。脈候は沈, やや小, 虚。舌候は乾燥した白苔。腹候は腹直筋のわずかな緊張を認める。腹壁はやや膨満しているが薄く軟弱で, 腸の蠕動がみえる。

入院後経過　便秘もあり, センナ葉エキスやエリスロマイシン(EM) 600mgを開始したが, 目立った改善はなかった。27日から, サブイレウス, 腹部軟弱, 腸蠕動の亢進を目標に, 大建中湯エキス(TJ-100) 15.0gを開始した。3月に入ってから他覚的な腹部膨満や腸雑音の亢進も改善し, 喉のゴロツキ, 吸痰回数, 発熱の頻度も減少した(図1)。

症例2 瘻孔からの栄養剤の漏出に大建中湯　88歳女性

既往歴　1980年　高血圧, 1999年　右前腕骨折, 2001年　腎盂腎炎。
家族歴　特記事項なし。
現病歴　1993年頃から痴呆症状を認め, 自宅療法をしていたが, 2000年12月に徘徊をきっかけに某病院に入院した。2001年に急性期病院で腎盂腎炎の治療を受けたが寝たきりになってしまい, 胃瘻を造設して転院した。2002年10月に, 脳血管性痴呆, 廃用症候群, 褥瘡, 高血圧の診断で, 療養目的にST病院に転院した。
身体所見　身長140cm, 体重26.5kg, BMI13.5。発語はなく, 意志の疎通は不可能。上肢はFighting poseをとって屈曲拘縮を来たし, 下肢も他動的に軽度の伸展ができるのみ。皮膚は湿潤し, 亀背, I-II度だが難治性の褥瘡が散在。逆に腹部は上下方向に圧縮されており, 上腹部に胃瘻を認める。

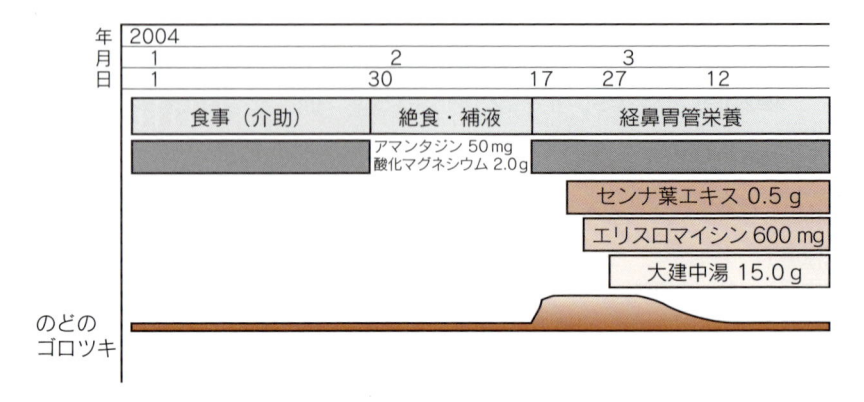

図1 症例1の臨床経過

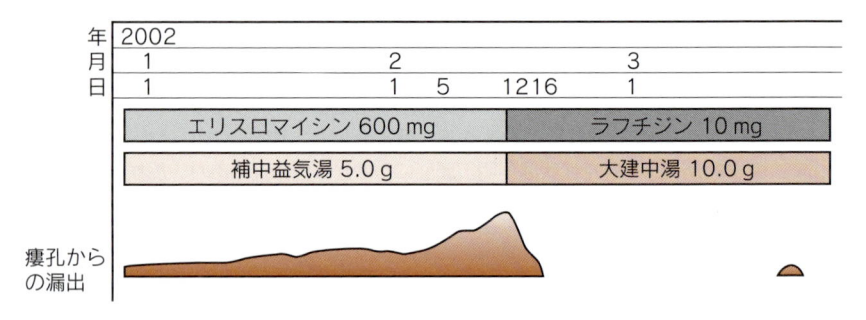

図2 症例2の臨床経過

和漢診療学的所見 自覚症状は不明。脈候は浮,大,やや実。舌候は淡白紅で腫大(+) 歯痕(+),湿った白苔(+)。腹候は上下方向に短縮,腹直筋緊張(+)。発汗傾向(+)

入院後経過 気道分泌物が多く,エナラプリル2.5 mg,エリスロマイシン400 mgを開始した。瘻孔には不良肉芽,時折みられる漏出による瘻孔周囲の汚染と,発赤やびらんを認め,ステロイド外用剤で対応していた。12月18日から発汗・難治性褥瘡の治療として補中益気湯エキス(TJ-41)5.0 gを開始したが,2003年1月から漏出・瘻孔周囲炎が目立ち始めた。瘻孔は拡大し,2月1日に胃瘻カテーテル径を20Frから22Frにしたが,コーヒー色や胆汁様の逆流までみられるようになった。小柄で体幹をエビのように曲げて腹部容積が小さく,胃腸の蠕動・排出能が悪いためと考えた。経腸栄養剤濃度を上げて量を減らしたが,2月12日には多量に漏れたためTJ-41とEMを中止して,大建中湯エキス(TJ-100)10 gとラフチジン5 mgに変更した。2月16日以降,漏れはなくなりトラブルは解決した(**図2**)。

● 西洋学的アプローチの現状

　経管栄養でしばしば遭遇する問題は，栄養剤の逆流，チューブの自己抜去である。

　逆流については，経鼻胃管では胃食道逆流による誤嚥性肺炎，胃瘻の場合はさらに瘻孔周囲の汚染や炎症などが問題である。通常，食事の匂いや食べたいという意欲によって，胃は食物を受け取めるために膨らむが（受容性弛緩），経管栄養を受けている高齢者にはそれが欠けているといわれており，胃食道接合部の緩みも加わって逆流が起きやすい。そこで，消化運動機能を改善し，胃排出能を促進させるような薬剤を用いる。オピオイド受容体作用薬：トリメブチン，抗ドパミン剤：メトクロプラミド，ドンペリドン，セロトニン受容体作用薬：モサプリドなどの他，エリスロマイシンを代表とする14環系マクロライドなどである。中でもマクロライドはいくつかの効能を持つ。1つはモチリン様作用で，腸管の蠕動・胃排出を促進させて胃食道逆流を抑制する。また，バイオフィルムを破壊して抗菌効果がない緑膿菌を減少させる[1]。

　症例2のような栄養剤の瘻孔からの漏れは，胃瘻が胃壁を腹腔に固定することによる胃の運動・排出能の低下，内圧の上昇，瘻孔の拡大などが原因として考えられる。瘻孔の拡大はカテーテルの動きが主因であり，一般的には固定法の改善，材質をシリコンにすることで対応するが，カテーテル径を大きくしても瘻孔はさらに拡大するために控えたほうがよい。軽度の発赤・疼痛だけの瘻孔周囲炎は水道水や生理食塩液で洗浄し保清に心がける。瘻孔部感染では，腫脹・疼痛・熱感などの他に，排膿や発熱，CRPの上昇を認めることもある。洗浄・消毒はもちろん，絶食・補液で瘻孔の負担を軽減し，抗菌薬の全身投与を行う。潰瘍はストッパーやカテーテルによる圧迫が常に同じ瘻孔壁に加わっている場合に起こる。逆に，不良肉芽を形成し，赤く湿潤し滲出液や疼痛，出血を伴う場合もあり，この場合は硝酸銀による焼灼や切除で治療を行うが，ステロイド外用剤が有効なこともある。また，カテーテルやストッパーの除圧，固定方法・位置の変更，保清が重要である。その他の多くの問題と対策は，成書を参照していただ

きたい。また，「誤嚥性肺炎」(**122頁**)の項も参考にしていただきたい。

　チューブの抜去は，チューブ留置に伴う咽喉頭の不快感に由来する因子もあると思われるが，痴呆に伴う理解・判断力の低下などの精神症状によるところが大きいと思われる。そのため，抗不安薬や睡眠導入剤などの薬剤を使用する場合もあるが，睡眠覚醒のリズム障害，誤嚥などの危険が高まる。

● 和漢診療学的アプローチの基本的考え方

　経鼻胃管や胃瘻から栄養を摂る高齢者の多くは，食事や排泄，移動などの基本的な動作を1人で行うことができない，いわゆる寝たきりの状態のことがほとんどで，あらゆることに介助を要する。このような患者の多くは，気力・食欲がない他に，眼光・音声に力がなく，日中の眠気（昼夜逆転）などの精神活動性の低下を含めて，軟弱な腹力，小腹不仁など気虚の症候を多く認める。このような状態には食物から水穀の気を生成する「脾」の働きを補うことが重要である。食餌・栄養剤は気の源であり，人参・黄耆・白朮・甘草といった生薬を配合した方剤，補中益気湯，十全大補湯，六君子湯，人参湯，黄耆建中湯，といった補剤を使うことが多い。

1．栄養剤の逆流

　悪心，嘔吐，胃もたれ，食欲不振に用いられる方剤，補中益気湯，十全大補湯，六君子湯，人参湯，黄耆建中湯，大建中湯，小建中湯などが鑑別としてあげられる。胃の中に入った栄養剤が停滞することなく口側から肛門側へと送られるには胃腸の蠕動運動が必要で，漢方的には胃気（消化液の分泌や消化管の運動を担う脾の陽気）の作用によると考えられている。この胃気の働きが悪くなると，栄養剤が消化管内に停滞したり，逆流したり，消化管に熱がこもったりする。停滞しやすい部位は胃と大腸で，胃の停滞を改善するためには，悪心嘔吐に用いる方剤を中心に考える。「咽中炙臠（喉の異物感）」を目標にする半夏厚朴湯は咳および嚥下反射改善薬として知られているが[2,3]，悪心嘔吐に用いる小半夏加茯苓湯に厚朴，蘇葉を加え

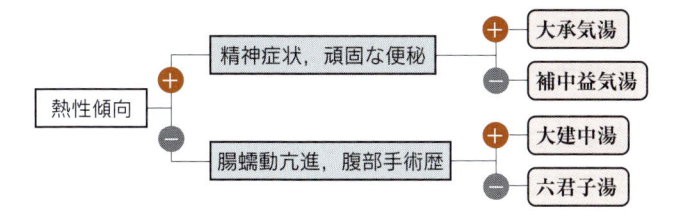

```
熱性傾向 ─┬(+)─ 精神症状,頑固な便秘 ─┬(+)─ 大承気湯
          │                              └(−)─ 補中益気湯
          └(−)─ 腸蠕動亢進,腹部手術歴 ─┬(+)─ 大建中湯
                                        └(−)─ 六君子湯
```

図3 経管および胃瘻栄養,逆流予防

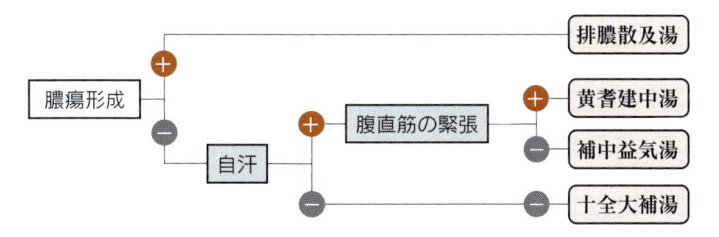

```
膿瘍形成 ─┬(+)─ 排膿散及湯
          └(−)─ 自汗 ─┬(+)─ 腹直筋の緊張 ─┬(+)─ 黄耆建中湯
                       │                    └(−)─ 補中益気湯
                       └(−)─ 十全大補湯
```

図4 瘻孔周囲炎

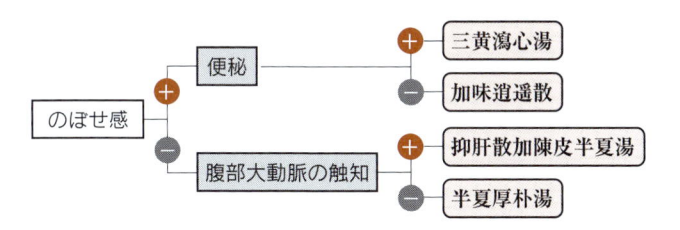

```
のぼせ感 ─┬(+)─ 便秘 ─┬(+)─ 三黄瀉心湯
          │            └(−)─ 加味逍遙散
          └(−)─ 腹部大動脈の触知 ─┬(+)─ 抑肝散加陳皮半夏湯
                                   └(−)─ 半夏厚朴湯
```

図5 栄養チューブ抜去

て気鬱も同時に改善するとされ,これも候補としてあげられる。また,大腸の停滞(便秘)には熱症を伴いやすく,精神症状が軽い場合は調胃承気湯,強い場合は大承気湯,精神症状とのぼせがあれば桃核承気湯が有用であると思われる。熱性傾向と頑固な便秘を伴う場合は,これらの承気湯類を積極的に用いるとよい(**図3**)。

2. 皮膚のびらん潰瘍,膿瘍

皮膚のびらん潰瘍,膿瘍などの瘻孔周囲のトラブルに用いる方剤としては,補中益気湯,黄耆建中湯,十全大補湯,排膿散及湯などが考えられる。また,紫雲膏を瘡部に塗布するのも一手である。衣類に紫根の色素が付着

するので，紫雲膏を塗ったガーゼを体表に当て，紫雲膏が衣類に直接触れないようにするとよい（**図4**）。

3．チューブの自己抜去

基本的な動作はできないが，栄養チューブを抜いてしまう患者もいる。経鼻胃管は不快感がかなり強いこともあって，一種の興奮状態にあるとも考えられる。五臓的には，「肝」は精神活動を安定させ，「心」は意識水準を保ち睡眠覚醒リズムを調整する作用を持つことから，三黄瀉心湯，黄連解毒湯，加味逍遙散，抑肝散加陳皮半夏，桃核承気湯，半夏厚朴湯，酸棗仁湯などの方剤が考えられる。「高齢者の夜間奇声」（**26頁**）も参考にしていただきたい（**図5**）。

● 処方選択のチャートと解説

1．栄養剤の逆流

症例で示した大建中湯は『金匱要略』を出典とし，「心胸大いに寒痛し，嘔して飲食する能わず，腹中寒え，上衝して皮起こり，頭足有りて見われ出で，上下痛みて触れ近づくべからざるは，大建中湯これを主る」とあり，腹部の冷えや腸管の蠕動亢進が目標になる。術後癒着性イレウスの予防効果が認められており[4]，術後イレウスの危険がある場合は大建中湯が第一選択になる。薬理学的には，胃体部平滑筋の弛緩，大腸平滑筋の収縮を起こし，中でも山椒のHydroxy β sanshoolがアセチルコリンとサブスタンスPを介した大腸平滑筋の収縮作用を持つことが知られている[5]。

六君子湯は『万病回春』が出典で「勿誤薬室方函口訣」には「此の方は理中湯の変方にして中気を扶け，胃を開くの効あり。故に老人脾胃虚弱にして痰あり。飲食を思わず，或いは大病の後脾胃虚し，食味なき者に用う。陳皮，半夏胸中胃口の停飲を推し開くこと一層力ありて，四君子湯に比すれば最も活用あり」と，本病態を適切に示す記載がある。胃部不快感を改善し，アセトアミノフェン吸収法で胃排出能の改善を認めた報告[6]や，動物実験で胃の適応性弛緩を促進し（胃の貯留能を増加），NO（一酸化窒素）阻害薬で胃の弛

緩反応を抑制しても回復させる報告もある[7]。胃排出能を高める基本的な方剤と考えられる。

　補中益気湯は『弁惑論』が出典で，「当荘庵家方口解」には「此の益気湯は，自汗，或いは汗出で易く，表虚と云うに功ありと知るべし。表をよく固むる剤なり。気高くして喘とあるは，痰ありて一つ二つ喘して，あとの力無き咳なり。痰をせき切る力のうすきには此剤を用いて，せき切る力出来て咳止むなり。（中略）…腫物潰えて後，膿も漸くうすくなり，愈々肉をあげんと思うときに用いるなり。」と補中益気湯の慢性気道感染や皮膚化膿性疾患への適応を示している。

　便秘には大黄を含む方剤をしばしば用いるが，図3に示した方剤でも便秘は改善しうる（本項の症例1）。腸閉塞の既往があれば大建中湯，慢性感染症や皮膚炎などがあれば補中益気湯，いずれもなければ六君子湯，頑固な便秘があれば大承気湯などの大黄含有方剤を用いるようにする。

2．瘻孔周囲のトラブル

　排膿散及湯は吉益東洞が排膿散と排膿湯を合方して新たに創案した方剤で，『類聚方広義解説』の頭注に「東洞先生，此の方（排膿散）に排膿湯を合し，排膿散及湯と名付けて諸瘡癰を治す…」とある。皮膚・粘膜の化膿性疾患に幅広く用いることができ，膿瘍を形成している場合には積極的に使用する方剤である。補中益気湯は気虚が主体で，自汗・熱症の傾向ある場合に用いる。黄耆建中湯は気血両虚だが気虚が主体。創傷治癒の遷延や慢性化膿巣がある場合に用い，自汗・腹直筋の緊張を認める。十全大補湯は盗汗を認める場合もあるが，基本的には気血両虚で皮膚枯燥・貧血傾向を伴う場合に用いる。

3．チューブの自己抜去

　三黄瀉心湯は『金匱要略』を出典とし，『類聚方広義解説』には「心気不定，心下痞し，これを按じて濡なる者を治す」とあり，イライラ，落ちつきのなさ，不眠などの精神不安定と心下部につかえ感があり触診で抵抗がない場合に用いるとよいとある。その他にのぼせ，顔面紅潮，便秘，鼻出血が目

標となる．加味逍遙散は，「心と肝」の陽気の病的過剰，気逆状態で易怒性，神経過敏を目標に使用する．抑肝散加陳皮半夏は仮性の「肝」の陽気の過剰を伴い，神経過敏で易興奮性，易怒性，イライラ，不眠を目標に用いるが，大動脈の拍動を強く触れるときに用いる方剤である．また，軽度の気血虚も伴う．あるいは，チューブによる咽喉頭の不快感を「咽中炙臠」と捉えて，半夏厚朴湯を選択する場合も考えられる．

　〔注〕栄養チューブから投与するエキス剤によりチューブが閉塞する場合がある．溶解しきらない沈殿物を除いた上澄みだけでも十分な効果が得られる．100 m*l*程度の微温湯で溶かし，約10分後に上澄みだけをシリンジで吸い上げて注入するとよい．あるいは電子レンジで温めるとうまく溶ける場合もある．また，投与のタイミングは栄養剤終了後でもよいが，受容性弛緩や胃排出能促進を促すには開始前が効果的と思われる．

● 西洋薬との併用

エリスロマイシンなどはむしろ積極的に併用している．

●参考文献

1) Yasuda, H., et al.:Interaction between biofilms formed by *Pseudomonas aeruginosa* and clarithromycin. Antimicrob. Agents. Chemother., **37**(9):1749-1755, 1993.
2) Iwasaki, K. et al.: A traditional chinese herbal medicine Banxia Houpo Tang improves cough reflex of patients with aspiration pneumonia. JAGS, **50**(10): 1751-1752, 2002.
3) Iwasaki, K., et al.: The traditional chinese medicine Banxia Houpo Tang improves swallowing reflex. Phytomedicine, **6**(2): 103-106, 1999.
4) 横田広夫ら：術後癒着性イレウスの予防法に関する研究．日本醫事新報，**3986**：16-18, 2000.
5) 黒澤　進：大建中湯による消化管運動の促進作用．漢方と最新治療，**12**(3)：207-212, 2003.
6) Tatsuta, M., et al.: Effect of treatment with Liu-Jun-Zi-Tang(TJ-43)on gastric emptying and gastrointestinal symptoms in dyspeptic patients. Aliment. Pharmacol. Ther., **7**(4): 459-462, 1993.
7) Hayakawa, T., et al.: Liu-Jun-Zi-Tang, a kampo medicine, promotes adaptive relaxation in isolated guinea pig stomacks. Drugs. Exp. Clin. Res., **25**(5)：211-218, 1999.
8) 寺澤捷年：症例から学ぶ和漢診療学　第2版．16-44, 68-78, 医学書院, 1998.
9) 喜多敏明：やさしい漢方理論．117-123, 医歯薬出版, 2001.

〔野崎和也〕

尿路感染症

症例1　慢性膀胱炎に猪苓湯合四物湯　91歳男性

既往歴　75歳：直腸癌，人工肛門造設，83歳：前立腺肥大症手術，89歳：帯状疱疹。

家族歴　特記すべきことなし。

現病歴　2002年11月自宅で転倒し，近医総合病院で慢性硬膜下血腫と診断されたが，保存的に経過観察となる。2003年1月まではADLは自立していたが，2月頃から歩行が不安定となり食事量も減少してきたため近医入院。この入院を契機にADLは低下し，経口摂取も困難となり，4月8日胃瘻造設術を行った。尿路感染を繰り返すため尿バルーン挿入され，膀胱洗浄を毎日継続している状態で同年7月14日当院転院となる。

現　症　身長約165 cm，体重45 kgでやせが目立つ。血圧130/80 mmHg，脈拍78/分・整，体温37.2℃。呼びかけに対して目を開けて視線を向けるが発語はなく，コミュニケーションはまったく取れない。眼球結膜に貧血なし，眼瞼結膜に黄疸なし。上腹部に胃瘻造設あり。皮膚は乾燥傾向著明。四肢に浮腫なし。尿バルーン挿入中でバッグ内は多量の沈殿物あり。

入院時：HDS-R 0点，寝たきり度C2，痴呆度Ⅳ，要介護度5。

和漢診療学的所見　自覚症状に関しては不明。軽度皮膚の甲錯あり。脈候は浮沈・虚実とも中間でやや緊。舌候はやや乾燥した白黄苔。腹候は腹力中等度からやや軟，両側腹直筋緊張。心下痞，胸脇苦満，臍上悸を認めず。

経　過　入院時より前医で行っていた毎日の膀胱洗浄は中止とした。尿の沈渣では白血球100以上/HPF，尿の細菌培養検査では*E.faecalis*を認め，37.5℃前後の微熱が持続するため，抗菌薬レボフロキサシン（LVFX）100 mgを眠前に投与した。和漢薬は慢性の尿路感染と皮膚乾燥などの血虚の症状を目標に，猪苓湯合四物湯（TJ-112）7.5 g/日を併用した。投与5日目から平熱となったため，抗菌薬の投与は7日で中止し，猪苓湯合四物湯のみを継続としたが，その後発熱は認めていない。1か月後の尿検査では沈渣で白血球30-49/HPFとなり，細菌培養では陰性であった。

症例2　慢性膀胱炎に竜胆瀉肝湯　61歳男性

既往歴　20歳ごろ：胃潰瘍で胃切（BillⅡ法），55歳：高血圧。

家族歴　特記すべきことなし。

現病歴　2002年1月29日，就寝中に突然うなり声をあげ倒れる。救急隊到着時は心肺停止状態，CPR施行し救急車内で心拍再開するも，心室細動などの不整脈あり。致死的不整脈による急性心停止と診断された。一命はとりとめたが，低酸素脳症のため遷延

性意識障害の状態となり，2002年7月1日当院転院となる。

現　症　身長約163 cm，体重50 kg。血圧142/88 mmHg，脈拍70/分・整，体温36.5℃。呼びかけに対して目を開けて視線を向けるが発語はなく，コミュニケーションはまったく取れない。眼球結膜に貧血なし，眼瞼結膜に黄疸なし。四肢にミオクローヌスを認める。尿は混濁していてオムツに沈殿物が毎回付着し，時に尿道口の先端から沈殿物の流出が観察できる。

入院時：HDS-R 0点，寝たきり度C2，痴呆度M，要介護度5。

和漢診療学的所見　自覚症状は不明。皮膚は軽度湿潤していて自汗傾向。顔は赤ら顔で脈候はやや浮，虚実は中間，やや緊。舌候はやや正常紅で腫大，歯痕なし。腹候は腹力中等度で，両側腹直筋緊張。左右の胸脇苦満を軽度認める。心下痞，臍上悸は認めず。

経　過　沈殿物が多いが，尿のpHは6.0で正常範囲。尿の沈渣では白血球50～99/HPFでシュウ酸カルシウムの結晶を認めた。沈殿物も含めて尿の細菌培養は陰性。発熱も認めず，血液検査でも炎症反応を認めなかったが，家族が「陰部からの沈殿物が気になってしょうがない，何か悪いものではないか」との訴えが強かった。そこで，本人の自覚症状がつかめないが基本的には慢性膀胱炎に近い状態と考え，年齢的にも若く比較的体力があり赤ら顔をのぼせととって竜胆瀉肝湯（TJ-76）5.0 g/日，分2朝夕，経管栄養食後で投与した。抗菌薬の投与は行わなかった。次第に尿道口からの沈殿物の流出は少なくなり，オムツも汚れることが少なくなった。1か月後には，ほとんど沈殿物を認めない。尿検査ではpH変化なく，沈渣では白血球の数は変わらないものの結晶を認めなくなった。何よりも家族が一番喜び，現在も同方剤を継続して使用中であるが経過良好である。

● 西洋医学的アプローチの現状

　西洋医学的には原因菌の特定と抗菌薬投与が一般的である。急性尿路感染症の場合は，そのほとんどの原因菌が大腸菌であるために，ペニシリン系，セフェム系，ニューキノロン系の抗菌薬を3～5日投与する。再燃する場合には，予防的投与としてニューキノロン薬の投与量を減量して就寝前の1回投与として継続することがある。しかし高齢者では以下の点に注意が必要である。

①腎機能が低下している例が多いので，抗菌薬（とくに腎排泄型）を使用する際は減量を考慮しないと副作用の発現が多い。

②安全性，耐性菌の発現などの面からも抗菌薬の漫然とした長期投与は避けるべきである。

③オムツ交換が手間との理由で，尿バルーン挿入をしてはいけない。

● 和漢診療学的アプローチの基本的考え方

　急性尿路感染に対しては抗菌薬との併用が原則である。それによって症状の速やかな緩和や慢性化の防止が期待できる。反復性，または慢性尿路感染症で菌が証明できない場合や尿検査で白血球のみが認められる場合などは，抗生剤を漫然と使用せず，和漢薬単独で治療を行うほうがよい。
　和漢診療学的には，陽明病期，水滞，裏熱と考え，猪苓湯，猪苓湯合四物湯，五淋散，竜胆瀉肝湯，清心蓮子飲などの処方が使用されることが多い。また，反復性・慢性尿路感染症では，上記の処方に加えて，駆瘀血剤の大黄牡丹皮湯，桂枝茯苓丸，加味逍遙散，当帰芍薬散や補中益気湯などを併用するとよい。

● 処方選択のチャートと解説

　猪苓湯は，あまり陰陽虚実にこだわらず比較的広範囲に使用でき第一選択と考えてよい。頻尿・残尿感・排尿時痛・排尿時不快感・血尿などに口渇が使用目標である。さらに冷え性で，不眠，顔色不良，やせ，皮膚が荒れる，抜け毛が多いなどのいわゆる血虚の症状が加わると猪苓湯合四物湯がよい。慢性化した尿路感染症で使用されることが多い。ただし，この2つの方剤は胃腸虚弱の程度が激しい場合には適応とならないので注意が必要である（図1）。
　五淋散は猪苓湯に比べて炎症が明らかで排尿時痛などの症状が強いことが目標になる。
　清心蓮子飲は，炎症自体はさほど激しくはないが，不眠（眠りが浅い），抑うつ，不安・焦燥感などの気虚と思われる精神・神経症状を伴っていることが多い。尿路系の不定愁訴にも頻用される。
　竜胆瀉肝湯は上記方剤に比べて炎症の程度も強く，比較的体力がある人で，イライラ感，のぼせ感などの症状を伴うことが多い。
　併用方剤としては，炎症が強く便秘を伴っているときには大黄牡丹皮湯や桃核承気湯，瘀血症状があれば加味逍遙散，桂枝茯苓丸，当帰芍薬散な

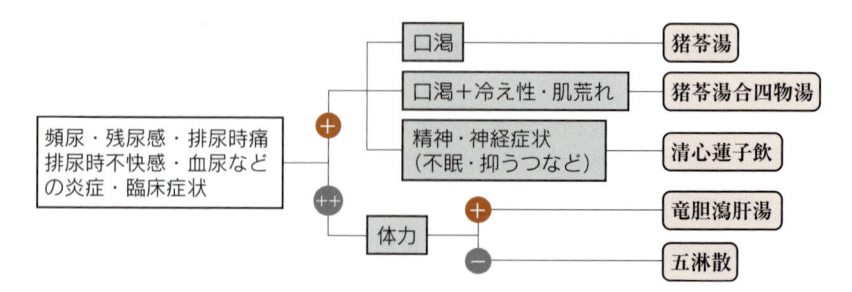

図1 尿路感染症の鑑別

どを，また四肢倦怠感の強い虚弱体質には補中益気湯や十全大補湯（じゅうぜんたいほとう）を併用するとよいことがある。

前立腺肥大・高齢者排尿障害が基礎にある場合には，八味地黄丸（はちみじおうがん）や牛車腎気丸（ごしゃじんきがん）を併用するとよい。

エビデンス：牛車腎気丸の慢性尿道炎・膀胱炎に対する1件の症例集積研究[1]では，4週で有効率65.5％という結果である。猪苓湯・猪苓湯合四物湯の尿道症候群に対する症例集積研究では，有効率がそれぞれ71％，57％という結果である[2]。

● 西洋薬との併用

急性炎症の場合には抗菌薬の使用が第一選択であるが，和漢薬の併用により抗菌薬の使用期間の短縮や症状の緩和に効果がある。反復性・慢性尿路感染症の場合には和漢薬単独で行うほうが，安全性や耐性菌の面からも望ましい。

● 参考文献

1) 池内隆夫，井口　宏・他：尿路不定愁訴症候群に対する漢方薬の薬効評価に関する研究．泌尿器外科，9(12)：1207-1211，1996．
2) 寺澤捷年，喜多敏明：EBM漢方．pp.169-172，医歯薬出版，2003．

〔佐藤伸彦〕

排尿障害

症例1　前立腺肥大症による排尿困難に牛車腎気丸　83歳男性

既往歴　77歳時，狭心症CABG。50歳時，十二指腸潰瘍にて胃部分切除術。24歳時肺結核。20歳，21歳時に2回，痔瘻にて手術。

現病歴　1997年より当院に，前胸部痛を主訴に受診。精査の結果，狭心症と診断し，他院にてCABG施行。和漢薬治療は近医にて継続していた。今回，2年ほど前から認める，下肢の脱力感，下腿浮腫の精査目的にて入院となった。

西洋医学的所見　身長176 cm，体重65.2 kg，血圧178/92 mmHg，脈拍数70/分・整。心音清，雑音なし。呼吸雑音なし。胸部正中に手術創あり。腹部：平坦，軟，上腹部正中に手術創あり。四肢：下腿に浮腫あり。神経学的異常なし。

和漢診療学的所見　顔がほてり，下肢が冷える上熱下寒の傾向がある。口腔内の乾燥がある。自覚的には下肢浮腫，重だるさがある。頻尿で夜間尿も2回以上。脈候は，浮沈中間，やや大，渋。腹候は腹力やや弱，下腹部の両側腹直筋の異常緊張，明らかな小腹不仁，正中芯を認める。舌候はやや腫大，暗赤紅，舌苔は薄い。

入院後経過　明らかな小腹不仁の所見を認め，両下腿に浮腫があったため，牛車腎気丸を開始した。第2病日より，下腿の浮腫の軽減を得ることができ，3 kgの体重減少を認めた。自覚的にも，下肢の重だるさの軽快を認めた。入院後血圧のコントロール不良であったため，ノルバスク™ 2.5 mg 1×朝を開始した。その後も，下肢の浮腫，重だるさの出現はない。前立腺肥大症による頻尿，夜間尿が改善し，睡眠時に排尿のために起きることがなくなった。

考案　牛車腎気丸は八味地黄丸に牛膝と車前子を加法した処方で，腎虚の代表的方剤である八味地黄丸証で，さらに下肢の浮腫などの水毒の傾向の強い症例に用いられる。本症例では，口腔内の乾燥感，下肢のだるさといった自覚症状に加え，腹候にて明らかな小腹不仁，正中芯を認めたことから，腎虚と考え，浮腫傾向が強かったために牛車腎気丸を選用した。服用後すみやかに浮腫，頻尿などの自覚症状の改善が得られ，経過は良好である。

症例2　尿失禁，頻尿に加味逍遥散　76歳女性

既往歴　32歳：子宮筋腫摘出術。66歳：胃潰瘍。

現病歴　2000年頃より頻尿が著しく，日中は約1時間おきに排尿があり，夜間尿も3〜4回以上となった。2002年頃より腹圧性の尿失禁が出現，増悪し，起立時や来客の玄関のベルの音を聞いても失禁する状態だった。近医泌尿器科にて内服加療を受けたが，症状は改善せず，漢方治療を希望し2003年4月2日，当科外来を受診。

〔西洋医学的所見〕　身長150.3 cm，体重54.2 kg，血圧132/74 mmHg，脈拍数68/分・整，心音清，雑音はなし。呼吸雑音なし。下腹部正中に手術創あり。下腿に軽度浮腫あり。神経学的異常なし。

〔和漢診療学的所見〕　疲れやすい，体が重い，肩こり，食欲不振，寝つきが悪く眠りが浅い，物忘れが多い，寒がり，顔がほてり赤い，下肢の冷え，耳鳴，眼精疲労。口腔内の乾燥など多愁訴。眼輪部に軽度の色素沈着。脈候は，沈弦やや実。腹候は腹力やや強く，心下部と右季肋部の圧痛抵抗（心下痞鞭，胸脇苦満），上腹部の腹直筋の異常緊張，明らかな下腹部の筋緊張低下（小腹不仁），臍上から心下にかけて大動脈の拍動（臍上悸）を触知した。舌候は暗赤紅で乾燥した白苔を被っていた。

〔経　過〕　切々と症状を訴える抑うつ様の顔貌と，多愁訴であること，腹診所見から，少陽病期実証で精神症状（気鬱）を伴う柴胡加竜骨牡蛎湯（大黄0.5 g）を主方に選択した。また，泌尿器科的愁訴と小腹不仁などの腎虚の徴候から，ウチダ八味丸M™ 4 gを併用した。

　2週間の服用で夜間尿は2回以下に減少したが，尿失禁は不変であった。そこで，少陽病期虚実間証の加味逍遙散に転方し，精神症状と瘀血の改善を図ったところ，数日で夜間尿，尿失禁ともに消失した。効果は持続している。

〔考　案〕　加齢による膀胱括約筋機能，神経機能の低下により，腹圧性の尿失禁に苦しんでいる経産婦は少なくない。高齢女性には，その疾病の種類にかかわらず瘀血の関与が考えられる。本症例においては，瘀血に典型である臍傍部の抵抗圧痛は認められなかったが，問診により駆瘀血剤としての加味逍遙散を選択し奏効した。以下の解説には本薬方は入っていないが，西洋医学的病名にとらわれず，病態からの随証治療が奏効した一症例としてここに提示する。高齢者の排尿障害に対する第一選択薬である八味地黄丸を併用したことで，速やかな改善が得られたとも考えられる。八味地黄丸は，腎虚の所見が明らかな場合に，主方に併用されることが多い。本症例における鑑別処方としては，病名漢方的には竜胆瀉肝湯（少陽病期実証），清心蓮子飲（少陽病期虚実間）などがあげられる。

● 西洋医学的アプローチの現状

　高齢者に頻尿・排尿困難（尿閉）・尿失禁などの排尿異常の主訴は多く，神経因性膀胱，前立腺肥大，反復性の尿路感染など複数の要因が関与していることも少なくない。ありふれた病態だが，高齢者のQOLへの影響は大きく，症状改善のニーズも切実である。

1．頻　尿

　過緊張性膀胱は脳血管障害などによる上位排尿中枢の障害や，反復感染な

どによる膀胱の被刺激性亢進によって引き起こされる。原疾患の治療が困難なことも多く，平滑筋弛緩作用を有する薬剤や抗コリン剤が用いられる。

一方，低緊張性膀胱は糖尿病，外科手術などによる末梢神経障害，慢性尿路閉塞性疾患などに伴うことが多い。低緊張性膀胱の治療には，コリン類似薬やα遮断薬が用いられる。

2．排尿困難

神経因性膀胱や，前立腺肥大症や他の慢性尿路閉塞性疾患，抗コリン剤・抗ヒスタミン剤などの副作用などで起こりうる。原疾患の治療，コリン類似薬やα遮断薬が用いられるが，間欠導尿やカテーテル留置が必要になる場合も少なくない。

3．尿失禁

上記の頻尿を来たす疾患に加えて，多産の女性高齢者などには，尿道括約筋不全による腹圧性尿失禁が比較的多い。骨盤底筋群の筋力強化訓練や，時に手術療法が有効なこともある。廃用や移動能力の低下によりオムツ状態に置かれている高齢者も少なくない。機能性尿失禁や切迫性尿失禁の一部は，環境整備と生活リハビリにより，自力排泄が可能となり得る。

● 和漢診療学的アプローチと基本的考え方

漢方医学では尿の出にくい病態を小便不利，尿の出すぎるものあるいは漏れる病態を小便自利という。気血水論では，両者とも水の異常と考えられる（水毒・水滞）。陰陽虚実と随伴症状に従い，まず水の変調の改善効果を持つ薬方を用いてみる。また五臓論的には水は腎が司るので，補腎の効果のある薬方を用いるのもよい。水を流通させる働きは気によるものであり，また水は血より生じる。したがって，次項にあげられた第一選択処方で改善がない場合には，主訴に拘泥せず，陰陽虚実に従い，気や血の病態を改善する薬方を試みる。とくに尿失禁に対しては，多産の女性高齢者などに多いことから，血の病態としてのアプローチや，水を統御する気の働

きの低下（＝気虚）の病態として捉えると処方応用が拡がる．

● 処方選択のチャートと解説

　漢方薬には，1つの方剤が生体の歪みの過剰と不足の両方に効果があり，異常を正常に近づけていくという中庸化作用がある．したがって，チャートに示すどの方剤も頻尿や排尿困難を目標に，陰陽虚実に従い柔軟に選用できる．成書の記載や報告から，頻尿，排尿困難には，少陽病期実証の竜胆瀉肝湯，少陽病期虚実間証の清心蓮子飲，太陰病期虚証の八味地黄丸やその類方の牛車腎気丸などが有効であるとされている．胃腸虚弱を伴わない排尿障害には，八味地黄丸や牛車腎気丸をまず用いて反応を見るのも一法である（図1）．

　尿失禁は，瘀血を併せ持つことが多く，上記処方に加えて，太陰病期虚証で駆瘀血作用と駆水作用を持つ当帰芍薬散などの駆瘀血剤を用いることが多い．また気の異常を伴う場合も少なくなく，少陽病期虚証で気の機能低下による中気下陥（内臓の弛緩，下垂状態）を改善する，補中益気湯が有効との報告がある（図2）．また，小青竜湯が有効であったとする報告もある．

　表1に頻用処方の病位と，目標となる随伴症状を列挙した．

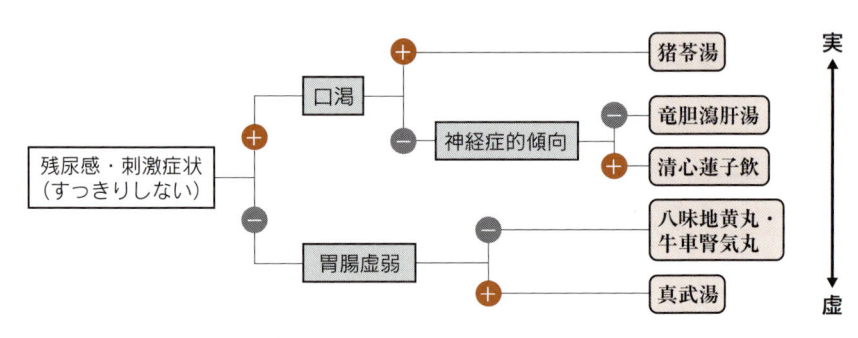

図1　頻尿・排尿困難の鑑別

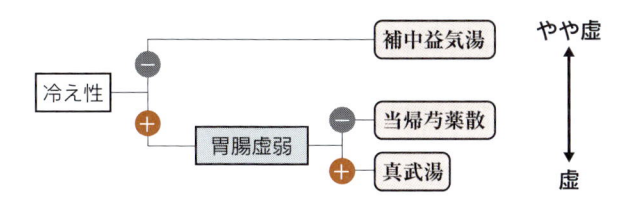

図2 尿失禁の鑑別

表1 頻用処方の病位と随伴症状

```
頻尿・排尿困難
    竜胆瀉肝湯〔少陽病期実証〕       便秘。
    清心蓮子飲〔少陽病期虚実間〕     うつ傾向，心下部不快感，無汗，小便不利。
    猪苓湯〔少陽病期虚実間〕         口渇，無汗。
    八味地黄丸 ⎫
    牛車腎気丸 ⎭〔太陰病期虚証〕     冷え，小腹不仁，食欲低下に注意。
    真武湯〔少陰病期虚証〕           冷え，下痢，ふらつき。

尿失禁（上記に加えて）
    補中益気湯〔少陽病期虚証〕       倦怠感，気力の低下，内臓下垂。
    当帰芍薬散〔太陰病期虚証〕       瘀血，顔色不良，冷え性。
    このほか，桂枝茯苓丸，加味逍遙散などの駆瘀血剤
```

●参考文献

1) 藤平 健，小倉重成：漢方概論．189-192，創元社，1979．
2) 花輪壽彦：漢方診療のレッスン．157-162，金原出版，1995．
3) 社団法人老年医学会（編）：老年医学テキスト．349-352，メジカルビュー社，2002．
4) 堀井明範：女子尿失禁に対する漢方製剤の効果について．和漢医薬学雑誌，**13**(4)：486-487，1997．

〔林　克美〕

慢性腎不全

症例1　慢性腎不全に桂枝茯苓丸と補中益気湯　75歳男性

（既往歴）　特記事項なし。

（家族歴）　父・兄・妹：いずれも高血圧・脳血管障害にて死亡。

（現病歴）　1983年より高血圧を指摘されて加療中であった。1991年11月26日血清クレアチニン値（Cr）2.6 mg/d*l*と腎機能障害を指摘され，食事療法と薬物療法を開始した。その後腎機能は徐々に悪化。1993年6月18日Cr7.3 mg/d*l*と上昇したため，漢方治療を希望して6月23日初診，7月1日入院となった。

（入院時現症）　身長168 cm，体重70.0 kg，血圧138/84 mmHg，脈拍72/分・整。皮膚および眼瞼結膜は貧血様，顔面浮腫様，右下腿に浮腫軽度，胸・腹部に特記すべき所見なし。

（入院時検査成績）　WBC 6,370/mm^3，RBC 255×10^4/mm^3，Hb 7.5 g/d*l*，MCV 98.9 μ^3，Alb 3.6g/d*l*，尿酸 7.7 mg/d*l*，BUN 53 mg/d*l*，Cr 6.1 mg/d*l*，K 4.6 mEq/*l*，Ca 9.0 mg/d*l*，P 4.8 mg/d*l*。

（和漢診療学的所見）　自覚的には冷えや熱感などの症状はほとんどなく，夜間尿が4回，便秘傾向である以外に異常を訴えなかった。脈候：浮沈の中間，虚実中間，硬い。舌候：舌質は暗赤で腫大・歯痕なし，乾湿中等度の白苔が中等度の厚さ。腹候：腹力は少し実，左右の胸脇苦満と心下痞鞕，両側の腹直筋の緊張を認め，両側の臍斜め下に圧痛を伴う硬結（瘀血塊）が顕著であった。

（入院後経過）　初診時に高度の瘀血を考慮して処方した桂枝茯苓丸と，前医よりの塩酸マニジピン20 mg，アロプリノール100 mg，ポリスチレンスルホン酸カルシウム10.0 gは継続し，食事は1,800 kcal，蛋白質40 g，付加塩分7 gとして経過を見た。Crは入院時6.1 mg/d*l*と低下していたが，1週間後には再び上昇し7月12日には7.5 mg/d*l*となった。この時点で腹力はやや弱く胸脇苦満が軽度であることなどから，翌日より補中益気湯を開始した。その後Crは低下傾向となり5週間後の8月16日には5.2 mg/d*l*となった。8月23日には5.9 mg/d*l*に上昇したが，退院後の9月8日には5.3 mg/d*l*であった。なお，その後Crは上下しつつ経過したが，痴呆が進行して食事療法を守れず，また感冒を契機にCrの上昇と溢水が出現したため，1年後の1994年7月，透析導入となった（図1）。

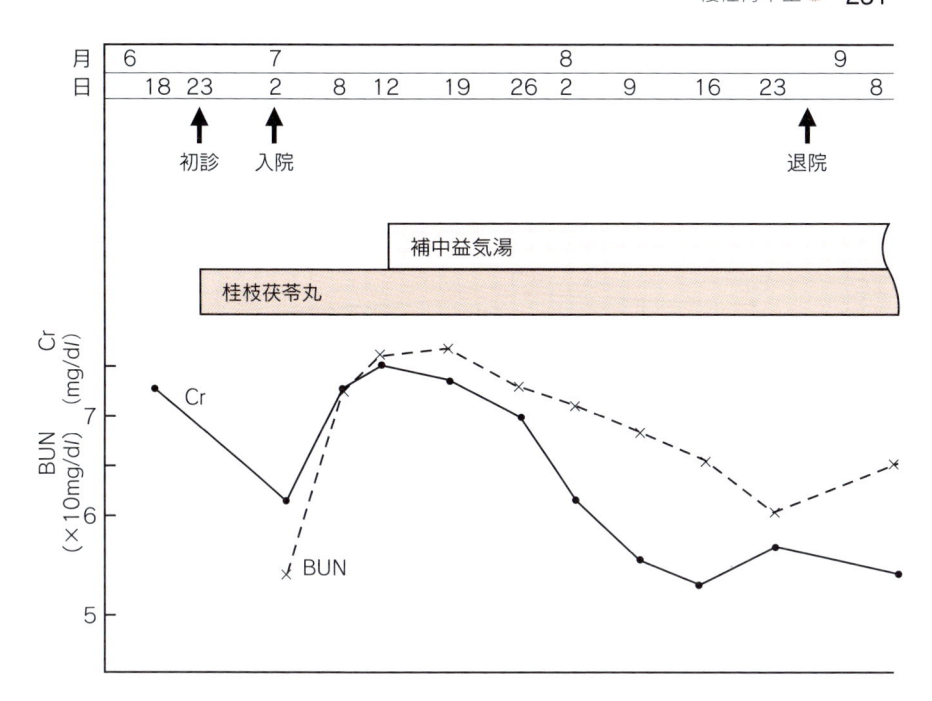

figure 1 症例1の臨床経過

症例2 両側下腿痛を伴う腎不全に八味地黄丸　65歳男性

既往歴　20歳頃：虫垂切除術，63歳：大腸潰瘍（？）で手術，64歳：急性腎不全（詳細不明）。

家族歴　特記事項なし。

現病歴　35歳頃から糖尿病を指摘され，インスリン治療中。5～6年前から歩行時やあぐらをかくと膝以下がびりびりと痛み，歩行しにくい。足関節以下が脹れているように感じる。当院整形外科を受診し，腰部脊柱管狭窄症と糖尿病性末梢神経障害と診断され，漢方治療を希望して当科を紹介受診となった。

現　症　身長168.0 cm，体重57.0 kg，体温35.9℃，血圧110/68 mmHg，脈拍75/分・整。両側の膝蓋腱反射とアキレス腱反射は消失，四肢の振動覚は減弱。

初診時検査成績　WBC 6,760/mm^3，RBC 279×10^4/mm^3，Hb 9.0 g/dl，Ht 26.0％，尿酸 9.1mg/dl，BUN 36 mg/dl，Cr 2.3 mg/dl，T-Cho 125 mg/dl，K 5.2 mEq/l，HbA1c 7.5％。尿は糖±，蛋白±，潜血±。超音波検査にて腎臓の長径は両側とも約9 cm。

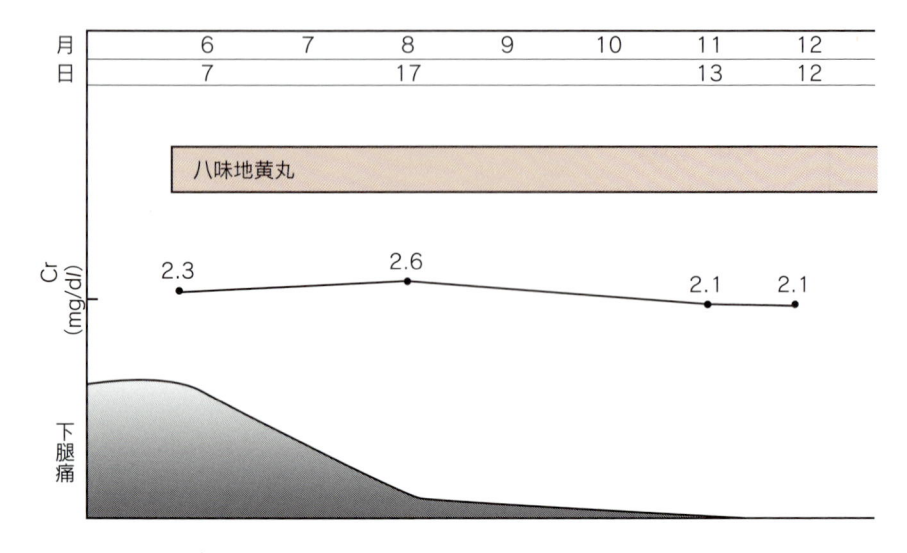

図2 症例2の臨床経過

和漢診療学的所見　自覚的に食欲は正常，軟便傾向，夜間尿は1回，寝つきが悪い，汗は少ない，かなり寒がりで，とくに腰以下や足がひどく冷える，耳鳴と難聴がある，皮膚が痒い。他覚的には，脈は硬い感触で動脈硬化があると考えられたが，脈力はやや弱いと判断した。舌は腫大と歯痕を認め，乾燥した白苔が薄かった。腹力は中等度よりやや弱く，両側の胸脇苦満と腹直筋の緊張，臍の右下方に瘀血の圧痛を認め，小腹不仁が明らかだった。

経過　検査成績から下肢痛の他に慢性腎不全の合併と考えた。和漢診療学的所見より典型的な八味地黄丸証と考えて同方を煎剤（附子1.0 g）として処方した。2週間後にはすでに下肢のしびれ感が軽減したとのことであった。その後も冷えの程度に応じて附子を3 gまで漸増しつつ処方を継続したところ症状は軽減し，2か月あまりで自覚症状は80％減少した。糖尿病や腎障害については他院で検査されていたが，Crは2か月後2.6 mg/dlに上昇したものの5か月後2.1 mg/dl，6か月後も同様で腎不全の進行も抑制されたと思われる。さらに2か月後より受診中断となった（**図2**）。

● 西洋医学的アプローチの現状

　慢性腎不全は種々の原因による腎障害の終末像であり，一般には糸球体濾過値が50％未満に低下し，体液の恒常性が維持できなくなった状態であ

る。原疾患によらず，ほぼ共通した悪化機序により腎機能障害が進行すると考えられており，基本的な治療もほぼ共通している。食事は，低蛋白（0.6〜0.7 g/kg/日，あるいはそれ以下）とし，低蛋白米などの特殊な食品も使用される。蛋白異化防止のためにも高カロリーが基本で 35 kcal/kg/日前後，塩分 7 g 以下，血清 K 値が上昇すれば野菜は湯で煮こぼしてから使用するなどの果物・生野菜の制限とともにカリウム吸着剤も用いられる。高血圧は腎機能の悪化因子となる。アンギオテンシンII受容体拮抗薬，アンギオテンシン変換酵素阻害薬，Ca 拮抗薬には尿蛋白減少効果の報告もあり，尿蛋白量が多いと腎機能障害進展速度が速いことも含めて，これら薬剤の併用も行われる。その他，尿毒症毒素吸着剤，貧血にはエリスロポエチン製剤注射，代謝性アシドーシス補正に重曹，高リン血症にリン吸着剤，高尿酸血症に尿酸合成阻害薬などが用いられる。これらによっても生体の恒常性が維持できなければ血液透析などに移行するが，とくに高齢者では心血管系のリスクなども多く，全身状態などにもよるが，Cr が 5 mg/dl を超えれば早期に導入すべきだとの考え方がある。

● 和漢診療学的アプローチの基本的な考え方

腎機能障害の程度を念頭においた治療方針

　漢方治療は漢方医学的な診断である証を念頭に治療すべきであるが，慢性腎不全（保存期）に関しては経験的に検査データを十分に把握しながら治療方法を選択すべきである。時には自覚症状は改善しているにもかかわらず，検査データの悪化（Cr の上昇）を招くこともあるので十分な注意が必要である。

①陽証（〜陰証初期）

　多くは胸脇苦満を伴うので，柴胡剤を虚実に従って選択したくなる。しかし多くは補中益気湯が腎機能障害進展抑制などに有効[1,2]であり，慢性腎不全では見かけ以上に気虚あるいは脾胃の虚状が強いものと考えられる。皮膚の緊張も軟弱なことが多く，黄耆含有で柴胡含有量の少ない本方の使

用目標かと思われる。また悪化因子にはなりにくく，Crの上昇し始めから末期，透析期まで有効例がある。

②陰証（明らかな寒が存在）

　一般に高齢者は漢方医学的な「腎虚」を呈しやすく，とくに八味地黄丸証が多い。高齢者のCr 3 mg/d*l*未満例で腎機能障害進展抑制効果が認められている[3]。「腎」を現代医学的腎臓と混同すると，八味地黄丸は末期腎不全例にこそ適応になると思われがちだが，Crが4 mg/d*l*以上の例では高率に悪化因子となる。通常は使用目標である，小腹不仁，下半身とくに膝以下の冷え，下半身中心の愁訴などが認められても投与は避けたほうがよい。茯苓を利水剤として含有する真武湯や五苓散なども同様に悪化因子となり得る。Cr 3 mg/d*l*未満で，検査値をモニターしながらの使用が安全である。

　温脾湯（大黄，附子，人参，甘草，乾姜）は保存期の症状や代謝改善，透析導入遅延効果，維持透析患者のQOL改善などに有効であり，その作用機序として窒素代謝の改善，活性酸素の過剰産生抑制あるいは消去などが報告されてきた。作用の中心となる構成生薬は大黄であり，他の方剤に大黄を加えて用いることもある。温脾湯有効群の特徴は，Crが6 mg/d*l*以上の末期腎不全例が多く，尿蛋白が1 g/日以下であった。しかし高齢者は動脈硬化などの心血管系のリスクあるいは全身諸臓器の障害を合併しやすく，透析導入は早期が安全である。そのためか実際の経験例にも高齢者は少ない。

● 処方選択のチャートと解説

　Cr（mg/d*l*）によって，高値で陰証なら温脾湯，製剤では附子理中湯（人参湯＋附子）＋大黄末が適応となる。しかしCrが3 mg/d*l*未満で陰証で腎虚の所見があれば八味地黄丸が適応となりやすい。いずれにも該当しなければ，Cr値にかかわらず補中益気湯を用いる。いずれの方剤においても，冷えの程度に応じて附子を加減し，大黄（末）は（瀉下作用もあるため）便通の程度によって加減する（図3）。

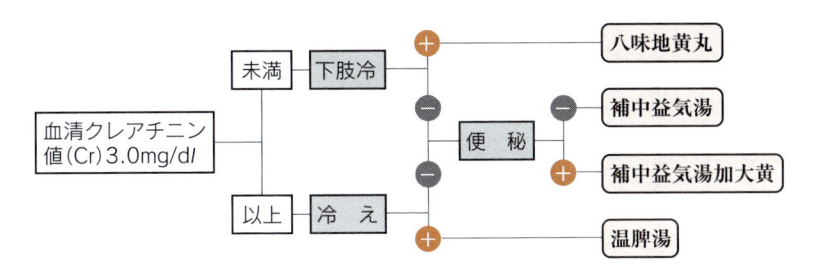

図3　高齢者慢性腎不全（保存期）の漢方方剤

● 西洋薬との併用

漢方治療を行っても血圧や各種の検査値などの異常が存在すれば，西洋医学的な治療方法を併用する．自験では，実際に漢方治療を行った全症例で西洋薬を併用している．ただし炭素の経口吸着剤は漢方薬の有効成分を吸着する可能性もあり，服用時間を離している．

● 参考文献

1) 三潴忠道，佐藤　弘，島田多佳志，他：高齢者慢性腎不全患者に対する漢方治療．日本東洋医学雑誌，**46**(5)：649-653，1996．
2) 井口　宏，池内隆夫，甲斐祥生，他：慢性腎不全患者における補中益気湯の腎機能障害進展抑制効果について．漢方と最新治療，**8**(1)：69-72，1999．
3) 三潴忠道：八味地黄丸の腎機能障害進展抑制効果．長寿科学総合研究 平成7年度研究報告vol.9，98-102，長寿科学総合研究費中央事務局，東京，1996．

〔三潴忠道〕

5章 漢方における生活指導のポイント

「世の中は食うて糞して寝て起きて　さてその後は死ぬるばかりよ」とは，一休禅師の言葉であるという。少し皮肉っぽくこのように言った一休禅師は，88歳まで生きて，76歳のときから森女という女性と暮らしたという[1]。

「食うて糞して寝て起きて」と言うのは人間の植物的な部分，具体的には吸収（消化・呼吸），循環（血液・脈管），排出（泌尿・生殖）を営む部分である。一方，人間は動物として，高度で複雑な生活体系を得たが，それには受容（感覚系），伝達（神経系），実施（運動系）の3つの過程を経るシステムを手に入れたことが，大きな要因を占めている[2]。

生まれたての赤ん坊は「食うて糞して寝て起きて」で，まさしく植物的器官を主に生活を始めるが，やがて受容，伝達，実施系といった運動系器官の働きを獲得することで，成人に見られる生活様式を実施するようになる。しかし，年とともに，逆の現象が起こり，しばしば見られるような「寝たきり」を経て死を迎える。

生物として生まれたからには死を避けることはできないし，「寝たきり」の時期を経ることは生物としては当然のことである。しかし，できうるならば，「寝たきり」の時期を短くできないか，また「寝たきり」であっても「人間らしく」生きられないかと誰しも思うはずだ。「寝たきり」にならないということはトータルとしての元気さを長く保つことであり，「人間らしく」とは，「運動系器官の働きをできるだけ高く保つこと」に置き換えることができるかもしれない。ただし，この場合は植物系器官の働きがある程度保たれていることが必要である。例外はあるが，植物系器官の働きを高く保ちながら，なるべく運動系器官の働きを温存することが重要なポイントとなる。

東洋医学では「心身一如（しんしんいちにょ）」と言い，身体の問題は心の働きと不可分と考え

ている。また1人の個体にかかわらず，人と人のつながりや自然・環境との関係を重視している。心がどこに存在するかにはさまざまな意見があるが，「腹が減った」とか，「トイレに行きたい」などは植物系器官の欲求であり，こうした「心」の働きは植物系器官に由来すると考えられる。たとえば，「胸がおどる」，「腹に据えかねる」など内臓と感情を結びつける表現も多い。運動系器官に「心」がないとは言わない。たとえば「手心」を「てごころ」と読んで主に悪い意味で使うこともあり，「たなごころ」と読んで手のひらにも心が宿ると考えることもあるが，感情的表現は内臓の言葉ほどには多くない。

東洋医学では五臓の働きに怒喜思憂恐悲驚の七情が対比され，西洋医学では感知されない「心」の働きに対応できる処方も用意されている。この叡智を用いるということは，老年期に陥りやすい病態（≒証）に対する手段を持つことであって，きわめて心強い。こうした「心」の働きは，生理的欲求として出現することもあるが，人と人とのコミュニケーションの過程で生まれてくるものも多い。「人」と言う字が支え合って作られているうえに，「人間」と言うときはヒトノアイダと書くではないか。痴呆が進んでも，自分が認められているのか，愛されているのか，本能的にわかっているように思われて仕方がない。

次に具体的生活の案件について述べる。

● 食べる

「食」と言う文字は「人を良くする」と分解することができる（もちろん語源は違う）。東洋医学で重要な気を十分保つために，飲食物の消化吸収により得られる水穀（すいこく）の気は父母からもらう先天の気と対比して，気の生成ポイントとして重要なウエイトを占める。したがって，呼吸と同様，食物を摂ることを止めると容易に死が訪れる。とはいえ，現代では点滴その他で，強制的に栄養を注入することができる。ヒト以外の動物は体調が悪いとき，むしろ食物の摂取は控えて，消化のよいものを少量にするというのが自然の法則だが，人においては，現代医学の力で思いがけない量のカロリーを

補給することができる。

　一般的に高齢者は消化機能が低下していると考えられているが，一面真実で，一面誤りである。高齢者は高齢者なりの均衡を保った消化機能を有しているのであって，その範疇であれば，食欲もきわめて旺盛である。しかし青年，壮年から比べれば量や質に違いがあるのが当たり前である。高齢者に限らず，前述のとおり，たくさんの栄養を与え，保温，安静にすることが，一般病院ではよく見られる。保温については賛成だが，栄養はその高齢者にとって適量である少量でよいし，体調が悪いときを除けば安静は不要である。また食事は，まんべんなく食べることが理想であるといわれる。人間の身体に偏りのないときはそれでいいが，偏りがあってそれを食事面から修正していこうという場合は，当然偏りのある食事が必要になる。

　何を食べるか。東洋医学では「身土不二」という考え方があり，その土地で採れるもので，その季節に採れるものから選べばよい[3]。冷えのある高齢者は多いので，できるだけ，煮たり焼いたり，といった火を通したもので，できればその素材全体を食べるのが望ましい。調理の過程で切って捨てたり，水に流してしまうのではなく，全体を味わうのが理想である。

　具体的な適量・適切については，個人差があるので一概には言えない。幼小児期にはかなりの偏りで食事をしているが，なんとか大きくなっていくものである。ただし，高齢者の場合，壮年期と比べて相対的に消化機能は低下していることは間違いないので，その他の東洋医学的異常がない（少ない）ときはベースラインを保つ意味で，補脾剤でこれを支援することは必要である。

　食欲不振の症例の対応については，第4章（**198頁**）に譲るが，高齢者においてはその原因は多彩で，絞りきれないことが多い。水分補給を積極的に勧める意見もあるが，筆者は過度となる補液には反対である。補液で水分は補われても，アルブミンの低下などから血管内に保てないことや，電解質異常，高血糖などを生じやすく，さらに補液が必要になるからである。

　食事の際は起きて食べることである。嚥下障害が進行し，「授乳レベル」であれば仰臥位ということもあるが，通常は座って食べたほうがよい。天

丼を見ながら食べるのでは味気ない。また食事時間はあまり変更せず，同じ時間に決めることを勧める。いつでも食べられるのでは生活のメリハリがなくなってしまう。現代の高齢者は一般的に大家族で育った方たちが多く，個室で食べるより，大人数で食べたほうがよいと思われる。

● 寝　る

人生の3分の1は眠っているという。高齢になると睡眠が浅くなり，不眠を訴えることが多い。現実的には日中のまどろみなどによって夜間の睡眠不足を補っていることが多く，夜間に睡眠時間を確保しなければならないということはない。1人ひとりの生活サイクルがあるので，それを優先すればよい。眠りを妨げる要因のいくつかとして，たとえば，身体的疼痛によって妨げられる場合や，頻尿による場合，薬物依存や嗜好による影響などもある。リウマチによる疼痛や前立腺肥大による夜間頻尿，アルコールやコーヒーの愛飲が例となる。この他に抑うつ状態による場合やストレスによる思い悩みが問題となることがある。生活サイクルが日によって変化があることも，不眠の原因となることがあり，なるべく，毎日同じサイクルで，眠り，起きることが望ましい。「不眠」の項も参考にしてほしいが，不安感や焦燥感といった「心」の失調状態には黄連などの配合された方剤を，イライラ，怒りの感情があり「肝」の失調状態の際には柴胡の配合された方剤を，また早朝覚醒には「腎」の機能低下を疑い，補腎の剤を選択することが多い。

● 出　す

大正時代，時の浜口雄幸首相が狙撃されたその術後，オナラが出るかどうかで，世間はやきもきしたという。「放屁一発天下に轟く」とはそのときの新聞の一面だったとか[4]。出るものが滞るというのは，漢方でも気滞や水滞，瘀血といってよくない所見である。さらには十八番のことを「おはこ」と言うが，これはもともと「おまる」のことである。そのくらい取って置き

の重要なものであり，平中こと在原業平が愛しの侍従の局を忘れるために追い求めたのも大便である[5, 6]。排便の滞りはすなわち夜間せん妄の原因ともなり，良好な便通をつけることは重要である。排便異常，とくに便秘は，生活習慣の乱れの中の1つとして生じることがある。食後，とくに朝食後便意がなくてもトイレに座ってみるという習慣が必要である。施設ではトイレ誘導が重要である。ましてや寝たきりでは腹圧がかからず，排便の習慣は成しにくい。一方，歯科的な問題もあって，軟らかいものを食べる可能性が高いことも便秘の一因として考慮しなければならない。

● 動 く

　先に述べたように，人間らしさは，運動機能をどれだけ保つかで，変化してくる。「人間は動物＝動く物」とはよく言ったもので，動かないでいると，尿カテーテルが根のように生え，経管栄養が茎のように伸びて，最後には大地と同化しようと根でも生やそうというのか，褥瘡までできてしまう。仰臥した状態で視界に入るのは天井か，せいぜい横の様子くらいである。これが車椅子に座った状態で，何れの方向へも向くことが自由にできれば，視界に制限はなく，眼から入る刺激の点で，申し分ない。一般にそれぞれの生活環境に合わせて移動方法を検討すればよいが，施設では移動距離が長いことや危険防止のために，歩けても車椅子を当てがうことも多い。もう少し熟慮が必要ではなかろうか。

　本人の状態により，座位を保つだけでも十分な運動となることもある。リハビリテーションは嫌いでも，ベッドから車椅子に移り，自分でリハビリテーションの部屋まで行くだけでも十分な場合もある。要は繰り返すことであり，それを促す粘り強い声かけが重要である。

　動くことを障害する一番の要因として痛みがある。とくに痴呆の程度が少ない患者において痛みに対する恐れが強く，リハビリテーションなどの障害となる。一方，痴呆の程度が中程度のほうがリハビリテーションはやりやすく，重度の痴呆になると，やる気を引き出すのが難しい。

● 清　潔

　清潔にはさまざまな要素が入る。洗顔，整容，歯磨き，口腔ケア，更衣，入浴なども入る。洗顔，整容，歯磨きは日常の生活パターンを崩さないように習慣化できればよい。口腔ケアについては，管理する役割者を明らかにして，「やるべきこと」と「やっていること」が一致することが望ましい。麻痺などにより更衣や入浴の形態は異なる。最近は自宅でも入浴サービスが受けられるようになり，完全介助になってきているが，自分でできることは少しのことでも，なるべく自分でやる習慣を残さないと，全くの依存的生活となってしまう。また入浴がルーズになることによって痴呆症状が明らかになってくることもあり，注意が必要である。入浴拒否も施設ではよく見られるが，たくさんの人がいることや，異性の介助を受けることが拒否の根底にあることなどもよくよく考慮に入れて対処すべきである。また冬季には入浴時の突然死が問題となることがある。一般には温度差により心肺の負担が増すことが考えられており，さまざまな注意点が指摘されているが，本項では問題を喚起するだけで，対策は成書に譲る。近年は化粧による痴呆の治療も行われてきており，興味深い。

● よりよく生きることと事故防止

　上記のような生活の基本型を確保したら，その上にいかによく生きるかを積み上げなければならない。とはいえ，体が衰えた高齢者の「よりよく生きる」とはどんなことなのか。確定的なものはないが，本人が充実感を得られるようなもの，たとえばそれによって感謝されたり，ほめられたりして，満足感を得られる作業があることが望ましい。また季節を意識させる行事や手紙は，施設生活者にとって家族とのつながりを深める点でも有用である。生活の自由度を高めると，事故をいかに防止するかが重大な問題となってくる。事故を防止するために最もよいのが，その人に介護者が常についていることであるが，現実的には全く不可能である。その点で事故を完全に防ぐのは難しいが，減らすことはできるかもしれない。高齢者が事故

を起こしやすい身体および精神状態であると認識しようとしても，なかなか自身のこととして考えにくいのが問題のように思う．同様の身体状況であるので事故は繰り返されやすいのだが，介護者にはその感覚が希薄である．とくに医師は患者と1対1で接することが多いが，施設では1対多であることがほとんどで，一点（1人）に集中しすぎると問題が生じる可能性がある．宮本武蔵は『五輪書・水の巻』の中で，「観の目つよく，見の目よわく見るべし」と述べているが，これは注視ではなく，ぼうっと気配を読む，あるいは心の目でみるということを言っていると思う[7]．振り返れば，漢方の四診も「望（ぼう）」聞問切（ぶんもんせつ）であり，「望」むように診ることが重要であるのかもしれない．しかし，それでもカバーしきれない事故については，何らかの装置を検討すべきである．といっても抑制することではなく，事故が予測される行動を察知して知らせるような装置が求められる．今のところきわめて有用なものはないが，少しの工夫の中でできることもあり，関連の企業などにそうした装置の開発を期待したい．

● 感染症との闘い

　高齢者の死因の多くは，肺炎を初めとする感染症である．肺炎とその次に多い尿路感染を減少させるのに有効な手段のうち重要な1つは，起き上がって生活することである．もちろん，口腔ケアや入浴などで局所の清潔を保つことも重要だが，起き上がって痰を出しやすくすることや，膀胱・尿道の位置関係からみても，残尿を減らすためには寝たきりでは難しい．そのうえで必要に応じて抗菌薬を投与することになるが，抗菌薬のみでもコントロール不能な際に，漢方方剤を併用すると短期間で抗菌薬投与も不要になることがある．ある呼吸器疾患患者は酸素投与とステロイド剤を含む12種類の内服薬を投与されていたが，漢方方剤とネオフィリン製剤のみで通常の日常生活が可能となった．自然の経過も加味されるが，高齢者の感染症については必ずしも抗菌薬の独壇場ではないことは，「誤嚥性肺炎」や「重症感染症」の項を参照していただければ納得が得られるであろう．

以上，日常生活上のことについて，必ずしも漢方的とは言えない点もあったが，西洋・東洋，両方の考え方を取り込んで，有用と思われるポイントについて言及した．最後に岸信介元首相の言葉を紹介したい．長生きの秘訣を聞かれて次のように答えたと言う．「風邪引くな，転ぶな，義理を欠け」1番目，2番目はわかるとしても，「義理を欠け」とはどういうことか．これは，葬儀など無理をして出るくらいなら，義理を欠いても無理をしないという意味だそうである．高齢者のマイペースを許容する，意義のある言葉だと思う．

●参考文献

1) 佐江衆一：老い方の探求．新潮社，1999．
2) 三木成夫：ヒトのからだ―生物史的考察．うぶすな書院，1997．
3) 小倉重成：無病息災の食べ方．東洋医学新書，1987．
4) 朝日新聞科学部：ことわざ医学辞典．朝日新聞社，1987．
5) 芥川龍之介：好色―羅生門・鼻．新潮社，1968．
6) 谷崎潤一郎：少将滋幹の母．新潮社，1953．
7) 鎌田茂雄：五輪書．講談社，1986．

〔田原英一〕

6章 家族・介護職・看護職などへの指導

　この章はどのようにしたら高齢者が「元気」になれるかということを前提に話を進める。世の中にはいろいろな考え方の人がいるので，中には「元気にさせないで欲しい」という家族もいる。高齢者は死ぬまでをそれなりに無理なく過ごせればよいという考え方もなくはないが，いつ死ぬかもわからないのが常であり，そうした場合にはできうる限り充実して元気にすごせるのが最善である。その方法を東洋医学の考え方をふまえて，検討したい。

　治療者の許を訪れるのはもっぱら病態が悪化したときのことである。親の突然の変化に恐れ，戸惑い，忌避的態度を呈する家族も多い。このときの印象というのは，家族にとって後々まで尾を引くことであり，よくよく聞いておく必要がある。後に在宅介護を勧めようとすると強い抵抗に遭うのは，その際にみられた夜間せん妄などでつらい目にあったという嫌な出来事であり，結果として在宅復帰への大きな障害となる。これを解消するには外泊などを繰り返し，患者本人はもちろん，家族も自信をつける必要が生じる。常に家族と本人の関係を密にしておく工夫が望まれる。

　家族も介護者も「ゴールを決め込んでしまう」のは問題である。もちろん，西洋医学的な評価はある程度は必要ではあるが，時にわれわれの評価を超える症例がある。たとえば91歳の男性S氏は自宅で倒れているところを発見されて，近くの総合病院へ入院した。結局倒れていた原因ははっきりしなかったが，クレアチンキナーゼが上昇し，横紋筋融解症が発生し，筋脱力が関係していた可能性がある。いずれにしても1か月半の入院で，四肢は硬直し，仰臥位臥床しかできなくなり，私たちの病院へ転院となった。長谷川式簡易知能評価スケールは14点で，投げやりな態度であった。筋を補うには補脾といわれているので，黄耆建中湯を投与して，関節可動域訓練から少しずつ行った。拘縮が顕著であったので，速やかにとは言いがた

いが，徐々に腕が口元に届くようになり，やがて座位保持が可能になり，3年の経過で，自力での車椅子移乗，自力での食事摂取，最後には監視下で歩行器による歩行も可能なレベルまで達した。長谷川式も24点まで上昇していた。漢方方剤のみの効果とはいえないかもしれないが，十分きっかけになり得たと思う。この患者の場合，よい方向に私たちの期待を裏切ったわけだが，寝たきりで安楽に暮らすことのみを求めていては，こうした経過はありえなかった。当面の目標を決めることはやぶさかではないが，それを最終目標として安心していてはいけない。

　しかし，多くのケースではアプローチを開始して6か月までに定常状態に入ることが多く，通常は最初の3か月が1つの重点期間と考えている。この間のとりあえずの目標を家族とともに設定して，評価と目標の再検討を家族と連絡を取りながら行う必要がある。一方で，押しつけは患者にとって拷問ともなりうる。高齢者の自発性や主体性を引き出せるような介護が求められるが，実際には難しい[1]。高齢者の状況を無視した介護が「高齢者の問題行動」と言われるものの引き金になっているという考え方もある。

　家族の中にはなぜかしら感情的で，自己中心・一方通行といった感じの家族も見受けられる。最近の新聞紙上でも介護に疲れてとっさに殺してしまったという記事が掲載されることがまれではない。ところで抑肝散はもともと小児に使われることの多い方剤だが，第4章の不穏・興奮の項（**30頁**）で紹介したように，興奮性の高齢者に有効なことがある。またこの方剤の原典には「子母同服」とあって，疳の虫が騒ぐ子供とその母親にも同時に服させるように書いてある。現代では「介護地獄」という言葉も生まれ，高齢者介護の場にもこの法則が当てはまるのではないかと言うくらい，介護のストレスというものが取りざたされているが，患者だけでなく，「介護者の立場への漢方」というものにも踏み込んでよい時期かも知れない。常々思うが，人を幸せにしようとするときは，自分自身にも余裕や幸福感がないと，ついついとげとげしくなってしまうものである。そうした点で，介護者自身が精神的にも肉体的にも健康な状態であることが望ましい。ましてや，ヘルパーなど，職業としての介護者には，自己の管理が求められる。

　さて，これらの際に介在する介護力というのは施設や家族で大きな差が

出る。介護される側もそうだが，介護する側は五感を活発に働かせて情報収集に当たる必要がある。実際に目で視てどうかという他に，汗や便・尿の臭い，呼吸音や腹部から発する音，声の調子，皮膚に触れたときの乾湿・温度など，実際は何気なく過ごしてしまう事象の中に重要なヒントが隠されていることも多い。また，高齢者は痴呆の傾向が現れてくると，前頭葉の抑制的作用が弱まってくるためか，自身の欲求に対しては意外とストレートに表現しているのでないかと思うことがしばしばである。若年・青壮年ではポーカーフェイスで気取ることも，高齢者でははっきりとした訴えとして表現するようになる。その点で観察者は素直に受け止める準備が必要である。ただし，要介護の状態にある人の状態は，日々変化していると思えることも多い。日々の変化と，大きな流れを捉える必要がある。

　このような五感を生かした介護は，抽象的な「なんとなくおかしい」を早期に発見する一助になる。高齢者の場合は，訴えが不明瞭で，気がついてみたら手遅れだったということがなくもない。慣れてくると，介護者からこんな状態だから「あの漢方薬」というリクエストがかかるようになるのがおもしろい。このように，処方が絞り込めるのは，高齢者の「証」が多数の方剤ではなく，ある程度の方剤に収束していく結果と思われる。小児期に使われる方剤がある程度限られているのと同様である。

　介護者に知っていてもらいたい漢方薬のメリットは，西洋医学の薬剤の減量効果がある点である。極端な例では，慢性呼吸不全で酸素投与に加えて，ステロイド剤投与を含む12種類の薬剤を，漢方方剤1種類とテオフィリン製剤1種類のみ（酸素も中止）に減量でき，かえってADLも向上した例を経験した。話の詳細は第7章（**248頁**）に譲るが，手間ひまをかけて（？）漢方薬を飲ませることは，実は介護の仕事量を軽減する可能性がある。

　高齢者を観察し，評価する際，よいところに目を向ける努力が必要である。ケアプランなどはついつい悪いところに目が行ってしまいがちだが，それでは単なるアラ探しになってしまう。悪いところの評価も必要だが，よいところを伸ばすことが重要である。事故を防止するためには，あらゆる最悪の可能性を検討する必要があるが，こと生活介助に関しては，余裕を持って楽観的に見ることも期待したい。コップに水が半分あって，もう

半分しかないと思うか，まだ半分もあると見るかでは対応の仕方が大きく違う．カンファレンスなどをすると，とかく悲愴になりやすいが，状況に応じて柔軟に考える余裕がほしい．日々の業務（介護）に「忙しい」と言うのは言い訳である．「忙」は「忄」と「亡」で「心を亡くす」ことである．

「木の芽時」という時期があって，文字通り木の芽が吹く春先をいうわけだが，科学的根拠はともかく，この時期に不穏や興奮を呈する人は多い．あるいは，満月の日に赤ちゃんが多く生まれるなどというのもよく聞く．かつては太陰暦に二十四節気を用いて季節の移り変わりを直接的に感じ取ることもあったが，最近では夜中でも煌々と明るいなど，季節や時間の感覚が崩れている．ましてや夜勤業務もある介護者はなおさらである．そうした現代であるからこそ，季節や時間の感覚を見直す必要があるのでなかろうか．近年では時間医学の考え方がこれを補うべく，研究が行われている．漢方では陰陽の概念がすでにこれらの季節や時間の変化を捉えているが，実際的に生かし切れているかについては不十分と言えよう．この点については，まだ検討の余地があるが，季節や天候の変化をより重要視する必要が出てくると思われる．

最後に外来に来られる80代，90代の患者について，意見を述べたい．これらの患者の中には「生き急いでいる」というような方がいるように思う．経済的にはある程度自立され，趣味や芸事に没頭するのはまだしも，テレビで毎日のように放送される健康情報番組に右往左往し，健康食品や健康によいことを試し続けている人たちである．ここには東洋の発想である「足るを知る」（ある程度で満足する）ことも重要だと考える．兼好法師のようにいろいろ知っていても「『今は忘れにけり』といひてありなむ」と構えていたほうが余裕があってよいと思う．

● 参考文献

1）黒川由紀子：老人病院．昭和堂，2002

〔田原英一〕

7章 医療経済と漢方

　日本の社会情勢は大きく変化している。欧米諸国さえも経験したことのない急速な高齢化社会の到来に伴う変化である。今まで医療費の増大は，高度経済成長により帳消しにされてきてあまり問題にならなかった。今後は以前のような大きな経済成長が望めない中で，増え続ける医療費とそれに基づく国庫負担や医療保険への圧迫を，社会全体がどのように支えていくのかが議論の的になっている。2025年には高齢化がピークとなることははっきりとわかっているが，その対策は簡単ではない。1つは日本の医療費の薬剤費が占める割合は他の先進国に比べてきわめて高く，技術料はかなり低いことに起因している。今まで薬価差益に頼るしかない医療経営を黙認してきて，製薬会社を保護してきた医療政策の歴史がこのような状態を作り出したのである。今となっては薬価差益もほとんどなくなり，製薬会社も世界的なグローバル化の中で統廃合が進みつつあり，能力のある薬のみが残っていくと考えられている。なるべく無駄な薬を減らすように改革していかないと日本の医療政策の未来はないと考えられている。その改革の中で漢方薬の使用は医療経済に対してどのような影響を及ぼすのか，以下のような検討を行った。

● 療養型病床群に漢方薬を導入

　療養型病床群は，慢性期の医療の定額化の方針のもと，一部公的介護保険に向けて導入された病床群である。患者1人当たりの医師数，看護師数は一般病院に比して少ない代わりに，病床面積が広く，食堂，談話室，風呂などの設備が充実していて，介護福祉士などの介護をするスタッフが充実している。ほとんどが大病院で急性期を過ごした脳血管障害後遺症や老年

痴呆の患者であり，西洋医学的には，ほぼ治療を完了している患者が大部分である．入院後の食欲不振，易感染症など生体防御機能低下に対して，西洋医学的にはあまり有効な治療がないのが問題点で，意欲低下などの精神症状に対しても，現在のところ有効な西洋薬がないのが現実である．

ある200床の療養型病床群において，4人の西洋医学のみを学んできた医師が，1年間東洋医学を勉強しながら，それぞれに漢方の証に従って自由に治療を行った結果，医療経営に大変よい結果をもたらすことができた．

1．薬剤費の急激な減少

患者1人当たりの薬剤費が急激に減少したのである．必要な薬剤を無理に中止したのではなく，自ずと西洋薬が減っていった．西洋薬のみを使用した1997（平成9）年度上半期薬剤費は，1日1人あたりの薬剤費は1,394円であったのが，西洋薬に漢方薬を併用した1998（平成10）年度上半期の薬剤費は1日1人あたり741円と激減した．しかもその内，漢方薬の占める薬剤費は117円と小額であった（**図7-1**）．減少した西洋薬の内訳は，偏ったものではなく，抗菌薬，抗不安薬，睡眠薬，脳血流改善薬，気管支拡張薬，抗血小板薬，胃腸薬，抗アレルギー剤，点滴，ビタミン剤など多岐に及んでいた．

1年間の薬剤費の減少は，1日1人あたり1,394 − 741 ＝ 653円となり，200

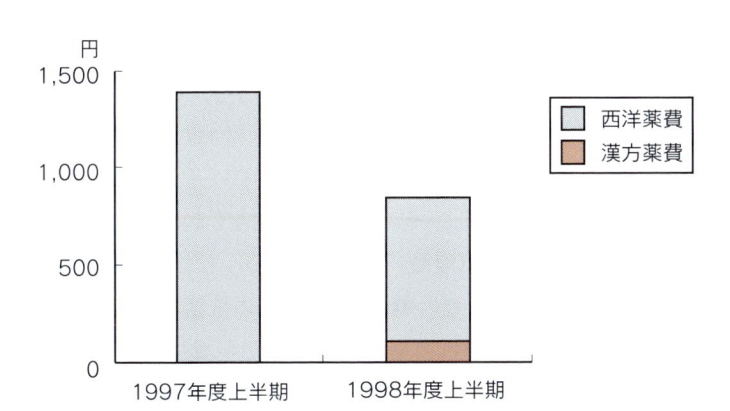

図7-1　療養型病床群での漢方薬使用前・使用後の1人1日あたりの薬剤費の変化

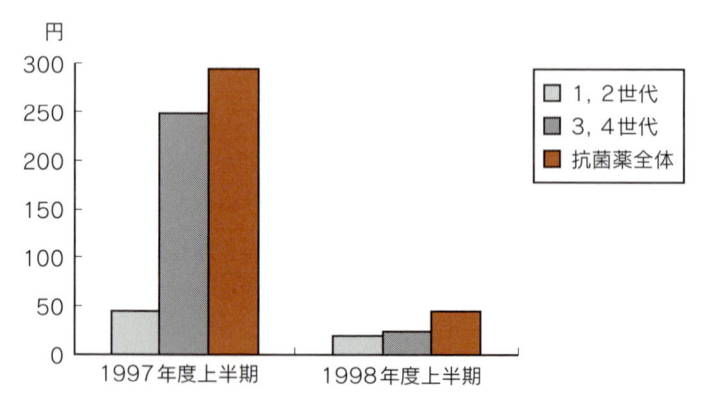

図7-2　漢方薬使用後の抗菌薬の薬剤費（円：/日/人）の減少

床の病院での1年間の薬剤費の節減額は653円×200人×365日＝4,767万円にもなり，定額化の療養型病床群においては，この薬剤費の節減が病院経営に大変よい結果をもたらした．

2．抗菌薬で考えると

とくに，薬剤費の減少を抗菌薬において検討してみたところ，1997年度上半期の1日1人あたりの抗菌薬294円が，1998年度上半期には44円に減少した（図7-2）．具体的には，第1，第2世代の抗菌薬では，CTM（塩酸セフォチアム）は27円から9円と減少した．CPZ（セフォペラゾンナトリウム），CAZ（セフタジジウム），LMOX（ラタモキセフナトリウム），CZOP（塩酸セフォゾプラン），MEPM（メロペム三水化物）などの第3，第4世代の抗菌薬も66円から16円に減少した．広範囲に抗菌力の強いIPM/CS（イミペネム・シラスタチン）も51円から8円に激減し，その結果，MRSAも起因菌としてほとんど当院で発症しなくなり，BCM（塩酸バンコマイシン）も134円使用していたのが，ほとんど使用しなくなった．第3，第4世代の抗菌薬は大幅に減少したが，加えて，第1，第2世代の抗菌薬まで使用量が半減した．つまり，感染症にかかりにくくなり，しかもかかっても短期間で少量の抗菌薬投与で感染症が治癒していることを意味している．この結果から漢方薬の使用により生体防御機能が高まって，感染症にかかりにくくなったことが示唆された．

厚生労働省は一時期，漢方薬を医療保険から削除しようとしたが，われわれの結果からは，漢方薬の保険削除は，医療費の削減において全く逆効果であることが示唆された。

3. 頻用処方

今回の結果を求めるにあたり，療養型病床群での頻用処方は，上から当帰芍薬散，人参養栄湯，十全大補湯，八味丸，抑肝散加陳皮半夏，麻子仁丸，補中益気湯，柴胡桂枝湯，真武湯，牛車腎気丸と有名な処方がほとんどであり，特別に専門的な処方ではなかった。ほんのわずかな漢方薬の勉強で，少なくとも老人医療における漢方治療は行うことができると考えられた。また，精神不穏や意欲低下などの精神症状にも漢方薬は大変有効であった。漢方薬の投与により，徘徊したり，暴れたりすることが少なくなり，高齢者を人間らしく生活させてあげることができるようになった。漢方薬の投与により，劇的に症状が改善した症例を2例呈示する。

症例1　左不全片麻痺，意欲低下に八味丸　65歳男性

（現病歴）　高血圧にて治療中に1996年に右視床出血発症し，県立病院に入院。左不全麻痺が残り，神経因性膀胱，意欲低下が認められ，リハビリテーションが進まずに1997年3月に療養型病床群に転院となった。
（和漢診療学的所見）　軽度の胸脇苦満と小腹不仁を中等度認めた。脈はやや渋。
（経過）　八味丸を投与したところ，意欲低下が著明に改善し，積極的にリハビリテーションに取り組むようになり，自宅に退院することができた（**図7-3**）。

症例2　発熱，多関節痛に真武湯　87歳女性

（現病歴）　20年前に関節リウマチの診断にて近医で治療を受けていた。手指の著明な変形は認めるものの，日常生活は何とかできていた。1998年2月に発熱症状とともに関節痛が著明になり，寝たきりに近くなって，便失禁も認められるようになり，褥瘡もできて療養型病床群に入院となった。入院時までリマチル®（ブシラミン）とボルタレン®（ジクロフェナクNa）の投薬を受けていた。
（和漢診療学的所見）　下痢を認め，腹力も弱く，胃部振水音，下肢冷感，臍の左の圧痛を認めた。
（経過）　真武湯を投与したところ，鎮痛薬などの西洋薬を中止することができて胃腸障害も改善して，関節痛も著明に減少した（**図7-4**）。

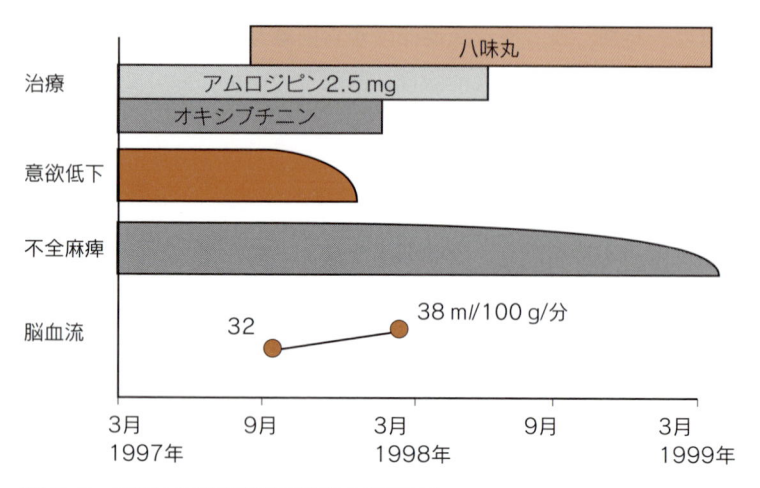

図7-3 症例1の臨床経過（脳出血後遺症）

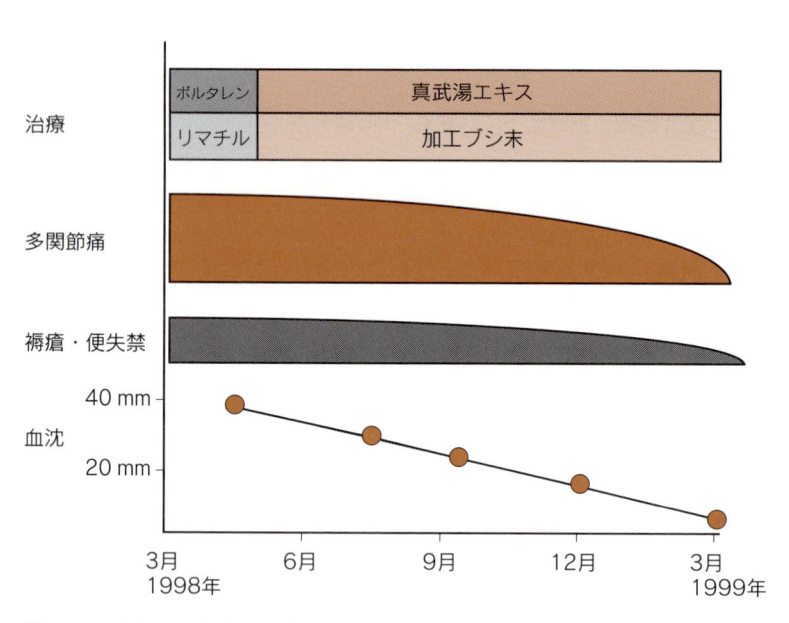

図7-4 症例2の臨床経過（関節リウマチ）

● 漢方治療導入の二次的な効果

　次に療養型病床群に漢方治療を導入した二次的効果を記してみたい。漢方治療を導入することにより，患者の食欲不振が著明に改善した例が多く認められ，その結果，点滴をすることが少なくなった。このことは看護スタッフの時間の節約になり，患者に接する時間が増えて，より密度の高い介護ができるようになったのである。

　また，漢方治療を導入したことによる医師への影響もよい結果をもたらした。療養型病床群では48床を1人の医師で管理するため，ややもすると単調になりがちであるが，漢方薬を導入することによって，証を見極めなければならず，よりていねいに患者を診療するようになった。最近の医師は検査に頼り過ぎて患者に触ることが少なくなったと言われている。また，西洋医学においては患者を疾患群にまとめてしか治療ができないために，個々の患者の微妙な体力の違いや心の動きにはあまり気にとめないのが現状である。漢方には気血水，陰陽虚実，表裏，五臓などさまざまな物差しがあり，その位置関係を見極めないと治療ができない。患者の訴えをよく聞き，体力や心の部分をしっかり視ないと処方の効果はない。漢方をベッドサイドで学ぶことにより，患者主役の医療ができるようになったのである。

● 外来治療における漢方薬の医療経済的な効果

　今日の日本経済の低迷が保険医療に及ぼす悪影響やデフレ経済を考えて，漢方薬と西洋薬をうまく組み合わせて，お互いの良いところを利用して診療所での外来治療を行った結果，当院で実際に大幅に薬剤費を削減することができた。

　当院の患者層はほとんどが内科疾患で，生活習慣病や脳梗塞後遺症，関節リウマチ，慢性閉塞性肺疾患，アレルギー疾患，膠原病，消化器病など外来で診療できる内科疾患をほぼカバーしている。処方は漢方薬が約70％，西洋薬が約30％であるが，西洋薬が高価であるため薬剤費は反対に西洋薬60％，漢方薬40％となっている。実際の診療に当たっては東西医学を使い

表7-1　自院と他医療機関との薬剤費の比較

	2002年		2003年	
	自院	他院	自院	他院
処方回数/月	1,784回	2,760回	1,969回	2,597回
レセプト件数/月	1,032件	1,407件	1,210件	1,406件
薬剤費/月	8,245,240円	19,715,120円	9,456,270円	20,258,770円
1回あたり薬剤費	4,620円	7,143円	4,800円	7,800円
1件あたり薬剤費	7,990円	14,012円	7,820円	14,408円

分けて治療を行っている。検査機器もCT，胃カメラ，腹部エコー，ヘリコバクターピロリ菌検査機器など，診療所としては豊富に揃えて使いこなしていて，100床程度の病院の外来をイメージして診療を行っている。薬は完全医薬分業を行っていて，今回は門前の薬局に協力していただき，その薬局に処方箋を出す他の医療機関の処方箋の薬剤費と比較検討した。他の医療機関は100床の内科系病院や内科系診療所が中心となっていて，少数県立病院や医科大学などの処方箋が含まれている。

　結果は表7-1に示すように，2003年で比較したデータによると1処方箋あたりの薬剤費は，自院4,800円，他院7,800円と3,000円の差があり，約40％の薬剤費の減少になる。長期処方を推奨しているため，1レセプトあたりの薬剤費が最も比較するに適した条件と思われるが，その薬剤費の比較は自院7,820円，他院14,408円と6,588円の差があり，45％の薬剤費の削減になる。当院の患者数で計算すると，年間で約9,560万円（6,588円×1,210レセプト×12か月）の薬剤費を削減したことになる。この数字は1診療所の医療費の削減としては驚異的なものである。

1. 薬剤費節約の理由

　漢方薬を使用すると，なぜこのように薬剤費を節約することができたのか考えてみたところ，以下のような理由が考えられた。
①漢方薬一処方でいろいろな症状に効果があり，多数処方していた対処療法の西洋薬をほとんど使わないでよい。
②漢方薬にはすでに胃薬の役割の成分が多く含まれていて，胃薬の西洋薬

の使用頻度がかなり減少した。
③不定愁訴にそれぞれに対応していた西洋薬多剤投与が減った。
④気管支炎などで漢方薬を使用すると抗菌薬の使用日数が削減されたり，場合によっては使用しなくてよいこともあった。
⑤鎮痛薬の投与が減った。
⑥八味丸など腎虚の漢方薬が，思いもかけないような症状に広範囲に効くことが多かった。
⑦桂枝茯苓丸などの駆瘀血剤が血流障害に効果があり，脳梗塞予防になることがあった。
⑧漢方薬が軽度のうつ病や不安神経症に効果があることが多く，抗うつ剤や抗不安薬の使用頻度が減った。
⑨漢方薬はアレルギー疾患に効果があることが多く，抗アレルギー剤の使用頻度が減少した。
⑩関節リウマチや膠原病に漢方薬が効果があることが多く，ステロイド剤や抗リウマチ薬の使用頻度が減り，それに対する副作用対策の薬が減った。

2．頻用処方

　当院の漢方薬の頻用処方は，上から桂枝茯苓丸，八味丸，半夏厚朴湯，白虎加人参湯，四物湯，五苓散，黄連解毒湯，抑肝散加陳皮半夏，防已黄耆湯，柴胡桂枝湯の順であまり薬価の高くない処方を頻用していることがわかる。

● 西洋医学と東洋医学の融合

　長生きをしたいというテーマにおいては，西洋医学も東洋医学もない。誰もが生きてる限り健康で人間らしい生活をしたいと思っている。科学的データを尊重する西洋医学においても，人をやさしく癒してあげるための学問であったはずであるが，分子生物学や遺伝子工学があまりに急速に進歩したために，何時の日か西洋医学は人間の体を1つ1つの細胞や遺伝子の集合体としか捉えられなくなってきた。西洋薬では1つの薬は単一の方向に

しか働かないので，病気に対していろいろな作用の薬を組み合わせる結果，多くの薬を飲むことになる。漢方薬では1つの方剤はいろいろな生薬の組み合わせのハーモニーの力で病気を治していくので，多数の症状に対応できることが多い。正確な診断をすれば1つの処方で患者自身の自然治癒力を引き出すことができる。その結果として，薬剤費を大幅に節約できて治療費の支払いを減らしてあげることができる。また，漢方の診断過程においては，患者の話をよく聞き，ていねいに診察しないと正確な診断ができないために，結果として人にやさしい医療が構築されていくのである。

超高齢化社会を迎えて保険財政の危機にある日本では，臨床医が西洋医学に加えて，東洋医学的な診断学をぜひ学ぶ必要があると思われる。

〔下手公壱〕

付録 1

漢方製剤一覧表
（販売メーカー一覧表）

寺澤捷年：漢方薬．高久史麿，他監修：治療薬マニュアル 2005．pp 1815-1818，医学書院，2005より転載．

付録1 漢方製剤一覧表

薬名	ツムラ 顆粒：TJ		クラシエ 細粒：EK 錠剤：EKT		小太郎 細粒：N カプセル：NC		その他の会社名*)	掲載頁
葛根湯 (かっこんとう)	1	顆粒	1	細粒／錠	1	細粒	三伸帝本東阪大太ホジ	275
葛根湯加川芎辛夷 (かっこんとうかせんきゅうしんい)	2	顆粒	2	細粒／錠	2	細粒	伸帝本東阪大ジ	276
乙字湯 (おつじとう)	3	顆粒	3	細粒	3	細粒	三伸帝大太ジ	274
安中散 (あんちゅうさん)	5	顆粒	5	細粒	5	細粒／カプセル	伸帝本東大ジ天	268
十味敗毒湯 (じゅうみはいどくとう)	6	顆粒	6	細粒／錠	6	細粒	三伸帝本東阪大太ホジ	303
八味地黄丸 (はちみじおうがん)	7	顆粒	7	細粒／錠	7	細粒	帝本大ホジ	327
大柴胡湯 (だいさいことう)	8	顆粒	8	細粒／錠	8	細粒	三伸帝本東阪大太ホジ	314
小柴胡湯 (しょうさいことう)	9	顆粒	9	細粒／錠	9	細粒	三伸帝本東阪大太ホジ	304
柴胡桂枝湯 (さいこけいしとう)	10	顆粒	10	細粒／錠	10	細粒	三伸帝阪大太ホジ	294
柴胡桂枝乾姜湯 (さいこけいしかんきょうとう)	11	顆粒			11	細粒	伸帝本太ホ	294
柴胡加竜骨牡蛎湯 (さいこかりゅうこつぼれいとう)	12	顆粒	12	細粒／錠	12	細粒	伸帝本阪大太ジ	293
三黄瀉心湯 (さんおうしゃしんとう)	⇨113		13	細粒	⇨113		伸帝本阪大太	296

*) 会社名略称

三：三和生薬　　　東：東洋薬行　　　ホ：ホノミ漢方製剤（剤盛堂薬品）
伸：伸和製薬　　　阪：阪本漢方製薬　帝：帝国漢方製薬　　大：大杉製薬
ジ：ジェイドルフ　本：本草製薬　　　太：太虎精堂　　　　天：カーヤ（天津）

(つづく)

付録1 漢方製剤一覧表

薬名	ツムラ		クラシエ		小太郎		その他	頁
半夏瀉心湯 (はんげしゃしんとう)	14	顆粒	14	細粒／錠	14	細粒	三伸帝本東 阪大太ホジ	328
黄連解毒湯 (おうれんげどくとう)	15	顆粒	15	細粒／錠	15	細粒／ カプセル	三伸ホ帝本 東阪大太ジ	273
半夏厚朴湯 (はんげこうぼくとう)	16	顆粒	16	細粒／錠	16	細粒	三帝本東阪 大太ホジ	328
五苓散 (ごれいさん)	17	顆粒	17	顆粒／錠	17	細粒	三伸帝本東 大太ホジ	292
桂枝加朮附湯 (けいしかじゅつぶとう)	18	顆粒			18	細粒	三帝本阪ホ	285
桂枝加苓朮附湯 (けいしかりょうじゅつぶとう)			18	細粒／錠			大	285
小青竜湯 (しょうせいりゅうとう)	19	顆粒	19	顆粒／錠	20	細粒	三伸帝本阪 大太ホジ	305
防已黄耆湯 (ぼういおうぎとう)	20	顆粒	20	細粒／錠	20	細粒	東阪大太帝 本ジ	332
小半夏加茯苓湯 (しょうはんげかぶくりょうとう)	21	顆粒	21	細粒	21	細粒	帝本阪	306
消風散 (しょうふうさん)	22	顆粒			22	細粒	大ホ	306
当帰芍薬散 (とうきしゃくやくさん)	23	顆粒	23	細粒	23	細粒	三伸帝本東 阪大太ホジ	322
加味逍遥散 (かみしょうようさん)	24	顆粒	24	細粒	24	細粒	伸帝本東阪 大太	277
桂枝茯苓丸 (けいしぶくりょうがん)	25	顆粒	25	細粒／錠	25	細粒	三伸帝本東 阪大太ホ	287
桂枝加竜骨牡蛎湯 (けいしかりゅうこつぼれいとう)	26	顆粒	26	細粒	26	細粒	伸帝大ホ	286
麻黄湯 (まおうとう)	27	顆粒	27	細粒	27	細粒	伸帝本	333
越婢加朮湯 (えっぴかじゅつとう)	28	顆粒			28	細粒	伸大	271
麦門冬湯 (ばくもんどうとう)	29	顆粒			29	細粒	帝大	327
真武湯 (しんぶとう)	30	顆粒	30	細粒	30	細粒	三大	309

(つづく)

薬名	ツムラ		クラシエ		小太郎		その他	頁
呉茱萸湯 (ごしゅゆとう)	31	顆粒			31	細粒	太	291
人参湯 (にんじんとう)	32	顆粒	32	細粒	32	細粒	伸帝本東阪 大ホ天	325
大黄牡丹皮湯 (だいおうぼたんぴとう)	33	顆粒			33	細粒	帝	313
白虎加人参湯 (びゃっこかにんじんとう)	34	顆粒	34	細粒／錠	34	細粒	伸帝	329
四逆散 (しぎゃくさん)	35	顆粒						299
木防已湯 (もくぼういとう)	36	顆粒			36	細粒		336
半夏白朮天麻湯 (はんげびゃくじゅつてんまとう)	37	顆粒	37	細粒	37	細粒	三	329
当帰四逆加呉茱萸生姜湯 (とうきしぎゃくかごしゅゆしょうきょうとう)	38	顆粒	38	細粒	38	細粒	阪大天	322
苓桂朮甘湯 (りょうけいじゅつかんとう)	39	顆粒	39	細粒	39	細粒	三東大太	340
猪苓湯 (ちょれいとう)	40	顆粒	40	細粒	40	細粒	三伸帝本東 阪大太ホジ	319
補中益気湯 (ほちゅうえっきとう)	41	顆粒	41	細粒	41	細粒	三伸帝本東 阪大太ホ	333
六君子湯 (りっくんしとう)	43	顆粒	43	細粒	43	細粒	三伸帝本東 大ホ	338
桂枝湯 (けいしとう)	45	顆粒			45	細粒	伸帝本大	283
七物降下湯 (しちもつこうかとう)	46	顆粒					伸東大	300
釣藤散 (ちょうとうさん)	47	顆粒					伸	318
十全大補湯 (じゅうぜんたいほとう)	48	顆粒	48	細粒	48	細粒	三伸帝本東 大ホ	302
荊芥連翹湯 (けいがいれんぎょうとう)	50	顆粒					伸帝大太	281
潤腸湯 (じゅんちょうとう)	51	顆粒					太	303

(つづく)

漢方製剤一覧表(販売メーカー一覧表)

薬名	ツムラ		クラシエ		小太郎		その他	頁
薏苡仁湯 (よくいにんとう)	52	顆粒	52	細粒／錠			伸本東阪	336
疎経活血湯 (そけいかっけつとう)	53	顆粒					大太	312
抑肝散 (よくかんさん)	54	顆粒					大	337
麻杏甘石湯 (まきょうかんせきとう)	55	顆粒			55	細粒	帝本大ホジ	334
五淋散 (ごりんさん)	56	顆粒					東	292
温清飲 (うんせいいん)	57	顆粒	57	細粒	57	細粒	帝本東大ジ	270
清上防風湯 (せいじょうぼうふうとう)	58	顆粒					大	309
治頭瘡一方 (ぢずそういっぽう)	59	顆粒						316
桂枝加芍薬湯 (けいしかしゃくやくとう)	60	顆粒	60	細粒／錠	60	細粒	帝東大	284
桃核承気湯 (とうかくじょうきとう)	61	顆粒	61	細粒／錠	61	細粒	伸帝本大	320
防風通聖散 (ぼうふうつうしょうさん)	62	顆粒	62	細粒／錠	62	細粒	三伸帝本東大太	332
五積散 (ごしゃくさん)	63	顆粒			63	細粒	伸帝	290
炙甘草湯 (しゃかんぞうとう)	64	顆粒			64	細粒	伸	301
帰脾湯 (きひとう)	65	顆粒					伸	279
参蘇飲 (じんそいん)	66	顆粒					大	308
女神散 (にょしんさん)	67	顆粒						325
芍薬甘草湯 (しゃくやくかんぞうとう)	68	顆粒	68	細粒	68	細粒	東	302
茯苓飲 (ぶくりょういん)	69	顆粒			69	細粒		330

(つづく)

付録1 漢方製剤一覧表

薬　名	ツムラ		クラシエ		小太郎		その他	頁
香蘇散 (こうそさん)	70	顆粒			70	細粒	帝	289
四物湯 (しもつとう)	71	顆粒	71	細粒／錠	71	細粒	帝本太ホ	301
甘麦大棗湯 (かんばくたいそうとう)	72	顆粒			72	細粒	大	278
柴陥湯 (さいかんとう)	73	顆粒			73	細粒	太	293
調胃承気湯 (ちょういじょうきとう)	74	顆粒						317
四君子湯 (しくんしとう)	75	顆粒					東大	299
竜胆瀉肝湯 (りゅうたんしゃかんとう)	76	顆粒			76	細粒	伸東太	339
芎帰膠艾湯 (きゅうききょうがいとう)	77	顆粒			77	細粒		280
麻杏薏甘湯 (まきょうよくかんとう)	78	顆粒	78	細粒	78	細粒	三伸大ホジ	335
平胃散 (へいいさん)	79	顆粒			79	細粒	伸帝本大ジ	331
柴胡清肝湯 (さいこせいかんとう)	80	顆粒			80	細粒	帝ホ	295
二陳湯 (にちんとう)	81	顆粒					東天	324
桂枝人参湯 (けいしにんじんとう)	82	顆粒	82	細粒			伸	287
抑肝散加陳皮半夏 (よくかんさんかちんぴはんげ)	83	顆粒	83	細粒	83	細粒		337
大黄甘草湯 (だいおうかんぞうとう)	84	顆粒					大	312
神秘湯 (しんぴとう)	85	顆粒	85	細粒	85	細粒	伸本東大	308
当帰飲子 (とうきいんし)	86	顆粒						321
六味丸 (ろくみがん)	87	顆粒	87	細粒			東	341

(つづく)

薬　名	ツムラ		クラシエ		小太郎		その他	頁
二朮湯 (にじゅつとう)	88	顆粒						324
治打撲一方 (ぢだぼくいっぽう)	89	顆粒						317
清肺湯 (せいはいとう)	90	顆粒						311
竹筎温胆湯 (ちくじょうんたんとう)	91	顆粒						316
滋陰至宝湯 (じいんしほうとう)	92	顆粒						298
滋陰降火湯 (じいんこうかとう)	93	顆粒					伸	298
五虎湯 (ごことう)	95	顆粒	95	細粒			伸大	290
柴朴湯 (さいぼくとう)	96	顆粒	96	細粒			伸	295
大防風湯 (だいぼうふうとう)	97	顆粒					三	315
黄耆建中湯 (おうぎけんちゅうとう)	98	顆粒					東	272
小建中湯 (しょうけんちゅうとう)	99	顆粒			99	細粒	本阪大	304
大建中湯 (だいけんちゅうとう)	100	顆粒			100	細粒		313
升麻葛根湯 (しょうまかっこんとう)	101	顆粒						307
当帰湯 (とうきとう)	102	顆粒						323
酸棗仁湯 (さんそうにんとう)	103	顆粒					大	297
辛夷清肺湯 (しんいせいはいとう)	104	顆粒	104	細粒	104	細粒	大	307
通導散 (つうどうさん)	105	顆粒			105	細粒	大	320
温経湯 (うんけいとう)	106	顆粒			106	細粒	伸	270

(つづく)

薬　名	ツムラ		クラシエ		小太郎		その他	頁
牛車腎気丸 (ごしゃじんきがん)	107	顆粒						291
人参養栄湯 (にんじんようえいとう)	108	顆粒	108	細粒	108	細粒	大太	326
小柴胡湯加桔梗石膏 (しょうさいことうかききょうせっこう)	109	顆粒						305
立効散 (りっこうさん)	110	顆粒						338
清心蓮子飲 (せいしんれんしいん)	111	顆粒					伸東	310
猪苓湯合四物湯 (ちょれいとうごうしもつとう)	112	顆粒						319
三黄瀉心湯 (さんおうしゃしんとう)	113	顆粒	13	細粒	113	細粒／カプセル	伸帝本阪大太	296
柴苓湯 (さいれいとう)	114	顆粒	114	細粒				296
胃苓湯 (いれいとう)	115	顆粒					伸	268
茯苓飲合半夏厚朴湯 (ぶくりょういんごうはんげこうぼくとう)	116	顆粒						330
茵陳五苓散 (いんちんごれいさん)	117	顆粒					伸	269
苓姜朮甘湯 (りょうきょうじゅつかんとう)	118	顆粒			118	細粒	三ホ本	340
苓甘姜味辛夏仁湯 (りょうかんきょうみしんげにんとう)	119	顆粒			119	細粒		339
黄連湯 (おうれんとう)	120	顆粒			120	細粒	東太	273
三物黄芩湯 (さんもつおうごんとう)	121	顆粒						297
排膿散及湯 (はいのうさんきゅうとう)	122	顆粒			122	細粒		326
当帰建中湯 (とうきけんちゅうとう)	123	顆粒					伸	321
川芎茶調散 (せんきゅうちゃちょうさん)	124	顆粒					大	311

(つづく)

付録1 漢方製剤一覧表

薬 名	ツムラ		クラシエ		小太郎		その他	頁
桂枝茯苓丸加薏苡仁 (けいしぶくりょうがんかよくいにん)	125	顆粒					伸	288
麻子仁丸 (ましにんがん)	126	顆粒			126	細粒	大	335
麻黄附子細辛湯 (まおうぶしさいしんとう)	127	顆粒			127	カプセル	三	334
啓脾湯 (けいひとう)	128	顆粒					東	289
大承気湯 (だいじょうきとう)	133	顆粒			133	細粒		315
桂枝加芍薬大黄湯 (けいしかしゃくやくだいおうとう)	134	顆粒						284
茵蔯蒿湯 (いんちんこうとう)	135	顆粒	402	細粒	135	細粒／カプセル	帝大ジ	269
清暑益気湯 (せいしょえっきとう)	136	顆粒						310
加味帰脾湯 (かみきひとう)	137	顆粒	49	細粒／錠			伸東大太	276
桔梗湯 (ききょうとう)	138	顆粒						279
甘草湯 (かんぞうとう)			401	細粒				277
九味檳榔湯 (くみびんろうとう)					311	細粒		281
梔子柏皮湯 (ししはくひとう)					314	細粒		300
大柴胡湯去大黄 (だいさいことうきょだいおう)					319	細粒	三	314
腸癰湯 (ちょうようとう)					320	細粒		318
桔梗石膏 (ききょうせっこう)					324	細粒		278

(つづく)

付録1 漢方製剤一覧表

薬名	会社名(剤形)	頁
エンビ	ホノミ漢方製剤(錠)	271
黄芩湯 (おうごんとう)	三和生薬(細粒)	272
加工ブシ末	三和生薬(末)	274
修治ブシ末	ツムラ(末)	―
葛根加朮附湯 (かっこんかじゅつぶとう)	三和生薬(細粒)	275
芎帰調血飲 (きゅうきちょうけついん)	太虎精堂(顆粒)	280
桂枝加黄耆湯 (けいしかおうぎとう)	東洋薬行(細粒)	282
桂枝加厚朴杏仁湯 (けいしかこうぼくきょうにんとう)	東洋薬行(細粒)	283
桂枝加葛根湯 (けいしかかっこんとう)	東洋薬行(細粒)	282
桂芍知母湯 (けいしゃくちもとう)	三和生薬(細粒)	286
桂麻各半湯 (けいまかくはんとう)	東洋薬行(細粒)	288
紅参末 (こうじんまつ)	ツムラ(末)　帝国漢方製薬(末)　本草製薬(末)	―
紫雲膏 (しうんこう)	ツムラ(軟膏)　大杉製薬(軟膏)	―
当帰芍薬散加附子 (とうきしゃくやくさんかぶし)	三和生薬(顆粒)	323
附子理中湯(附子人参湯) (ぶしりちゅうとう〈ぶしにんじんとう〉)	三和生薬(細粒)	331
炮附子末 (ほうぶしまつ)	小太郎(末)	―
ヨクイニンエキス	小太郎(錠／散)	―

付録2

方剤一覧 （五十音順）
（保険薬価基準収載方剤）

〔注〕薬価方剤の構成，目標，適応は日本医師会医薬品漢方製剤カードに準拠した。

症例から学ぶ和漢診療学 第2版．p. 233-307，医学書院，1998より一部改変し，転載．

安中散（あんちゅうさん） 　　　　　　　　　　　　　和剤局方・巻3・治一切気

桂皮，延胡索，牡蛎，茴香，甘草，縮砂，良姜。

〔目標〕やせ型で比較的体力の低下した人の慢性に経過する胃痛や胸やけのある場合に用いる。①食物の消化が悪く，心窩部膨満感，悪心，嘔吐などを訴える場合　②腹部は軟弱で，心窩部の振水音を認める場合。

〔適応〕やせ型で腹部筋肉が弛緩する傾向にあり，胃痛または腹痛があって，ときに胸やけ，げっぷ，食欲不振，吐き気などを伴う次の諸症状：神経性胃炎，慢性胃炎，胃アトニー。

〔病態〕少陽病期・心下痞鞕型。

半表半裏の虚証で，胃の表面に熱を帯びるが，本質的には脾胃に寒がある。したがって太陰病期との移行病態とみることができる。軽度の気逆，気鬱水滞(心下型)を伴う病態である。

〔鑑別〕
1) 半夏瀉心湯：病態は近似するが，陽性所見がより明らかで，グル音の亢進，下痢・軟便傾向がある。
2) 平胃散：きわめて近似するが，腹部膨満感が強い。
3) 六君子湯：症状は似るが，胃痛は主徴とならず気虚の症状を伴う。
4) 茯苓飲：症状は近似するが，動悸，胸部不快感など神経症的要素が濃厚。
5) 人参湯：心下痞鞕，冷え症，気虚の症状が明らか。
6) 黄連湯：上熱下寒，微熱，表証を伴う。

胃苓湯（いれいとう） 　　　　　　　　　　　　　　　万病回春・巻3・泄瀉

厚朴，蒼朮，沢瀉，猪苓，陳皮，白朮，茯苓，桂皮，生姜，大棗，甘草。

〔目標〕体力中等度の人で，水様性の下痢，嘔吐，口渇，尿量減少を認める場合に用いられる。一般に，食欲不振，食後の腹鳴・腹痛などを伴うことが多い。心窩部不快感および振水音があり，腹部膨満感を認める。

〔適応〕急・慢性胃腸炎，水様性下痢，種々の原因による浮腫，胃アトニー症，胃下垂症。その他，腎炎，ネフローゼ，暑気あたり。

〔病態〕少陽病期・腸型，虚実間証。

水滞の症候として下痢，口渇，腹鳴がみられる。胃腸に気鬱と軽度の熱のある病態である。平胃散と五苓散の合方。

〔鑑別〕
1) 平胃散：腹部膨満感は共通するが，下痢は伴わない。
2) 五苓散：水滞の諸症状は共通するが，腹部膨満感はない。
3) 半夏瀉心湯：下痢傾向，グル音の亢進などは似るが，心下痞鞕が明らかで，胸やけが強く，下痢も水様性ではない。
4) 茯苓飲：病態は似るが，胸やけ，げっぷなどがあり，下痢は主徴とならない。

茵蔯蒿湯（いんちんこうとう） 　　　　　　　　　　　　　　　傷寒論・陽明病

山梔子，大黄，茵蔯蒿。

〔目標〕比較的体力のある人で，上腹部より胸部にかけての膨満感，不快感を訴え，悪心，便秘を伴う場合に用いる。①黄疸のある場合，②口渇，尿量減少，皮膚瘙痒感などを伴う場合。

〔適応〕尿量減少，やや便秘がちで比較的体力のあるものの次の諸症：黄疸，肝硬変症，ネフローゼ，蕁麻疹，口内炎。

〔慎重〕①著しく体力の衰えている患者，②下痢の傾向のある患者。

〔妊婦〕慎重に。

〔病態〕陽明病期・水滞型，半表半裏～裏の実証。熱性の水滞で黄疸を伴う病態。

〔鑑別〕
 1) 茵蔯五苓散：黄疸は共通だが，口渇，尿量減少，浮腫傾向が強く，熱性傾向は少ない。
 2) 大柴胡湯：肝障害，便秘傾向は共通するが，胸脇苦満が明らかで，口渇，尿量減少を伴うことは稀。

茵蔯五苓散（いんちんごれいさん） 　　　　　　　　　　　　　金匱要略・黄疸病第十五

沢瀉，蒼朮，猪苓，茯苓，桂皮，茵蔯蒿。

〔目標〕体力中等度の人を中心に，口渇，尿量減少を主目標として用いる。この場合，肝機能障害，黄疸，浮腫，食欲不振，心窩部の振水音，頭痛，めまい，腹水などの症状を伴うことがある。

〔適応〕急性肝炎，慢性肝炎，ネフローゼ，腎炎，浮腫，蕁麻疹，胆嚢症，胆嚢炎，胆石症。その他，急性胃炎，二日酔，肝硬変，口内炎，下痢，めまい，頭痛などに用いられる。

〔病態〕少陽病期・水滞型，虚実間証で黄疸を伴うもの。ときに気逆による頭痛がみられる。

〔鑑別〕
 1) 五苓散：少陽病期・水滞型は共通だが，黄疸の傾向はない。
 2) 茵蔯蒿湯：陽明病期・水滞型，実証。黄疸，尿量減少は共通だが，便秘傾向があり，発熱，強い黄疸がある。
 3) 柴苓湯：少陽病期・水滞型，虚実間証は共通だが，黄疸の傾向は少なく，胸脇苦満がある。
 4) 胃苓湯：少陽病期・水滞型は共通だが，下痢，腹部膨満感が主徴である。

温経湯（うんけいとう） 金匱要略・婦人雑病第二十二

麦門冬，半夏，当帰，甘草，桂皮，芍薬，川芎，人参，牡丹皮，呉茱萸，生姜，阿膠。

〔目標〕比較的体力の低下した冷え性の人で，月経不順，月経困難などがあり，手掌のほてり，口唇の乾燥感，肌あれ，下腹部の冷え・膨満感などのある場合に用いる。その他，のぼせ，腹痛，下痢，不正出血などの症状を伴うこともある。以上の症状は，一般に性周期に関連して消長することが多い。腹壁は，一般に軟弱である。

〔適応〕月経不順，月経困難症，更年期障害，血の道症（婦人の月経周期に関連して起こる精神神経症状），進行性指掌角皮症，湿疹，皮膚瘙痒症。その他，不正性器出血，不妊症，習慣性流産，凍傷。

〔病態〕少陽病期・瘀血型，虚証。瘀血（おけつ）とともに津液（水）の減少と血虚があり，このため相対的に陽気が過剰となり仮性の熱候を呈する。手足のほてり，赤ぎれ，口唇の乾燥はこの病態により生じる症候である。

〔鑑別〕
1) 芎帰膠艾湯：月経不順などはともにみられるが，血虚の症候が明らかで，手足の冷え，左下腹部の圧痛がある。
2) 当帰四逆加呉茱萸生姜湯：凍瘡，月経不順は共通するが，四肢の冷えが主徴。
3) 当帰芍薬散：津液は過剰で，四肢は冷える。
4) 三物黄芩湯：手足のほてりは共通だが，瘀血の症候はない。

温清飲（うんせいいん） 万病回春・巻6・血崩

地黄，芍薬，川芎，当帰，黄芩，黄柏，黄連，山梔子。

〔目標〕体力中等度，皮膚の栄養が低下し乾燥傾向，黄褐色。のぼせ，手足のほてり，神経過敏，出血傾向。患部は一般に乾燥して分泌物は少なく，発赤，熱感があって，瘙痒感が強い。ときとして落屑，痂皮，血痂などを伴う。腹部は肋骨弓下部および腹直筋が緊張し，抵抗のあることが多い。

〔適応〕湿疹，口内炎，皮膚瘙痒症，更年期障害，血の道症（婦人の月経周期に関連して起こる精神神経症状），性器出血，痔出血。その他，神経症，月経不順，月経困難症，尋常性乾癬，蕁麻疹，ベーチェット病など。

〔病態〕少陽病期・瘀血型，虚実間証。心の陽気が病的に過剰で，のぼせ，神経過敏などがみられる。さらに血虚が併存し，皮膚の低栄養状態，皮疹，乾燥がある。下腹部の圧痛が広汎にみられるのが特徴的である。

〔鑑別〕
1) 柴胡清肝湯：病態は似るが，血虚の症状は軽く，より陽証で胸脇苦満がある。
2) 黄連解毒湯：病態は似るが，血虚の症候はなく，熱性傾向が強い。
3) 十味敗毒湯：皮膚症状は似るが，熱性傾向に乏しく，顔面は蒼白傾向。
4) 消風散：病態は近似しているが，皮疹の滲出液が多く，口渇を伴う。

越婢加朮湯（えっぴかじゅつとう）　　　　　　　　金匱要略・中風歴節病第五

石膏，麻黄，蒼朮，甘草，大棗，生姜。

〔目標〕比較的体力のある人で，冷え性でなく，浮腫，発汗傾向，口渇があり，尿量減少する場合に用いる。四肢関節の腫脹，疼痛，熱感などのある場合。

〔適応〕浮腫と汗が出て小便不利のあるものの次の諸症：腎炎，ネフローゼ，脚気，関節リウマチ，夜尿症，湿疹。

〔病態〕太陽病期〜少陽病期・水滞型，実証。
表を主とする水滞があり，関節の腫脹，浮腫，尿量減少などが主徴をなす。また半表半裏の熱も併存するために身体の熱感，口渇，顔面の紅潮がみられる。

〔鑑別〕
1) 薏苡仁湯：陽証の関節痛で共通するが，口渇や尿量減少はない。
2) 葛根湯：陽証の関節痛を示すが，自汗の傾向はなく，項部のこりがある。
3) 防已黄耆湯：陽証で水滞の関節痛で共通するが，口渇は少なく，脈は弱く，水肥りの傾向がある。
4) 五苓散：陽証で水滞の症候を示すが，関節痛が主徴となることはない。
5) 柴苓湯：陽証で水滞は共通するが，関節痛を伴うことは稀で，胸脇苦満がある。
6) 消風散：陽証で水滞を伴う皮疹で鑑別を要する。血虚の症状と瘙痒感が強い。
7) 桂枝加朮附湯：水滞と関節痛が共通するが，四肢の冷え，脈が弱く，口渇がない。

エンビ

芍薬，辛夷，桔梗，枳実，十薬，川芎，白芷，蒼朮。

〔適応〕慢性副鼻腔炎およびその術後，急性鼻炎，慢性鼻炎。

〔病態〕この処方は排膿散（枳実，芍薬，桔梗）に辛夷散（済世方）の一部を加えた経験方である。
少陽病期・瘀血型，虚実間証。遷延化した炎症機転を改善する効能がある。

〔鑑別〕
1) 葛根湯加川芎辛夷：病態は似るが，より急性期のもの。肩こり，首すじのこりが強い。
2) 辛夷清肺湯：病態は似るが，熱感や充血感に乏しい。
3) 柴胡清肝湯：病態は似るが，胸脇苦満があり，咽喉の発赤，扁桃炎などを伴うことが多い。

黄耆建中湯 (おうぎけんちゅうとう)

金匱要略・血痺虛労病第六

芍薬, 大棗, 黄耆, 甘草, 桂皮, 生姜, 膠飴。

〔目標〕体力の低下した人で, 疲労感, 寝汗, 皮膚症状(発疹, びらんなど)などが顕著な場合に用いる。腹部は腹壁が薄く, 腹直筋が緊張していることが多い。好んで小児に用いられる。その他, 腹痛, 食欲不振, 息切れなどの症状がみられることがある。しばしば, 創傷治癒の遷延や慢性化膿巣のある場合に用いられる。

〔適応〕体力の低下した人で, 疲労倦怠感が著しく, 寝汗のある場合。①腹痛, 食欲不振, 息ぎれなどを伴う場合, ②発疹, びらんなどの皮膚症状を伴う場合, ③創傷治癒の遷延化や慢性化膿巣のある場合, ④腹部は腹壁が薄く, 腹直筋が緊張している場合。

〔病態〕太陰病期・腹直筋攣急型, 虛証。気虛＞血虛の病態で, 営衛の衰えを伴う。腹直筋が緊張していることが多いが, 単に軟弱な腹壁を呈することもある。

〔鑑別〕
1) 桂枝加芍薬湯, 2) 小建中湯, 3) 当帰建中湯, これら三方は類似の方剤で, その鑑別は「症例から学ぶ和漢診療学 第2版」153頁に一括した。
4) 十全大補湯：気虛・血虛の状態が一層明らかで, 手足の冷えを伴う。
5) 当帰四逆加呉茱萸生姜湯：倦怠, 腹痛, 腹直筋の攣急は共通するが, 気虛の程度は軽い。四肢の冷え, レイノー現象, 凍瘡罹患傾向がある。

黄芩湯 (おうごんとう)

傷寒論・太陽病下篇

黄芩, 大棗, 甘草, 芍薬。

〔目標〕下痢して, 心下痞(つか)え, 腹中拘急するもので腹直筋の攣急があり, 発熱・頭痛・嘔吐・乾嘔・口渇などを目標とする。

〔適応〕腸カタル, 消化不良, 嘔吐, 下痢

〔病態〕少陽病期・腸型, 実証。太陽病期の症候である脈・浮, 発熱を伴い, 少陽病期の口苦を示す下痢・腹痛を呈するもの。しぶり腹(裏急後重)をみることが多い。

〔鑑別〕
1) 黄連湯：心下の痞(つか)えで共通するが, 下痢は主徴とならず, 気逆の症状(冷えのぼせ)を伴う。
2) 半夏瀉心湯：心下の痞え, 下痢を示すが, 発熱はなく, 裏急後重を伴うことは原則としてない。

黄連解毒湯（おうれんげどくとう）

外台秘要・巻1・崔氏方

黄芩，黄連，山梔子，黄柏。

〔目標〕体力中等度もしくはそれ以上の人で，のぼせ気味で顔面紅潮し，精神不安，不眠，イライラ感などの精神神経症状を訴える場合に用いる。①心窩部の膨満感を訴える場合，②鼻出血，喀血，吐血，痔出血，下血など諸種の出血を伴う場合，③発疹，瘙痒感などの皮膚症状を伴う場合。

〔適応〕比較的体力があり，のぼせ気味で，イライラする傾向のあるものの次の諸症：①喀血，吐血，下血，脳溢血，高血圧，心悸亢進，ノイローゼ，皮膚瘙痒症，胃炎。②鼻出血，不眠症，ノイローゼ，胃炎，二日酔い，血の道症，めまい，動悸。

〔病態〕少陽病期・瘀血型，実証。心の陽気が病的に過剰で，のぼせ，神経過敏，胸内苦悶感，鼻出血などがみられる。半表半裏に主として熱があり，また皮膚にも熱性の皮疹がある。下腹部全般に圧痛がある。ときに抑うつ傾向を示す。

〔鑑別〕
1) 温清飲：病態は近似するが血虚の症状が明らかで，皮膚の乾燥，口角炎を伴う。
2) 柴胡加竜骨牡蛎湯：神経過敏，抑うつがあり，胸脇苦満，便秘がある。
3) 茵蔯蒿湯：胸内苦悶感，皮膚瘙痒感があり，黄疸，口渇，尿量減少がある。
4) 釣藤散：高血圧，頭痛が共通するが，熱性傾向はない。
5) 三黄瀉心湯：便秘傾向があり心下痞鞕が明らか。皮膚症状を伴うことは少ない。

黄連湯（おうれんとう）

傷寒論・太陽病下篇

半夏，黄連，甘草，桂皮，大棗，人参，乾姜。

〔目標〕体力が中等度以上で，腹痛(主として心窩部の)，悪心，嘔吐のあるものに用いる。また心窩部の停滞感や重圧感，食欲不振，口臭などの症状および舌に白苔または黄苔のみられることがあり，腹部所見は，半夏瀉心湯に似て心窩部の抵抗・圧痛(心下痞鞕)を認める。

〔適応〕急・慢性胃炎，急・慢性胃腸炎，胃・十二指腸潰瘍，胃腸型感冒，その他，胃神経症，神経症，口内炎，二日酔など。

〔病態〕少陽病期・心下痞鞕型，虚実間証。
胃の表面に熱があるが，本質的には脾胃の寒証である。気逆(上熱下寒)と気虚(脾陽気虚)を伴い，頭痛，発熱などの表証を呈することが多い。

〔鑑別〕
1) 半夏瀉心湯：病態はきわめて近似するが，上熱下寒の傾向は少なく，胸やけ，下痢傾向があり，表証はない。
2) 柴胡桂枝湯：悪心，食欲不振，上熱下寒，腹痛で共通するが，胸脇苦満と腹直筋の攣急がみられる。
3) 人参湯：心窩部停滞感，悪心はともにみられるが，心下痞鞕があり，四肢冷，気虚の症状を伴う。

乙字湯（おつじとう）

叢桂亭医事小言・巻7・蔵方

当帰，柴胡，黄芩，甘草，升麻，大黄。

〔目標〕体力中等度の人の痔疾患で，症状のあまり激しくないものに用いる。①便秘の傾向のある場合，②肛門または陰部の疼痛や瘙痒を伴う場合，③軽度の出血を伴う場合。

〔適応〕症状がそれほど激しくなく，体力が中位で衰弱していないものの次の諸症：キレ痔，イボ痔。

〔病態〕少陽病期・瘀血型，虚実間証。充血に伴う熱が肛門と下部消化管にあり，便秘傾向を呈する。わずかに血虚の傾向もある。

〔鑑別〕
1) 大黄牡丹皮湯：痔疾にも応用されるが，回盲部の消化管炎症，月経障害が主体で陽明病期，実証。
2) 芎帰膠艾湯：痔疾，肛門出血に応用されるが，手足の冷え，貧血傾向，易疲労，皮膚の枯燥がみられ，左下腹部の圧痛を伴う。太陰病期，虚証。
3) 桂枝茯苓丸：痔疾に応用され，病態も似るが，抗炎症作用は乙字湯ほど強力でない。両側臍傍の圧痛，上熱下寒，月経障害を伴う。
4) 補中益気湯：脱肛に著効を示す。全身倦怠，易疲労など気虚の症状が強く，便秘傾向はない。少陽病期，虚証。

加工ブシ末（かこうぶしまつ）

カラトリカブト，またはオクトリカブト。

〔目標〕体力が低下し，四肢や足腰の冷えを示すもので，尿量減少，関節痛，身体痛，息切れ，浮腫，および関節液の貯留を伴うもの。

〔適応〕強心，鎮痛，利尿。

〔禁忌〕のぼせが強く赤ら顔で体力の充実している人。

〔慎重〕①過敏症，②胃腸の弱い人（稀に下痢），③妊婦，妊娠していると思われる婦人。

〔副作用〕①稀に発疹・発赤，のぼせ，動悸，下痢，②附子中のアコニチン系アルカロイドによる中毒症状（口唇，舌の麻痺・しびれ感，動悸，のぼせ，顔面紅潮，手足の麻痺・しびれ感，悪心・嘔吐，胸内苦悶，顔面蒼白）→涼しい場所に寝かせ，冷水，または，甘草・黒豆を等量煎じたものを服用させるとよい。アコニチンの解毒薬としてアトロピン，プロカイン，副腎皮質ホルモンなどが推奨されている。

〔併用〕①附子を配合する方剤において附子の効果を増強する目的に広く併用される。〔例〕：真武湯，桂枝加朮附湯など。②附子を配合しない方剤において鎮痛効果あるいは新陳代謝の増強を目的として併用される。〔例〕：芍薬甘草湯＋加工ブシ末，越婢加朮湯＋加工ブシ末，人参湯＋加工ブシ末。

〔病態〕五臓の陽気の衰えと，これに伴い気血の巡りが低下したもの。
少陰病期，裏寒型および表寒型の主剤となる。

葛根加朮附湯（かっこんかじゅつぶとう） 方機

葛根，麻黄，桂皮，甘草，芍薬，大棗，生姜，加工ブシ。

〔適応〕悪寒発熱して，頭痛があり，項部・肩背部に緊張感のあるものの次の諸症：肩こり，肩甲部の神経痛，上半身の関節リウマチ。

〔病態〕太陽病期と少陰病期の移行期・実証。自然発汗がなく，項背部のこわばりがあり，関節の腫脹・疼痛を伴うもの。表の部位の気血の巡りが悪く，寒冷被曝により症状が悪化する病態。

〔鑑別〕
1) 越婢加朮湯：病態は近似するが，口渇があり，冷えは呈さない。
2) 桂枝加朮附湯：冷え，関節痛で共通するが，項部・肩甲部のこりは著しくない。
3) 桂枝芍薬知母湯：項部のこりは少なく，関節破壊が進行している。

葛根湯（かっこんとう） 傷寒論・太陽病中篇

葛根，大棗，麻黄，甘草，桂皮，芍薬，生姜。

〔目標〕比較的体力のある人で，炎症性あるいは疼痛性疾患の初期，あるいは慢性疾患の急性増悪期に用いる。①感冒などの熱性疾患では，初期で悪寒，発熱，頭痛，項背部のこわばりなどがあって，自然発汗などを伴わない場合，②疼痛性疾患では局所の疼痛，腫脹，発赤などを訴える場合，③患部が発赤，腫脹し，瘙痒感の強い皮膚疾患の初期。

〔適応〕自然発汗がなく頭痛，発熱，悪寒，肩こりなどを伴う比較的体力のあるものの次の諸証：感冒，鼻風邪，発熱疾患の初期，炎症性疾患の初期(結膜炎，角膜炎，中耳炎，扁桃腺，乳腺炎，リンパ腺炎)，肩こり，上半身の神経痛，蕁麻疹。

〔病態〕太陽病期，実証。項背部のこわばりが著しく，自然発汗を伴わない。

〔鑑別〕
急性熱性疾患の初期で，太陽病期の病態を呈する方剤の鑑別については，「症例から学ぶ和漢診療学 第2版」114頁に一括した。

(炎症性疾患の初期)
1) 越婢加朮湯：口渇，尿量減少があり，項背のこわばりの少ないもの。
2) 排膿散及湯：すでに化膿が進み，膿点の現れているもの。
3) 清上防風湯：顔面の充血，身体の熱感，口渇，頭痛，充血性の炎症を伴うもの。

葛根湯加川芎辛夷（かっこんとうかせんきゅうしんい） 本朝経験

葛根，大棗，麻黄，甘草，桂皮，芍薬，生姜，川芎，辛夷。

〔目標〕比較的体力のある人で，鼻閉，後鼻漏などの鼻症状を訴え，これら症状が特に慢性化したときに用いる。頭痛，頭重，項背部のこわばりなどを伴う場合。

〔適応〕鼻づまり，蓄膿症，慢性鼻炎。

〔病態〕太陽病期，実証。

自然発汗がなく，項背部のこわばり，顔面・頭部に気血のうっ滞があり，鼻閉，後鼻漏，頭重感，充血感を呈する病態。

〔鑑別〕
1) 柴胡清肝湯：顔面，頭部の充血，鼻閉は共通するが，咽喉の炎症，リンパ節腫脹を伴い，血虚の症状があり，胸脇苦満を認める。
2) 小柴胡湯加桔梗石膏：鼻閉，頭部の熱感を示すが，口苦，口の粘り，微熱傾向があり，口渇，胸脇苦満を伴う。
3) 荊芥連翹湯：顔面，頭部の充血，鼻閉を呈するが，血虚と血熱がみられ，皮疹，手掌の発汗，瘀血傾向のあるもの。
4) 小青竜湯：鼻炎症状があるが，脈は弱く，胃部振水音，水様の鼻汁を呈する。
5) 辛夷清肺湯：鼻閉，鼻汁，充血傾向は共通するが，身体の熱感を伴い，口渇，皮膚，粘膜の乾燥傾向のあるもの。

加味帰脾湯（かみきひとう） 済生方・驚悸怔忡健忘門

人参，蒼朮，茯苓，黄耆，当帰，遠志，柴胡，山梔子，甘草，木香，大棗，生姜，酸棗仁，竜眼肉。

〔目標〕貧血，精神不安，不眠症など神経症状を呈したもの。

〔適応〕虚弱体質で血色の悪い人の次の諸証：貧血，不眠症，精神不安，神経症。

〔病態〕少陽病期・心下痞鞕型，虚実中間証。脾の作用の衰えによる気虚と精神不安があり，肝と心の陽気の病的亢進による神経過敏，熱性傾向が併存する。また軽度の血虚の状態もみられる。

〔鑑別〕
1) 帰脾湯：病態は近似するが，肝・心の陽気の病的亢進状態はなく，神経興奮状態は伴わない。
2) 十全大補湯：気虚と血虚を伴う点で共通するが，血虚の症状は一層明らかで，手足の冷え，全身倦怠感がある。熱性傾向，神経症状は少ない。
3) 桂枝加竜骨牡蛎湯：精神不安などの症状は共通するが，血虚の症状は少なく，熱性傾向はない。臍上悸を伴う。
4) 芎帰膠艾湯：血虚の症状は共通するが，精神症状には乏しい。
5) 黄連解毒湯：神経過敏，熱性傾向は共通するが，気虚の症状はなく，熱性傾向も強く，脈力，腹力とも充実している。

加味逍遙散（かみしょうようさん） 　　　　　　　　　　　　　　　　　女科撮要

柴胡，芍薬，当帰，茯苓，山梔子，牡丹皮，甘草，生姜，薄荷，蒼朮。

〔目標〕比較的虚弱な人で疲労しやすく，精神不安，不眠，イライラ感などの精神神経症状を訴える場合に用いる。①肩こり，頭痛，めまい，上半身の灼熱感，発作性の発汗などを伴う場合，②心窩部・季肋部に軽度の抵抗・圧痛のある場合（胸脇苦満），③性周期に関連して上記精神神経症状を訴える場合。

〔適応〕体質虚弱な婦人で肩がこり，疲れやすく，精神不安などの精神神経症状，ときに便秘傾向のある次の諸症：冷え症，虚弱体質，月経不順，月経困難，更年期障害，血の道症。

〔病態〕少陽病期・瘀血型，虚証。心・肝の陽気の病的過剰状態があり，上半身の発作性熱感，易怒性，神経過敏などを呈する。軽度の胸脇苦満，胃部振水音，臍上悸をみる。瘀血の症状に加え，皮疹，皮膚蟻走感を伴うことがある。
常習性の便秘症に本方が奏効することが少なくない。

〔鑑別〕
少陽病期・瘀血型の方剤との鑑別は「症例から学ぶ和漢診療学 第2版」135頁に一括して示した。この他
  1) 当帰芍薬散：瘀血症状は共通するが，冷え・貧血傾向があり，熱性症状はない。
  2) 抑肝散：易怒性は似るが，瘀血は伴わず，熱感も少ない。
  3) 柴胡加竜骨牡蛎湯：精神症状は共通するが，脈力，腹力ともに充実している。

甘草湯（かんぞうとう） 　　　　　　　　　　　　　　　　　　　　　傷寒論・少陰病

甘草。

〔適応〕激しい咳，咽頭痛の緩解。

〔病態〕少陽病期周辺・虚実間証。
太陽病期〜少陰病期に到る幅広い病期にまたがり，炎症症状のはなはだしくない咽頭痛・口腔粘膜の障害・咳嗽を示すもの。

〔鑑別〕
  1) 桔梗湯：咽頭痛で共通するが，炎症症状が強い。
  2) 桔梗石膏：咽頭痛で共通するが，炎症症状が強く，熱感を伴う。
  3) 麦門冬湯：咳嗽で共通するが，乾性咳嗽で，上気道の乾燥傾向を伴う。

甘麦大棗湯（かんばくたいそうとう）

金匱要略・婦人雑病第二十二

大棗，甘草，小麦。

〔目標〕体力中等度あるいはそれ以下の人で，神経過敏，全身または局所の筋肉の硬直あるいは痙攣のある場合に用いられる。このとき，あくびをし，不眠を訴え，悲観的になり，または興奮する傾向がある。腹部には腹直筋の緊張が認められることがある。

〔適応〕小児夜啼症，ヒステリー，神経症，不眠症，チック，その他，更年期障害，自律神経失調症，ひきつけなど。

〔病態〕少陽病期・胸内型，虚証。

　心の陰液の衰えがあり，このために相対的に心の陽気過剰状態が生じ，精神不安，焦躁感，不眠などの症状が出現している。五行論でみると心の作用の衰えは脾の作用を弱める結果になるので，食後の倦怠感，あくびなどの症状を呈する。

〔鑑別〕
1) 抑肝散加陳皮半夏：脾も弱まり，精神症状を呈する点で共通するが，真性の肝の陽気の過剰があり，易怒性，攻撃性などが明らか。
2) 桂枝加竜骨牡蛎湯：きわめて類似の病態であるが，気虚と気逆の症状が明らかで，自汗傾向，上熱下寒，臍上悸を伴う。
3) 柴胡加竜骨牡蛎湯：精神症状を呈する点で似るが，真性の肝の陽気の過剰があり，脈も腹も充実し，胸脇苦満が明らか。

桔梗石膏（ききょうせっこう）

桔梗，石膏。

〔目標〕本剤は加味薬として用いられることが多く，急性の上気道感染症や急性・慢性の呼吸器疾患あるいは皮膚炎のある場合に用いる。

〔適応〕咳嗽，化膿。

〔病態〕少陽病期・虚実間証。

　上気道や扁桃腺の炎症，気管支炎，リンパ節炎，皮膚化膿症などを示す病態。葛根湯，小柴胡湯などに加味しても用いられる。口渇や熱感を伴うことが多い。

〔鑑別〕
1) 甘草湯：咽痛で共通するが，炎症症状に乏しい。
2) 桔梗湯：咽痛・炎症で共通するが，熱感や口渇は少ない。

桔梗湯（ききょうとう） 傷寒論・少陰病

甘草，桔梗。

〔目標〕咽・喉頭部の疼痛，腫脹，発赤に用いられる。このとき，軽度の発熱，咳嗽，喀痰，胸苦しさ，嗄声，嚥下困難などが認められることが多い。なお，炎症症状が強く，発熱，頭痛，肩こりなどを伴う場合には葛根湯と同時に服用する。

〔適応〕咽・喉頭炎，扁桃炎，扁桃周囲炎，咽・喉頭部違和感。

〔病態〕少陽病期・胸内型，虚実間証。太陽病期より少陽病期に移行する中間に位置する。すなわち典型的な表証は伴わず，咽・喉頭痛を主徴とする。

〔鑑別〕
1) 甘草湯：病態は似るが，化膿傾向は少ない。
2) 葛根湯：咽痛は共通するが表証があり，項背部のこり，悪寒，発熱を伴う。
3) 荊芥連翹湯：咽痛を伴うが，顔面，頭部の充血があり，皮疹，手掌の発汗，血虚の傾向がある。
4) 柴胡清肝湯：咽喉頭の炎症は共通するが，顔面，頭部の充血があり，血虚の傾向と胸脇苦満をみる。
5) 小柴胡湯加桔梗石膏：病態は近似するが，身体の熱感，口渇，口苦，口の粘りがあり，胸脇苦満を伴う。

帰脾湯（きひとう） 済生方・驚悸怔忡健忘門

黄耆，人参，白朮，茯苓，遠志，大棗，当帰，甘草，生姜，木香，酸棗仁，竜眼肉。

〔目標〕体力の低下した人が顔色が悪く，ときに貧血があり，精神不安，取越し苦労，心悸亢進，健忘，不眠を伴う場合に用いられる。しばしば下血・吐血などの出血があり，発熱・寝汗・食欲不振を訴えることもある。腹部は触診上，一般に軟弱である。

〔適応〕胃神経症，不安神経症，不眠症，諸種出血性疾患，その他，再生不良性貧血，うつ状態，健忘症など。

〔病態〕太陰病期・心下痞鞕型，虚証。脾の陽気の衰えと心の陰液の衰えが共存する病態。このため疲労，倦怠がみられ，また精神不安，抑うつ傾向，軽度の血虚をみる。

〔鑑別〕
1) 加味帰脾湯：病態は近似するが，肝・心の陽気の過剰があり，易怒性，イライラ感，熱感などを伴う。
2) 十全大補湯：気虚と血虚を伴う点で共通するが，心の陰液の不足は明らかでなく，神経症様の症状は主徴とならない。
3) 桂枝加竜骨牡蛎湯：精神不安などの症状は共通するが，血虚の症状は少ない。
4) 芎帰膠艾湯：血虚の症状は共通するが，神経症状には乏しい。
5) 温清飲：血虚，神経症状は共通するが，顔面充血など熱性傾向がある。

芎帰膠艾湯（きゅうききょうがいとう）

金匱要略・婦人妊娠病第二十

地黄，芍薬，当帰，甘草，川芎，阿膠，艾葉。

〔目標〕比較的体力は低下しているが，胃腸障害が少ない人の出血，主として痔出血，性器出血，腎ならびに尿路出血，下血を目標に用いる。ときに出血による貧血や顔面蒼白，めまい，四肢の脱力感などを伴うことがある。婦人では，過多出血，不正性器出血などに用いられる。腹壁は比較的うすくて緊張が弱く，ときに腹直筋の緊張や下腹部の疼痛，あるいは臍傍で腹部大動脈の拍動亢進などが認められることがある。

〔適応〕諸種の出血（痔出血，性器出血，腎ならびに尿路出血，下血など）。その他，過多出血症，子宮内膜症など。

〔病態〕太陰病期・瘀血型，虚証。血虚を主体に瘀血，津液の不足を伴い，諸種の出血を来たす病態。左下腹部の圧痛を認めることが多い。

〔鑑別〕
1) 当帰芍薬散：陰証の瘀血で共通するが，津液は過剰傾向で，浮腫を伴う。
2) 温清飲：血虚，出血傾向をともに認めるが，顔面の充血など熱性傾向があり，脈力・腹力とも虚弱ではない。
3) 帰脾湯：血虚の傾向，出血傾向で共通するが，精神症状と気虚を伴う。
4) 温経湯：津液の不足，血虚，瘀血をともに認めるが，熱性傾向があり，手足のほてり，のぼせを伴う。

芎帰調血飲（きゅうきちょうけついん）

万病回春，巻六，産後

当帰，川芎，地黄，白朮，茯苓，陳皮，香附子，牡丹皮，大棗，生姜，甘草，烏薬，益母草。

〔目標〕体質はやや虚弱で顔色が悪く貧血傾向で，出産または流産後の衰弱や体調不良，あるいは頭痛，不安不眠，耳鳴り，動悸，めまいなどの精神神経症状に悩むもの。また気分がふさいで月経不順を訴える婦人を目標とする。

〔適応〕産後の神経症，体力低下，月経不順。

〔病態〕少陽病期・瘀血型，虚証。
瘀血型に分類したが，血虚，気鬱を同等に伴う病態。

〔鑑別〕
1) 当帰芍薬散：病態は似るが，浮腫傾向，冷えがある。気鬱の症状は伴わない。
2) 芎帰膠艾湯：病態は似るが，不正性器出血などの出血傾向を伴う。

九味檳榔湯（くみびんろうとう） 浅田方函

檳榔子，厚朴，桂皮，橘皮，蘇葉，甘草，大黄，生姜，木香，呉茱萸，茯苓．
〔目標〕動悸・息切れや肩こりを神経症的に訴える者や，浮腫（眼瞼・顔面・下肢など）を伴った脚気様症状を呈する者に用いる．
〔適応〕心悸亢進，肩こり，倦怠感があって，便秘の傾向があるもの．脚気，高血圧，動脈硬化，およびこれらに伴う頭痛．
〔病態〕少陽病期・虚実間証．
　気鬱と水滞を主徴する病態．
〔鑑別〕
　1）木防已湯：病態は似るが，より一層実証の傾向があり，心下痞堅を伴う．
　2）釣藤散：高血圧症や動脈硬化症に伴う頭痛で共通するが，水滞の兆候はない．

荊芥連翹湯（けいがいれんぎょうとう） 一貫堂医学大綱

黄芩，黄柏，黄連，桔梗，枳実，荊芥，柴胡，山梔子，地黄，芍薬，川芎，当帰，薄荷，白芷，防風，連翹，甘草．
〔目標〕体力中等度の人を中心に幅広く用いられ，顔面，耳，咽頭，上気道などに発する炎症性諸疾患，とくに慢性化したものに好んで使用される．一般に皮膚の色が浅黒くて，手足の裏に汗をかきやすく副鼻腔，外耳，中耳，扁桃などに炎症を起こしやすい場合に用いる．腹部は腹直筋が全体的に緊張していることが多い．
〔適応〕慢性副鼻腔炎，慢性鼻炎，慢性扁桃炎，急性・慢性中耳炎，慢性頸部顎下部リンパ節炎，その他，にきび，湿疹などに用いられることがある．
〔病態〕少陽病期・瘀血型，虚実間証．一応は瘀血型に分類されるが，血虚，血熱を主体とする病態である．血熱とは血が熱を帯びた状態で，悪寒を伴わない発熱，結節性紅斑，血管炎，皮膚粘膜の潰瘍，びらんなどを呈する病態である．
〔鑑別〕
　1）柴胡清肝湯：きわめて病態は近似するが，慢性扁桃炎など副鼻腔を含めた上気道の炎症には本方がよく，湿疹など皮膚の疾患には荊芥連翹湯がよい傾向がある．
　2）小柴胡湯加桔梗石膏：扁桃炎など上気道の炎症に用いるが，血虚の症状はなく，口渇，口苦，胸脇苦満がある．
　3）葛根湯加川芎辛夷：慢性副鼻腔炎などに用いられるが，血虚の症状はなく，皮疹を伴うことは稀．
　4）辛夷清肺湯：血熱は共通するが，血虚の症状は少なく，口渇，嗄声，咳嗽など肺熱の症状を伴う．
　5）温清飲：病態は近似するが，皮疹の瘙痒感，炎症の活動性は共にやや弱い．

桂枝加黄耆湯（けいしかおうぎとう）

金匱要略・水気病第十四

桂皮，芍薬，大棗，生姜，甘草，黄耆。
〔目標〕比較的体力の低下した人で，脈は浮弱で，悪寒，悪風・発熱・頭痛・自汗・身体疼痛などがあり，寝汗の出る者に用いる。
〔適用〕体力が衰えているものの寝汗，あせも。
〔病態〕太陽病期・虚証。
　表の部位の気血の巡りが不調で，汗腺の機能が失調し，発汗過多がみられる。体表部や関節のしびれ，痛み，違和感，関節痛などを伴うことがある。
〔鑑別〕
　1) 黄耆建中湯：寝汗，虚弱体質で共通するが，悪寒・発熱は伴わない。

桂枝加葛根湯（けいしかかっこんとう）

傷寒論・太陽病上篇

桂皮，芍薬，大棗，生姜，甘草，葛根。
〔目標〕比較的体力の低下した人で，脈は浮弱で，悪寒，悪風・発熱・頭痛・自汗，身体疼痛などがあり，項背部の緊張する者に用いる。
〔適応〕身体虚弱なものの，風邪の初期で肩こりや頭痛のあるもの。
〔病態〕太陽病期・虚証。
　桂枝湯に葛根が加わった方剤であり，表・虚証であって項背部の筋緊張を呈する病態。
〔鑑別〕
　1) 桂枝湯：太陽病期・虚証で共通するが，項背部のこりは著しくない。
　2) 葛根湯：太陽病期で共通するが，表・実証であり，自然発汗の傾向はない。

桂枝加厚朴杏仁湯（けいしかこうぼくきょうにんとう）

傷寒論・太陽病中篇

桂皮，芍薬，大棗，生姜，甘草，厚朴，杏仁。

〔目標〕比較的体力の低下した人で，脈は浮弱で，悪寒，悪風，発熱・頭痛，自汗・身体疼痛などがあり，喘咳するものに用いる。

〔適応〕身体虚弱なものの咳。

〔病態〕太陽病期・虚証。

表・虚証に気管支炎症状を伴うもの。厚朴な胸隔内の気鬱を除き，杏仁は去痰・鎮咳にあづかる。

〔鑑別〕
1) 麻杏甘石湯：体力は中等度以上で，悪寒は伴わない。
2) 麦門冬湯：遷延化した上気道炎，喘咳で共通するが，悪寒，自汗は伴わない。

桂枝湯（けいしとう）

傷寒論・太陽病上篇

桂皮，芍薬，大棗，甘草，生姜。

〔目標〕比較的体力の低下した人で頭痛，発熱，悪寒，身体痛などがあり，自然に汗の出やすい場合に用いる。

〔適応〕体力が衰えたときの風邪の初期。

〔病態〕太陽病期，表虚証。

平素から脾の作用が衰えているものが，寒に侵され，太陽病期の症状を呈したもの。表を巡る気血，すなわち営衛の不足があり，このために自然発汗が起こる。気逆の病態も伴い，のぼせ感，頭痛などがみられる。

様々な感染症や術後で，営衛が衰え，微熱や頭重感，身体の違和感の残るものにこの病態を示すものがある。

〔鑑別〕
1) 香蘇散：脾の衰えのある感冒で共通するが，気鬱の症状が明らか。
2) 参蘇飲：脾の衰えのある感冒で共通するが，気虚の症状が明らか。

桂枝加芍薬湯（けいしかしゃくやくとう） 傷寒論・太陰病

芍薬，桂皮，大棗，甘草，生姜。

〔目標〕比較的体力が低下した人で，腹痛，排便異常がある場合に用いる。すなわち裏急後重を伴う下痢（軟便または水様便）あるいは大便が快通しない場合などに用いられる。一般に，冷え性で，胃腸虚弱のことが多い。腹部膨満感を訴え，腹直筋の緊張が認められ，ときに心窩部振水音を呈することもある。

〔適応〕大腸炎，直腸炎，急・慢性腸炎，過敏性大腸症候群，その他，常習性便秘，尿路結石，開腹術後の腸管通過障害，臍疝痛など。

〔病態〕太陰病期・腹直筋攣急型，虚証。五臓，とくに脾の衰えがあり，胃腸の気血の巡りが低下した病態。このため消化管，Oddi括約筋，尿管などの痙攣性攣縮を生じる。稀に感冒の初期にこの病態を呈することがある。

〔鑑別〕1) 桂枝加芍薬大黄湯，2) 小建中湯，3) 当帰建中湯，4) 黄耆建中湯，5) 芍薬甘草湯などは同類の方剤であり，その鑑別については「症例から学ぶ和漢診療学 第2版」153頁に一括した。
 6) 大建中湯：病態は共通するが，腹中の冷えが一層強く，虚証で，腸管がモクモクと動くという蠕動亢進がある。腹直筋の攣急はなく，腹壁全体が軟弱で薄い。
 7) 真武湯：陰証の下痢症で共通点があるが，腹痛を伴うことは少なく，めまい感，浮腫，悪寒など水滞と少陰病の症候を示す。

桂枝加芍薬大黄湯（けいしかしゃくやくだいおうとう） 傷寒論・太陰病

芍薬，桂皮，大棗，甘草，大黄，生姜。

〔目標〕比較的体力の低下した人で，腹部膨満し，腹痛があり，裏急後重を伴う下痢または便秘のある場合。①便意を催すが，快く排便しない場合，②下剤服用後の腹痛，③開腹術後に便が快通しない場合。

〔適応〕比較的体力のない人で，腹部膨満し，腸内の停滞感あるいは腹痛などを伴うものの次の諸症：①急性腸炎，大腸カタル，②常習便秘，宿便，しぶり腹。

〔病態〕太陰病期・腹直筋攣急型，虚実間証。五臓，とくに脾の衰えがあり，胃腸の気血の巡りが低下した状態で，さらに腸の表層に熱があり，このため便秘，下痢，腹痛を呈するもの。腹部の気滞がみられる。便秘は痙攣性便秘のことが多い。

〔鑑別〕1) 桂枝加芍薬湯などの同類の方剤についての鑑別は「症例から学ぶ和漢診療学 第2版」153頁に一括した。
 2) 大黄甘草湯：便秘で共通するが，痙攣性便秘よりは麻痺性便秘のことが多い。
 3) 潤腸湯：便秘が主徴であるが，津液の枯燥，血虚の症状を伴う。
 4) 麻子仁丸：便秘が主徴であるが，津液の枯燥があり，弛緩性の便秘である。
 5) 半夏瀉心湯：裏急後重を伴う下痢を呈する。陽証の所見がある。
 6) 葛根黄連黄芩湯：急性腸炎による下痢を主徴とするが，陽証で，身体の熱感，胃のもたれ，項背部のこりがある。

桂枝加朮附湯（けいしかじゅつぶとう）　　　　　　　　　　吉益東洞方

桂皮，芍薬，大棗，生姜，甘草，蒼朮，附子。

〔目標〕冷え性で比較的体力の低下した人が，四肢関節の疼痛，腫脹，筋肉痛，四肢の運動障害などを訴える場合に用いる。①関節痛，筋肉痛などがあり，寒冷により増悪する場合，②微熱，寝汗，朝の手のこわばり，尿量減少などを訴える場合。

〔適応〕関節痛，神経痛。

〔病態〕太陰病期・水滞型，虚証。

五臓の作用が風湿に侵されて低下し，営衛の調和が乱れ，表を主に水滞が生じた病態。気虚と軽度の血虚を伴う。

〔鑑別〕

1) 大防風湯，2) 越婢加朮附湯，3) 桂枝二越婢一湯加朮附，4) 八味地黄丸，5) 牛車腎気丸，これらとの鑑別は「症例から学ぶ和漢診療学 第2版」158頁に一括した。
2) 防已黄耆湯：関節痛，表の水滞が共にみられるが，上熱下寒，上半身を主とする汗など陽証の所見を伴う。
3) 桂枝芍薬知母湯：風湿に侵された関節痛は共通するが，全身のやせ，明らかな関節破壊，関節の熱感を伴う。
4) 麻杏薏甘湯：風湿に侵された点で共通するが，陽証で，脈力も充実しており，冷えは伴わない。
5) 薏苡仁湯：風湿に侵された関節痛で共通するが，陽証で，冷えがなく，関節の腫脹，熱感が明らか。

桂枝加苓朮附湯（けいしかりょうじゅつぶとう）　　　　　　　　　吉益東洞方

桂皮，生姜，大棗，芍薬，甘草，茯苓，蒼朮，加工ブシ。

〔目標〕体質虚弱で手足が冷えやすいものの，四肢麻痺感，屈伸困難や四肢軀幹の疼痛，冷え，関節痛を主たる目標とする。

〔適応〕関節痛，神経痛。

〔病態〕太陰病期・水滞型，虚証。

桂枝加朮附湯に茯苓を加えた方剤である。茯苓には利水作用，補脾益気の作用，精神安定作用がある。

〔鑑別〕桂枝加朮附湯に準ずる。

桂枝加竜骨牡蛎湯（けいしかりゅうこつぼれいとう）　　　金匱要略・血痺虚労病第六

桂皮，芍薬，大棗，牡蛎，竜骨，甘草，生姜。

〔目標〕体質虚弱な人で，やせて顔色悪く，神経過敏あるいは精神不安などを訴える場合に用いる。①陰萎，遺精などを訴える場合，②易疲労感，寝汗，手足の冷えなどを伴う場合，③腹部が軟弱無力で臍傍に大動脈の拍動を触知する場合。

〔適応〕下腹腹直筋に緊張のある比較的体力の衰えているものの次の諸症：小児夜尿症，神経衰弱，性的神経衰弱，遺精，陰萎。

〔病態〕少陽病期・胸内型，虚証。

五臓(特に脾，心，腎)の衰えがあり，易驚性・夢精・陰萎(腎)，眠りが浅い・夢見が多い(心)，などの症状を呈する。他覚所見では両側腹直筋の全長にわたる攣縮(とくに恥骨結合付近で著しい)，臍上悸がみられる。腹力は中等度よりやや軟。

〔鑑別〕
1) 柴胡加竜骨牡蛎湯：精神不安など精神症状が主徴となる点で共通するが，脈力，腹力とも充実し，胸脇苦満がみられる。
2) 柴胡桂枝乾姜湯：病態は近似し，臍上悸もともにみられるが，軽度の胸脇苦満があり，イライラ感，易怒性など肝の陽気の過剰症状が加わる。

桂枝芍薬知母湯（けいししゃくやくちもとう）　　　金匱要略・中風歴節病第五

桂皮，知母，浜防風，生姜，芍薬，麻黄，白朮，甘草，加工ブシ。

〔適応〕関節が痛み，身体やせ，脚部腫脹し，めまい，悪心のあるものの次の諸症：神経痛，関節リウマチ

〔病態〕太陽病期〜少陰病期の移行期，虚証。慢性の神経痛，関節リウマチで冷えを伴い，気血の衰えがみられる病態。関節破壊が進行していることが多い。

〔鑑別〕
1) 大防風湯：身体のやせ，関節痛は共通するが，貧血傾向，倦怠感が強い。
2) 桂枝加苓朮附湯：冷え，関節痛は共通するが，関節破壊は進行していない。

桂枝人参湯（けいしにんじんとう） 傷寒論・太陽病下篇

桂皮，甘草，蒼朮，人参，乾姜。

〔目標〕比較的体力の低下した人の食欲不振，胃部停滞感，心窩部痛，下痢などの胃腸症状に発熱，頭痛，心悸亢進などが伴う場合に使用される。一般的には，冷え性で顔色が悪く疲れやすい。腹壁は軟弱で心窩部に振水音を認められることが多いが，薄い腹壁がかえって緊張して固く触れる場合もある。

〔適応〕感冒性下痢症，胃腸炎，胃アトニー症(頭痛を伴う)，習慣性頭痛。

〔病態〕太陰病期・心下痞鞕型，虚証。

人参湯に桂枝の加味されたもので，脾が寒に侵され機能不全に陥った病態である。また仮性の心の陽気の亢りがみられ，このため，のぼせ，頭痛，身体の熱感などの熱性の気逆の症状が現れる。他覚所見としては上熱下寒，心下痞鞕，胃部振水音，下痢，軟便をみる。

〔鑑別〕
1) 人参湯：病態は似るが，上熱下寒，気逆の症状には乏しい。
2) 呉茱萸湯：病態は近似するが，上腹部痛，嘔吐，頭痛が主徴となる。気鬱の傾向があり，下痢傾向は少ない。
3) 大建中湯：寒に侵された腹痛で共通するが，腸の蠕動亢進がある。
4) 半夏白朮天麻湯：脾の衰えを伴う頭痛で共通するが，気逆は少なく気鬱が主徴。

桂枝茯苓丸（けいしぶくりょうがん） 金匱要略・婦人妊娠病第二十

桂皮，芍薬，桃仁，茯苓，牡丹皮。

〔目標〕体力中等度もしくはそれ以上の人で，のぼせて赤ら顔のことが多く，下腹部に抵抗・圧痛を訴える場合に用いる。瘀血（おけつ）に伴う次の諸症状に用いる。①頭痛，肩こり，めまい，のぼせ，足の冷えなどを伴う場合。②無月経，過多月経，月経困難など，月経異常のある婦人。

〔適応〕体格はしっかりしていて赤ら顔が多く，腹部は大体充実，下腹部に抵抗のあるものの次の諸症：子宮ならびにその付属器の炎症，子宮内膜炎，月経不順，月経困難，帯下，更年期障害(頭痛，めまい，のぼせ，肩こりなど)，冷え性，腹膜炎，打撲傷，痔疾患，睾丸(精巣)炎。

〔病態〕少陽病期・瘀血型，虚実間〜実証。

血液粘度の上昇，血栓形成，動脈硬化性疾患，骨盤腔をはじめとする諸処のうっ血などはすべて瘀血の病態と認識される。

〔鑑別〕
1) 桃核承気湯：陽証の瘀血で共通するが，熱候が明らかで気逆を伴い，便秘，S状結腸の擦過痛を示すもの。
2) 通導散：陽症の瘀血で共通するが，腹部を主とした気鬱便秘を伴う。
3) 大黄牡丹皮湯：陽証の瘀血をともに認めるが，回盲部の圧痛があり，便秘がある。

桂枝茯苓丸加薏苡仁（けいしぶくりょうがんかよくいにん） 本朝経験

薏苡仁，桃仁，桂皮，茯苓，芍薬，牡丹皮。

〔目標〕いわゆる瘀血に対する代表的な処方の一つである桂枝茯苓丸に，消炎排膿などの目的で薏苡仁を加えた処方。桂枝茯苓丸の使用目標のほか，皮膚症状や炎症の強い場合に用いる。

体力が中程度の人で，左右の下腹部に抵抗・圧痛を認め，肌はやや黒味を帯びることが多い。のぼせ，頭痛，肩こり，めまい，肌あれ，疣贅，下肢の冷えなどがある。婦人では，月経異常，性器出血を訴えることが多い。

〔適応〕①肌のあれ，肝斑，痤瘡，疣贅などの皮膚症状を伴う場合，②頭痛，肩こり，めまい，のぼせ，足の冷えなどを伴う場合，③無月経，過多月経，月経困難症などの月経異常のある婦人。

〔病態〕少陽病期・瘀血型，実証。桂枝茯苓丸の病態に加えて，疣贅，皮膚角化異常，皮疹，痤瘡など皮膚症状を呈するもの。

〔鑑別〕
1) 温経湯：皮膚角化異常で共通するが，津液（水）の減少と血虚の症状がある。
2) 清上防風湯：痤瘡で共通するが，身体の熱感，顔面紅潮がある。
3) 十味敗毒湯：痤瘡，皮疹で共通するが，顔色は不良で，血虚の症状を伴う。
4) 加味逍遥散：陽証の瘀血で共通し，また顔面の皮疹もともに認めるが，気逆の症状が強く，神経過敏など精神症状を伴う。

桂麻各半湯（けいまかくはんとう） 傷寒論・太陽病下篇

桂皮，芍薬，生姜，甘草，麻黄，大棗，杏仁。

〔適応〕感冒，せき，かゆみ。

〔病態〕太陽病期，虚実間証。

頭痛，発熱，悪寒があり，咽痛，咳嗽，皮膚のかゆみを伴うもの。自然発汗の傾向があり，波状の熱感が繰り返し起こることが多い。桂枝湯と麻黄湯の合剤である。

〔鑑別〕
1) 桂枝湯：病態は似るが，咽痛や咳嗽を伴わない。
2) 麻杏甘石湯：咳嗽で共通するが，悪寒など表虚証の症状は伴わない。
3) 桔梗湯：咽痛は共通だが，波状の熱感などは伴わない。

啓脾湯（けいひとう） 万病回春・巻7・泄瀉

蒼朮，陳皮，茯苓，甘草，山薬，蓮肉，人参，山査子，沢瀉。

〔目標〕体力の比較的低下している人の慢性の下痢に用いる。脈は弱く，腹部は軟弱で腹壁の緊張が弱く，顔色不良のことが多い。通常，下痢は裏急後重を伴わず，大便の性状は泥状ないし水様である。ときに消化不良，食欲不振，嘔吐，軽度の腹痛などを認めることがある。

〔適応〕①食欲不振，嘔吐，腹痛などを伴う場合，②腹部が軟弱で，腹壁の緊張の弱い場合。

〔病態〕太陰病期・心下痞鞕型，虚証。脾の陽気，陰液がともに不足し，消化機能が発揮されず，下痢，軟便を呈する病態。気虚の症状とともに仮性の胃熱を伴う場合もあり，口渇，手足のほてりなどを示すことがある。

〔鑑別〕
1) 参苓白朮散：病態は近似するが，脾の陰液の不足が明らか。
2) 真武湯：慢性の下痢を共にみるが，四肢の冷え，浮腫，尿量の減少など寒と水滞の症状がみられる。
3) 人参湯：気虚を伴う下痢，軟便で共通するが，心下痞鞕が明らか。
4) 桂枝加芍薬湯：慢性の下痢，腹痛をともにみるが，腹直筋の攣急をみる。

香蘇散（こうそさん） 和剤局方・巻2・治傷寒

香附子，蘇葉，陳皮，甘草，生姜。

〔目標〕比較的体力の低下した人が，不安，不眠，頭痛，抑うつ気分などの精神神経症状，食欲不振などの胃腸症状を伴う場合に多く用いられる。一般に上記症状を伴う感冒の初期に用いることが多い。この場合，通常，発熱，悪寒などはあまり顕著でない。

〔適応〕感冒（初期），耳管狭窄，神経症。その他，更年期障害，慢性胃炎，蕁麻疹（魚・肉による）など。

〔病態〕太陽病期，表虚証。
表仮寒証に気鬱を伴った病態。軽度の悪寒，鼻閉，頭痛，悪心，嘔吐，腹部膨満感を呈する感冒様症状あるいは抑うつ傾向を主徴とする神経症など気鬱の症状がみられる。

〔鑑別〕
1) 参蘇飲：表仮寒証を伴った感冒様症状をともにみるが，脾胃の衰えと気虚が明らか。
2) 桂枝湯：頭痛，悪心を伴った感冒様症状で共通するが，気鬱よりは気逆の症状が主体をなし，冷えのぼせ，自汗傾向がみられる。

五虎湯（ごことう）

万病回春・巻2・喘急

石膏，杏仁，麻黄，桑白皮，甘草．

〔目標〕比較的体力のある人で，喘鳴，呼吸困難を伴う強い咳嗽があり，口渇や自然発汗が認められる場合に用いる．また，小児には特にしばしば用いられる．

〔適応〕気管支喘息，気管支炎，喘息性気管支炎．その他，感冒，気管支拡張症．

〔病態〕少陽病期・胸内型，実証．

麻杏甘石湯に桑白皮の加わった方剤である．

肺に熱があり，喘鳴，咳嗽と喀痰を主徴とする病態で，口渇と自汗（ねばる汗）があり，身体の熱感を示すもの．咳嗽が激しく，咳嗽に伴って顔面の紅潮を呈することが多い．

〔鑑別〕

1) 麻杏甘石湯：病態は近似するが，咳嗽がやや緩やかで気逆の症状が軽い．
2) 越婢加半夏湯：激しい咳嗽，口渇があり，きわめて類似の病態であるが，顔面の紅潮があり，脾の衰えを少し伴い，咳嗽発作に伴い嘔吐がみられ，また食欲の低下がある．
3) 麦門冬湯：激しい咳込みがともにみられるが，咽喉の絞扼感と乾燥感があり，口渇や自汗は伴わない．
4) 神秘湯：熱性の咳嗽で共通するが，鼻炎症状を伴い，また神経過敏などの精神症状がある．

五積散（ごしゃくさん）

和剤局方・巻2・治傷寒

蒼朮，陳皮，当帰，半夏，茯苓，甘草，桔梗，枳実，桂皮，厚朴，芍薬，生姜，川芎，大棗，白芷，麻黄．

〔目標〕体力中等度の人を中心に比較的幅広く用いられる．寒冷や湿気に侵されて，下腹部痛，腰痛，四肢の筋肉あるいは関節の痛みなどを訴える場合に用いる．この場合しばしば下半身の冷えと上半身ののぼせ，頭痛，項背のこり，悪寒，悪心，嘔吐などを伴うこともある．婦人では，月経不順や月経困難などを伴うことが多い．

〔適応〕腰痛，下腹部痛，神経痛（特に坐骨神経痛），筋肉痛，関節痛，その他，関節リウマチ，月経困難症，月経不順，感冒，胃腸炎，更年期障害など．

〔病態〕太陰病期・水滞型，虚実間証．寒・湿に侵されて営衛を含めて気血の巡りが障害された病態．上熱下寒，頭痛，関節痛などを現す．いわゆる冷房病やクーラーによる感冒などでこの病症を呈するものが多い．

〔鑑別〕

1) 当帰四逆加呉茱萸生姜湯：病態は近似するが，レイノー現象，凍瘡（しもやけ）罹患傾向，腹痛がみられ，また腹直筋の攣急，鼠径部の圧痛をみる．
2) 疎経活血湯：関節痛，神経痛をともに認めるが，血虚と瘀血が主徴となる．感冒様症状など営衛の不和には適さない．

牛車腎気丸（ごしゃじんきがん） 済生方・水腫門

地黄，牛膝，山茱萸，山薬，車前子，沢瀉，茯苓，牡丹皮，桂皮，附子。

〔目標〕比較的体力の低下した人あるいは高齢者で，腰部および下肢の脱力感・冷え・痛み・しびれなどがあり，尿量減少，夜間尿，浮腫，腰痛などが著明な場合に用いる。また，その他，疲労倦怠感，口渇，四肢の冷えなどがあり，下腹部は上腹部に比べ軟弱無力であることが多い。

〔適応〕腰痛，坐骨神経痛，腎炎，ネフローゼ，糖尿病，高血圧，前立腺肥大，白内障，脳卒中後遺症。その他，膀胱炎，陰萎，皮膚瘙痒症。

〔病態〕太陰病期・水滞型，虚証。

腎の陽気を不足した病態で，腎の作用が低下した病態。このため浮腫，口渇，尿量減少，しびれ，関節痛などがみられる。小腹不仁（臍下の正中部の腹壁が軟弱無力となり，知覚が低下する）がみられる。

〔鑑別〕
1) 八味地黄丸：腎の作用の衰えで共通するが，腎の陰液の不足は少ない。したがって浮腫傾向，関節痛などの症状は軽い。
2) 六味丸：腎の作用の衰えがともにみられるが，腎の陰液の不足が主体をなす病態で，浮腫傾向はなく，皮膚は枯燥し，手足の煩熱（ほてり）がみられる。

呉茱萸湯（ごしゅゆとう） 傷寒論・陽明病

大棗，呉茱萸，人参，生姜。

〔目標〕比較的体力の低下した冷え性の人で，反復性に起こる激しい頭痛を訴える場合に用いる。①項や肩のこり，嘔吐などを伴う場合，②心窩部に膨満感，痞塞感あるいは振水音を認める場合。

〔適応〕手足の冷えやすい中等度以下の体力のものの次の諸症：習慣性偏頭痛，習慣性頭痛，嘔吐，脚気衝心。

〔病態〕太陰病期・心下痞鞕型，虚証。

脾が寒に侵され，機能不全に陥り，これに伴って心下の水滞と気鬱を生じた病態。また発作的な気逆の病態もみられる。

〔鑑別〕
1) 桂枝人参湯：病態はきわめて近似するが，下痢傾向，上熱下寒，気逆の症状が明らか。
2) 半夏白朮天麻湯：脾の衰えを伴う頭痛で共通するが，冷え症状は著しくなく，気虚の症状が強い。
3) 釣藤散：脾の衰えを伴う頭痛がともにみられるが，心と肝の陽気の病的過剰があり，易怒性，イライラ感，振戦，痙攣などを伴う。
4) 五苓散：水滞を伴う頭痛で共通するが，上熱下寒の傾向，口渇，尿量減少などを伴う。

五淋散（ごりんさん） 万病回春・巻4・淋症

茯苓，黄芩，甘草，地黄，車前子，沢瀉，当帰，木通，山梔子，芍薬，滑石．

〔目標〕体力中等度ないしはやや低下した冷え性の傾向，頻尿，残尿感，排尿痛，主として慢性的な泌尿器疾患に用いられる．尿線の異常，混濁尿，血・膿尿．

〔適応〕慢性尿道炎，慢性膀胱炎，膀胱神経症，その他，前立腺炎，尿路結石など．

〔病態〕陽明病期・水滞型，虚実間証．
尿路を主として裏に熱があり，水滞を伴う．炎症が強く，血尿，膿尿などをみる．

〔鑑別〕
1) 竜胆瀉肝湯：病態は近似するが，イライラ感，易怒性，攻撃性など心と肝の陽気の亢りが明らか．また尿路以外の消化管障害を伴うことがある．
2) 猪苓湯：病態は似るが，炎症は軽度で，口渇を伴う．
3) 清心蓮子飲：熱感を伴う排尿痛で共通するが，気虚の症状が明らかで，不安，抑うつなどの精神症状を伴う．
4) 猪苓湯合四物湯：熱性傾向のある排尿痛，血尿で共通するが，血虚の症状が明らか．

五苓散（ごれいさん） 傷寒論・太陽病中篇・陽明病

沢瀉，猪苓，茯苓，桂皮，蒼朮．

〔目標〕体力のいかんを問わず口渇ならびに尿量減少を主目標として用いる．①浮腫，悪心，嘔吐，頭痛，めまいなどの症状を伴う場合，②心窩部に振水音を認める場合．

〔適応〕口渇，尿量減少するものの次の諸症：浮腫，ネフローゼ，二日酔，急性胃腸カタル，下痢，悪心，嘔吐，めまい，胃内停水，頭痛，尿毒症，暑気あたり，糖尿病．

〔病態〕少陽病期・水滞型，虚実間証．熱性の水滞で，気逆の症状を伴う．口渇と尿量減少，嘔吐，下痢が主徴となる．常習性の頭痛などではこの主徴が明らかでないことがあるが，気逆を伴い上熱下寒を示すこと，気虚や血虚は伴わないことを目標にする．下痢を伴う感冒では初期から本方を用いてよい．

〔鑑別〕
1) 猪苓湯：口渇と尿量減少で共通するが，身体の熱感があり，血尿などの尿路の障害を伴う．
2) 苓桂朮甘湯：水滞に気逆をみる点で共通するが，気虚の傾向があり，口渇や嘔吐はなく，起立性低血圧がある．

柴陥湯（さいかんとう） 本朝経験

柴胡，半夏，黄芩，大棗，人参，黄連，甘草，生姜，栝楼仁。

〔目標〕体力中等度の人で，強い咳が出て痰が切れにくく，咳嗽時や深呼吸時に胸痛を訴える場合に用いる。多くは季肋部の抵抗・圧痛（胸脇苦満）を認める。一般症状としては，食欲不振，微熱などを伴うこともある。

〔適応〕急・慢性気管支炎，感冒，肺炎，その他，胸膜炎，気管支喘息，気管支拡張症など。

〔病態〕少陽病期・胸内型，実証。小柴胡湯と小陥胸湯の合方で両方剤の病態を併せ持つ。すなわち，肝の陽気の病的過剰状態に加えて軽度の脾胃の衰えがあり，併せて胸部の熱と心の陽気の病的過剰状態がみられる。両側の胸脇苦満，心下痞鞕があり，胸痛，発熱，咳嗽が主徴となる。

〔鑑別〕
1) 柴朴湯：喘息，胸脇苦満をともにみるが，熱性傾向は少なく，胸痛は主徴とならない。咽喉部の閉塞感がみられる。
2) 神秘湯：喘息，咳嗽，肝の失調がともに認められるが，両側の胸脇苦満はなく，鼻炎症状がある。
3) 当帰湯：胸痛がともにみられるが，気鬱・気虚と血虚の症状があり，熱性傾向はなく，また胸脇苦満も伴わない。
4) 清肺湯：熱性の咳嗽で共通するが，粘稠な喀痰が多く，胸痛は伴わない。

柴胡加竜骨牡蛎湯（さいこかりゅうこつぼれいとう） 傷寒論・太陽論中篇

柴胡，黄芩，半夏，桂皮，牡蛎，茯苓，大棗，人参，竜骨，生姜，（大黄）。

〔目標〕比較的体力のある人で，精神不安，不眠，イライラ感などの精神神経症状があり，胸脇苦満のある場合。①頭重，頭痛，肩こりなどを伴う場合，②臍傍に腹部大動脈の拍動の亢進を認める場合。

〔適応〕比較的体力があり，心悸亢進，不眠，いらだちなどの精神症状のあるものの次の諸症：高血圧症，動脈硬化症，慢性腎臓病，神経衰弱症，神経性心悸亢進症，てんかん，ヒステリー，小児夜泣症，陰萎。

〔病態〕少陽病期・胸脇苦満型，実証。
肝と心の陽気の病的過剰状態があり，また気鬱も伴う。このためイライラ感，のぼせ感，心悸亢進があり，ときに抑うつ傾向を呈する。他覚症状としては脈が充実し，舌尖が紅く，白黄苔がみられ，腹力も充実し，胸脇苦満と臍上悸がみられる。

〔鑑別〕
1) 桂枝加竜骨牡蛎湯：神経過敏で共通するが胸脇苦満はなく，脈も腹も虚弱である。
2) 抑肝散：神経過敏で共通するが，胸脇苦満の程度は軽く，腹力は中等度で，左側腹直筋の攣急をみることが多い。
3) 黄連解毒湯：精神症状で共通するが，胸脇苦満はない。

柴胡桂枝湯（さいこけいしとう） 傷寒論・太陽病下篇

柴胡，半夏，人参，大棗，甘草，生姜，黄芩，桂皮，芍薬．

〔目標〕熱性疾患では，急性期を経てなお頭痛，悪寒，関節痛，食欲不振などのある場合に用いる．慢性疾患では，心窩部より季肋部にかけて苦満感を訴え，抵抗・圧痛が認められ（胸脇苦満），腹直筋の攣急を伴う場合に用いる．①心窩部の苦満感，食欲不振，腹痛などを伴う場合，②精神不安，不眠などの精神神経症状を伴う場合．

〔適応〕発熱汗出て，悪寒し，身体痛み，頭痛，吐き気のあるものの次の諸症：感冒・流感・肺炎・肺結核などの熱性疾患，胃潰瘍・十二指腸潰瘍・胆嚢炎・胆石・肝機能障害・膵臓炎などの心下部緊張疼痛．

〔病態〕少陽病期・胸脇苦満型，虚証．

少陽病期，胸脇苦満型の典型的病態である小柴胡湯と太陽病期，表虚証の桂枝湯の病態が併存したもの（併病という）．すなわち頭痛，悪寒，関節痛などの表証と悪心，口苦，神経過敏，胸脇苦満などの少陽病期の症状がみられる．

〔鑑別〕
1) 補中益気湯：病態は似るが，気虚の症状が明らかである．
2) 竹茹温胆湯：亜急性期の咳嗽，微熱で消化器症状，神経症状をともに認めるが，自汗，頭痛，関節痛などの表証はない．

柴胡桂枝乾姜湯（さいこけいしかんきょうとう） 傷寒論・太陽病下篇

柴胡，黄芩，栝楼根，桂皮，牡蛎，甘草，乾姜．

〔目標〕比較的体力の低下した人で，顔色がすぐれず，疲労倦怠感があり，動悸，息切れ，不眠などの精神神経症状を伴う場合に用いる．①心窩部より季肋下部にかけての軽度の苦満感（胸脇苦満）を訴える場合，②悪寒，発熱，寝汗，口渇などを伴う場合．

〔適応〕体力が弱く，冷え症，貧血気味で，動悸，息切れがあり，神経過敏のものの次の諸症：更年期障害，血の道症，神経症，不眠症．

〔病態〕少陽病期・胸脇苦満型，虚証．

太陽病期に治療として行った発汗により表証は除かれたが治癒に至らず，肝の陽気の病的過剰と津液の不足を来たした病態．気虚，気逆の症状と心の陰液の不足の症状を伴う．顔面の紅潮，口唇の乾燥があり，脈は弱く弦，舌は舌尖が紅く，白苔がある．腹力は軟弱で，軽度の胸脇苦満があり，臍上悸がみられる．下肢の冷えを伴う．

〔鑑別〕
1) 補中益気湯：気虚で共通するが，上熱下寒の症状はなく，精神症状には乏しい．
2) 五積散：上熱下寒，気虚の症状がともにみられるが，関節痛，頭痛などの表証があり，胸脇苦満は伴わない．
3) 加味逍遥散：上熱下寒，イライラ感などの神経症状，血の道症などで共通するが，瘀血の症状が明らかで，発作性の熱感，皮疹を伴う．

柴胡清肝湯（さいこせいかんとう） 一貫堂方

柴胡，黄芩，黄柏，黄連，栝楼根，甘草，桔梗，山梔子，地黄，芍薬，川芎，当帰，薄荷，連翹，牛蒡子。

〔目標〕上気道炎を繰り返し，あるいは慢性化した人に好んで使用される。とくに小児に多く用いられる。すなわち，一般に皮膚の色が浅黒くて，扁桃，頸部や顎下部リンパ腺に炎症腫脹を起こしやすい場合に用いる。腹部は，両腹直筋の緊張や，季肋下部の抵抗圧痛（胸脇苦満）がある。

〔適応〕慢性および再発性扁桃炎，頸部顎下部リンパ腺炎，アデノイド，咽頭炎，喉頭炎。その他，虚弱児童の体質改善，湿疹など。

〔病態〕少陽病期・胸脇苦満型，実証。肝・心の陽気の病的過剰状態があり，のぼせ感，神経過敏，顔面や頸部の充血などを呈する。併せて，軽度の血虚と津液（水）の不足状態がみられる。口腔，咽喉，頸部の炎症を伴うことが多い。

〔鑑別〕
1) 温清飲：病態は似るが陽証の傾向はやや少なく，血虚の症状が明らか。
2) 小柴胡湯加桔梗石膏：扁桃腺炎など上気道の炎症と胸脇苦満をともに認めるが，亜急性のもので，皮疹を伴うことはなく，顔面の充血も軽い。血虚の症状はない。
3) 荊芥連翹湯：病態は近似する。手掌の発汗を伴う。

柴朴湯（さいぼくとう） 本朝経験

柴胡，半夏，茯苓，黄芩，厚朴，大棗，人参，甘草，蘇葉，生姜。

〔目標〕体力中等度の人で，肋骨弓下部に抵抗・圧痛があり，心窩部に膨満感があり精神不安，抑うつ傾向のある場合に用いられる。一般に，食欲不振，全身倦怠感，咽喉・食道部の異物感，喘鳴，咳嗽，動悸，めまいなどの症状を伴うことが多い。

〔適応〕気管支炎，気管支喘息，小児喘息，感冒，慢性胃炎，不安神経症，咽・喉頭神経症，食道神経症，その他，胃神経症，過敏性大腸症候群，胸膜炎・肺結核などの補助療法，慢性リンパ腺炎，虚弱児の体質改善など。

〔病態〕少陽病期・胸内型，虚実間証。
小柴胡湯と半夏厚朴湯の合方であり，両方剤の病態が併存する。すなわち，肝の陽気の病的過剰状態があり，脾の軽度の衰えと水滞があり，しかも咽喉部を主とした気鬱がみられる。胸脇苦満，軽度の心下痞鞕がみられる。

〔鑑別〕
1) 半夏厚朴湯：胸脇苦満はない。
2) 神秘湯：喘息，咳嗽，肝の失調で共通するが，熱性で粘稠な喀痰を伴い，鼻炎症状をみる。胸脇苦満は軽度である。
3) 小青竜湯：喘息にともに用いるが，胸脇苦満はなく，鼻炎症状，泡沫状の喀痰，胃部振水音を認める。

柴苓湯（さいれいとう）　　　　　　　　　　　　世医得効方・巻2・痰瘧

柴胡，沢瀉，半夏，黄芩，蒼朮(白朮)，大棗，猪苓，人参，茯苓，甘草，桂皮，生姜。

〔目標〕体力中等度の人で，季肋下部の苦満感および肋骨弓下部に抵抗・圧痛（胸脇苦満）があり，口渇，尿量の減少，浮腫などが認められる場合に用いられる。その他，食欲不振，悪心，嘔吐，下痢，腹痛，頭痛，めまい，微熱などを伴うことがある。腹部は，振水音を認めることが多い。

〔適応〕胃炎，ネフローゼ，その他種々の原因による浮腫，慢性肝炎，肝硬変，水様性下痢，急・慢性胃腸炎，胃腸型感冒。その他，胃アトニー症，胃下垂症，腎盂腎炎，メニエール症候群，暑気あたり。

〔病態〕少陽病期・胸脇苦満型，虚実間証。小柴胡湯と五苓散の合方であり，両方剤の病態を併せ持つ。すなわち，肝の陽気の病的過剰状態と水滞の症候が併存し，しかも軽度の脾の衰えがある。腹力は中等度で，胸脇苦満があり，ときに胃部振水音を認める。舌は腫大し歯痕があり，湿潤した白苔がある。

〔鑑別〕
1) 小柴胡湯：水滞の症候は伴わない。
2) 五苓散：胸脇苦満を伴わない。
3) 茵蔯五苓散：黄疸と口渇，尿量減少が共通するが，胸脇苦満は伴わない。
4) 胃苓湯：口渇，消化器症状をともに認めるが胸脇苦満はなく，心下痞鞕がある。

三黄瀉心湯（さんおうしゃしんとう）　　　　金匱要略・驚悸吐衄下血胸満瘀血病第十六

黄芩，黄連，大黄。

〔目標〕比較的体力のある人が，のぼせて顔面が紅潮，気分がイライラしておちつかないなどの精神神経症状を訴える場合に用いられる。このとき，不安，不眠，頭痛，耳鳴り，便秘の傾向があって，鼻出血，吐血，下血などの諸出血を伴うことがある。

〔適応〕高血圧症，動脈硬化症，諸種の出血（鼻出血，痔出血，吐血など），不安神経症，自律神経失調症，更年期障害。その他，不眠症，口内炎，便秘，胃炎，二日酔，湿疹，蕁麻疹。

〔病態〕少陽病期・心下痞鞕型，実証。
半表半裏に熱があり，また五臓では心の失調（心の陽気の病的過剰）がみられ，このため神経過敏，のぼせ，胸内苦悶感，鼻出血，痔出血など出血傾向がある。また便秘傾向もあり，少陽病期から陽明病期に近づきつつある病態と考えられる。

〔鑑別〕
1) 黄連解毒湯：きわめて類似の病態であるが，心下痞鞕や便秘は伴わない。
2) 桃核承気湯：のぼせ，イライラ感，出血傾向，便秘をともに認めるが，心下痞鞕はなく，S状結腸部の圧痛，月経障害など瘀血の症状が明らか。
3) 柴胡加竜骨牡蛎湯：神経過敏，イライラ感，便秘などが共通するが，のぼせ感は少なく，胸脇苦満，臍上悸を伴う。

酸棗仁湯（さんそうにんとう） 　　　　　　　　　　金匱要略・血痺虚労病第六

茯苓，川芎，知母，甘草，酸棗仁。

〔目標〕体力の低下した人で，心身が疲労して眠ることのできない場合に用いる。そのとき，めまい，精神不安，神経過敏などが認められる。

〔適応〕不眠症，神経症，嗜眠，自律神経失調症。

〔病態〕少陽病期・胸内型，虚証。

心の陰液の不足があり，抑うつ，不安，焦燥感などを呈し，加えて半表半裏の熱があり，手足のほてり，のぼせ感などを伴う。軽度の血虚の症状をみる。他覚所見は皮膚が乾燥傾向にあり，腹力は軟弱であって，臍上悸は認めない。不眠の内容は眠りが浅い，熟眠感のないもので，寝つきの悪いものではない。

〔鑑別〕

1) 黄連阿膠湯：血虚を伴う不眠で共通するが，肝の陰液の不足による仮性の肝の亢りが主徴であり，イライラ感があって寝つけないもの。
2) 甘麦大棗湯：抑うつ，不安など心の陰液の不足状態は共通するが，半表半裏の熱はない。
3) 加味帰脾湯：半表半裏の熱を伴う不眠で共通するが，気虚の症状と，肝の陽気の病的過剰状態すなわち易怒性，イライラ感などを伴う。
4) 竹茹温胆湯：半表半裏の熱を伴う不眠をともに認めるが，咳嗽，黄色痰，食欲不振などの症状をみる。

三物黄芩湯（さんもつおうごんとう） 　　　　　　　金匱要略・婦人産後病第二十一

地黄，黄芩，苦参。

〔目標〕体力中等度あるいはそれ以上の人の手足の熱感を目標に用いる。このとき，口渇，不眠，頭痛などを伴うことが多い。また，皮膚疾患においては，手掌，足蹠の熱感，瘙痒感，乾燥，発赤がある場合に用いる。

〔適応〕湿疹，進行性指掌角皮症，掌蹠膿疱症，掌蹠熱感，その他，不眠症，更年期障害，高血圧，頭痛，汗疱状白癬など。

〔病態〕少陽病期・瘀血型，虚実間証。

血が熱を帯び（血熱），五臓の陰液が軽度に不足した病態。掌蹠のほてり（著しいときは灼熱感），掌蹠の角化異常や皮疹など症状が掌蹠に集中するのが特徴である。また血熱により瘀血が生じ，このための諸症状（頭痛，更年期障害，不眠など）がみられる。

〔鑑別〕

1) 温経湯：掌蹠のほてり，角化異常で共通するが，血虚の症状が明らかで，上熱下寒の傾向がある。
2) 温清飲：熱性の湿疹，手足のほてりをともにみるが，血虚の症状があり，熱感は全身に分布する。

滋陰降火湯（じいんこうかとう） 済生方

蒼朮，地黄，芍薬，陳皮，当帰，麦門冬，黄柏，甘草，知母，天門冬．

〔目標〕体力が低下した人や高齢者の咳嗽に用いられる．このとき，咳は比較的激しく，痰は粘稠で切れにくい．ときに乾性ラ音を認めることがある．また，皮膚は浅黒く，微熱，便秘傾向がある．

〔適応〕急・慢性気管支炎，上気道炎，その他，気管支喘息，肺結核，喉頭炎（嗄声）．

〔病態〕少陽病期・胸内型，虚証．肺の陰液が不足し，このため相対的に肺の陽気が過剰となり熱証を呈する病態．このため後咽頭壁の乾燥，舌乳頭の消失（鏡面舌）と乾燥，乾燥性の咳嗽，微熱を呈する．咳嗽は夜半〜早朝に頻発する．

〔鑑別〕
1) 滋陰至宝湯：病態は似るが，遷延化した気道炎症の病歴があり，咳嗽や熱感が強い．また神経過敏，イライラ感などの精神症状を伴う．
2) 竹茹温胆湯：乾燥性の熱性の咳嗽で共通するが，肺の陰液の不足は明らかでなく，口舌の乾燥は少ない．胃のもたれ，食欲不振があり，また，不眠，のぼせ，イライラ感などの精神症状を伴う．
3) 麦門冬湯：肺の陰液の不足状態を伴う咳嗽で共通するが，気虚や血虚の症状は伴わない．咽喉絞扼感，痙攣性の咳嗽発作を伴うことが多い．
4) 清肺湯：粘稠な喀痰と咳嗽をともに認めるが，気道表面に熱と津液の不足があり，肺には水滞と気鬱を伴う．多量の喀痰があり喀出が困難な熱性の病態である．

滋陰至宝湯（じいんしほうとう） 万病回春・巻6・婦人虚労

香附子，柴胡，芍薬，知母，陳皮，当帰，麦門冬，白朮，茯苓，甘草，薄荷，地骨皮，貝母．

〔目標〕体力の低下した人の慢性に経過した咳嗽に用いる．このとき，痰は比較的切れやすく，量はさほど多くない．寝汗，軽度の口渇などを伴うことがあり，一般に食欲不振，全身倦怠感などを認める．

〔適応〕急・慢性気管支炎，上気道炎，気管支拡張症，その他，気管支喘息，肺結核，肺気腫，肺線維症．

〔病態〕少陽病期・胸内型，虚証．
肺の熱が遷延化したために陰液の不足を来たしている病態が主体をなすが，加えて肝の失調と脾の衰えを伴い，神経過敏症状，気虚，血虚の症状を呈する．

〔鑑別〕
1) 滋陰降火湯：病態は似るが，気道の乾燥症状が顕著．精神症状は伴わない．
2) 麦門冬湯：病態は似るが，気虚，血虚の症状はなく，気逆の症状があり，咽喉絞扼感，痙攣性の咳嗽発作を伴うことが多い．
3) 竹茹温胆湯：乾燥性咳嗽と精神症状で共通するが，肺の陰液の不足は軽度で，口舌の乾燥は少なく，胃のもたれなど消化器症状を伴う．
4) 清肺湯：遷延化した咳嗽と熱証で共通するが，粘稠な喀痰の量が多い．

四逆散（しぎゃくさん） 傷寒論・少陰病

柴胡，芍薬，甘草，枳実。

〔目標〕体力中等度もしくはそれ以上の人で，胸脇苦満，腹直筋の攣急がありイライラ感，不眠，抑うつ感などの精神神経症状を訴える場合に用いる。腹痛，腹部膨満感，動悸などを伴う場合。

〔適応〕比較的体力のあるもので，大柴胡湯証と小柴胡湯証との中間証を表すものの次の諸症：胆嚢炎，胆石症，胃炎，胃酸過多，胃潰瘍，鼻カタル，気管支炎，神経質，ヒステリー。

〔病態〕少陽病期・胸脇苦満型，虚実間証。

肝の陽気の病的過剰状態と，肝の陰液の不足がともにみられる病態で，このためにさまざまな精神症状が現れる。他覚所見では胸脇苦満とともに両側の腹直筋が全長にわたって攣急しており，また手掌・足蹠の発汗を伴う冷えがみられる。

〔鑑別〕

1) 柴胡疎肝湯：病態所見も近似するが，腹部膨満感（とくに左上腹部）がある。
2) 柴胡桂枝乾姜湯：病態は近似するが，上熱下寒の傾向がある。両側腹直筋の攣急はみられず，臍上悸をみる。
3) 柴胡加竜骨牡蛎湯：胸脇苦満，精神症状をともにみるが，腹力，脈力ともに充実しており，臍上悸がみられる。両側腹直筋の攣急はない。

四君子湯（しくんしとう） 和剤局方・巻3・治一切気

蒼朮，人参，茯苓，甘草，生姜，大棗。

〔目標〕体力低下，顔色不良，胃腸機能の低下を目標に使用する。この場合，全身倦怠感，食欲不振，胃部の不快感・膨満感，ときに悪心，嘔吐，下痢，腹鳴がある。腹壁の緊張の著しい低下と，心窩部の振水音を認めることが多い。

〔適応〕胃炎，胃・十二指腸潰瘍，慢性胃腸炎，胃アトニー症，胃下垂症，慢性消耗性疾患，術後の胃腸障害。

〔病態〕太陰病期・心下痞鞕型，虚証。

脾の作用の衰えがあり，気の生成が低下し，気虚に陥った病態。

〔鑑別〕

1) 六君子湯：病態は近似するが，心下の気鬱水滞があり，ときに咳嗽をみる。
2) 人参湯：脾の作用の衰えがともにみられるが，脾が寒に侵された病態であり，明らかな心下痞鞕がある。

梔子柏皮湯（ししはくひとう）　　　　　　　　　　　　　　傷寒論・陽明病

山梔子，甘草，黄柏。

〔目標〕体力中等度で皮膚の瘙痒を訴える次のような病態。①肝臓部の緩和な圧迫感，軽微な黄疸症状，皮膚の瘙痒，炎症充血を目標に，肝臓疾患，蕁麻疹，皮膚瘙痒症，二日酔などに用いる。②蕁麻疹，皮膚瘙痒症には発赤や腫脹，瘙痒があるもので，その他の所見がないものに用いる。

〔適応〕黄疸，皮膚瘙痒症，二日酔。

〔病態〕少陽病期・胸内型，虚実間症。
結節性紅斑，皮疹，血管炎，口内炎など血に熱のある病態で，半表半裏の熱が主体である。黄疸，皮疹，尿路の炎症などを呈する。また強い瘙痒感，イライラ感など神経過敏状態を伴う。

〔鑑別〕
1) 茵蔯蒿湯：黄疸をともに認めるが，便秘，明らかな身体の熱感をみる。
2) 黄連解毒湯：病態は近似するが，のぼせ感，顔面の紅潮などが著しく，皮疹が主徴となることは少ない。
3) 加味逍遥散：熱性の皮疹をともにみるが，瘀血の症状がある。

七物降下湯（しちもつこうかとう）　　　　　　　　　　　　　　修琴堂経験方

当帰，芍薬，黄耆，地黄，川芎，黄柏，釣藤鈎。

〔目標〕体質虚弱ながら胃腸の働きの比較的よい人の高血圧症に用いる。易疲労感，下半身の冷え，頻尿傾向などを伴う場合。

〔適応〕体質虚弱の傾向があるものの次の諸症：高血圧に伴う随伴症状（のぼせ，肩こり，耳鳴り，頭重）

〔病態〕少陽病期・瘀血型，虚証。
肝の陽気と陰液とがともに不足しているが，陰液の衰えがより強いため，仮性の肝の陽気の過剰状態がみられる。同時に血虚の病態を伴う。また軽度の上熱下寒の傾向をみる。

〔鑑別〕
1) 釣藤散：病態は近似するが，脾の衰えとともに気虚の症状がみられる。
2) 抑肝散加陳皮半夏：仮性の肝の陽気の過剰状態がともにみられるが，血虚の症状は伴わない。

四物湯（しもつとう）

和剤局方・巻9・治婦人諸疾

地黄，芍薬，川芎，当帰．

〔目標〕比較的体力の低下した人で，顔色が悪く，皮膚の栄養低下や乾燥傾向があり，腹部は軟弱で臍傍に腹部大動脈の拍動亢進を認めることを目標に使用する．一般に産婦人科領域の諸疾患に用いられることが多い．本方は単独で用いられることは少なく，他の処方との合方（たとえば黄連解毒湯と合方した温清飲）あるいは加味方（たとえば釣藤，黄耆，黄柏を加味した七物降下湯）として用いられることが多い．

〔適応〕冷え性，月経不順，更年期障害，自律神経失調症．その他，不妊症，産後の諸症状，低血圧症，肝斑など．

〔病態〕太陰病期・瘀血型，虚証．
瘀血型に分類したが，正確には典型的な血虚の病態であり，瘀血の程度は軽い．

〔鑑別〕
1) 当帰芍薬散：血虚の症状がともにみられるが，瘀血と水滞の症状も伴い，腹痛，月経困難，浮腫を示す．

炙甘草湯（しゃかんぞうとう）

傷寒論・太陽病下篇，金匱要略・血痺・肺痿

地黄，麦門冬，桂皮，大棗，人参，生姜，炙甘草，麻子仁，阿膠．

〔目標〕比較的体力の低下した人で，動悸，息切れを訴える場合に用いる．この場合，脈は頻数，不整，結滞などを呈することが多い．一般症状としては，皮膚の栄養が低下して，疲労感，手足のほてり，口渇，便秘などを伴うことが多い．

〔適応〕甲状腺機能亢進症，発作性頻拍，心臓神経症，不整脈（ある種の），心不全（軽症時）．その他，肺気腫，気管支喘息，慢性気管支炎など．

〔病態〕少陽病期・胸内型，虚証．
熱性病態が遷延化したり，太陽病期に過度の発汗を行ったために津液が不足し，とくに心の陽気と陰液がともに衰えた病態である．

〔鑑別〕
1) 苓桂朮甘湯：心の陽気の衰えで共通するが，津液は過剰傾向である．
2) 竹葉石膏湯：津液の不足で共通するが，熱性の所見が明らか．
3) 六味丸：疲労感，口渇，手足のほてりで共通するが，腎の衰えが主徴．
4) 黄連阿膠湯：動悸，手足のほてりをともにみるが，不眠など心の陽気の過剰状態がみられる．

芍薬甘草湯（しゃくやくかんぞうとう） 傷寒論・太陽病上篇

甘草，芍薬。

〔目標〕骨格筋および平滑筋（消化管，胆道，尿路など）の急激な痙攣性疼痛を目標として用いられる。

〔適応〕疝痛（尿路，胆道，消化管など），過労性筋肉痛，急性腰痛，腓腹筋痙攣。その他，坐骨神経痛，項部痛，捻挫など。

〔病態〕太陰病期・腹直筋攣急型，虚証。

肝の陰液の衰えがあり，消化管，尿管，骨格筋の攣縮を呈するもの。両側腹直筋の攣急を認める例が多い。

〔鑑別〕

1) 桂枝加芍薬湯：臍疝痛，発作性の腹痛にともに用いるが，過敏性腸症候群を伴うことが多く，腹満感，下痢などを呈する。
2) 小建中湯：臍疝痛，発作性の腹痛にともに用いるが，虚証で気虚の症状を伴う。
3) 大建中湯：発作性の腹痛で共通するが，虚証で，腸管がムクムクと動くという腸の蠕動亢進を認める。腹直筋の攣急は少ない。
4) 附子粳米湯：腹部の激痛で共通するが，グル音の亢進，イレウス症状を呈する。
5) 桂枝加朮附湯：四肢筋の攣急，腹直筋の攣急をともにみるが，四肢の冷え，関節痛などを伴う。
6) 芍薬甘草附子湯：冷えがあり，関節痛，筋の攣急は一層強い。

十全大補湯（じゅうぜんたいほとう） 和剤局方・巻5・治諸虚

黄耆，桂皮，地黄，芍薬，川芎，当帰，人参，茯苓，甘草，蒼朮。

〔目標〕病後，術後あるいは慢性疾患などで，疲労衰弱している場合に用いる。1) 全身倦怠感，食欲不振，顔色不良，皮膚枯燥，貧血などを伴うことが多い。2) 寝汗，口内乾燥感などを伴う場合。

〔適応〕病後の体力低下，疲労倦怠，食欲不振，寝汗，手足の冷え，貧血，体力，気力の衰えている人。

〔病態〕太陰病期・腹直筋攣急型，虚証。

気虚の病態を目標とする四君子湯と血虚の病態を改善する四物湯を合方し，さらに桂枝と黄耆を加えた方剤であり，著しい気虚と血虚の併存する病態。

〔鑑別〕

1) 補中益気湯：気虚の症状をともに認めるが，血虚の症状は伴わず，軽度の胸脇苦満をみる。わずかに熱証の傾向がある。
2) 人参養栄湯：病態は近似するが，咳嗽，眠りが浅く熟眠感がないなどの心の陰液の不足の病態を伴う。
3) 黄耆建中湯：気虚に血虚を兼ねる点で共通するが，血虚が主体であり，腹痛，明らかな腹直筋の攣急を示す。

十味敗毒湯（じゅうみはいどくとう） 春林軒蔵方

柴胡，桔梗，川芎，茯苓，防風，甘草，荊芥，生姜，独活，樸樕。

〔目標〕体力中等度の人の諸種の皮膚疾患で，患部は発散性あるいは，びまん性の発疹で覆われ，滲出液の少ない場合に用いる。①患部に化膿を伴うかあるいは化膿を繰り返す場合，②季肋下部に軽度の抵抗・圧痛を認める場合。

〔適応〕化膿性皮膚疾患，急性皮膚疾患の初期，蕁麻疹，急性湿疹，水虫。

〔病態〕少陽病期・胸脇苦満型，虚実間証。

病位は少陽病期であるが，例外的に皮膚症状を主徴とする病態である。これを少陽病期と位置づける理由は半表半裏に熱があり，これを基盤として表の異常を呈しているからである。他覚所見では顔面の充血傾向は少なく，顔色は薄墨色のことが多く，皮疹は化膿傾向があって分泌物は少ない。軽度の胸脇苦満をみる。

〔鑑別〕
1) 荊芥連翹湯：化膿性の皮疹をともにみるが，顔面紅潮，鼻炎症状，手掌・足蹠の発汗をみる。
2) 温清飲：乾燥性の皮疹で共通するが，皮膚の枯燥，顔面紅潮，神経過敏などの精神症状をみる。
3) 消風散：皮疹で共通するが，皮疹の分泌物が多く，口渇を伴う。

潤腸湯（じゅんちょうとう） 万病回春・巻4・大便閉

地黄，当帰，黄芩，枳実，杏仁，厚朴，大黄，桃仁，甘草，麻子仁。

〔目標〕体力が中等度あるいはやや低下した人，ことに高齢者の弛緩性または痙攣性の便秘に用いられる。すなわち，皮膚につやがなくカサカサしており，腹部は堅いかあるいは，腹壁が弛緩して硬い糞塊が触知されることがある。

〔適応〕常習性便秘。その他急性便秘。

〔病態〕太陰病期・腸型，虚実間証。

脾の陰液が不足し，胃腸の働きが衰えた麻痺性の便秘。血虚と津液（水）の不足を伴い，また腸の表層に熱がある。陽明病期の腸型から太陰病期へと移行した病態と考えることができる。皮膚の乾燥，舌の乾燥，舌質が薄く，鏡面舌様の状態を典型とする。腹中の気滞も伴う。

〔鑑別〕
1) 麻子仁丸：病態はきわめて近似するが，血虚の症状は少なく，津液の枯燥も著しくない。
2) 桂枝加芍薬大黄湯，3) 大黄甘草湯，4) 小建中湯，5) 調胃承気湯，これらの鑑別については麻子仁丸の項（335頁）に記した。

小建中湯（しょうけんちゅうとう）　傷寒論・太陽病中篇，金匱要略・虚労・黄疸・婦人雑病

芍薬，桂皮，大棗，甘草，生姜，膠飴。

〔目標〕体質虚弱な人が，疲労倦怠感，腹痛などのある場合に用いられる。その他，軽度ではあるが，皮膚の栄養低下，冷え性，動悸，寝汗，鼻出血，手足のほてり，尿意頻数，神経過敏などの症状を認める。

〔適応〕反復性臍疝痛，虚弱児童の体質改善，慢性胃腸炎，起立性調節障害，夜尿症，その他，病後の体力低下，開腹術後症候群，小児夜泣症，幼児のヘルニア（臍部・鼠径部），慢性扁桃炎，アデノイド，神経症，気管支喘息，慢性肝炎など。

〔病態〕太陰病期・腹直筋攣急型，虚証。

五臓，とくに脾の衰えがあり，胃腸の気血の巡りが低下した病態。このため消化管，Oddi括約筋，尿管などの痙攣性攣縮を生じる。気虚と軽度の血虚の症状を伴う。腹直筋は両側が全長にわたり張ることが多いが，単に軟弱な薄い腹壁を呈することもある。

〔鑑別〕
1) 桂枝加芍薬湯，2) 当帰建中湯，3) 黄耆建中湯などの類似の方剤の鑑別は「症例から学ぶ和漢診療学 第2版」153頁に一括した。
4) 大建中湯：病態は共通するが，腹中の冷えが一層強く，腸管がモクモク動くという蠕動亢進がある。腹直筋の攣急はなく，腹壁全体が軟弱で薄い。

小柴胡湯（しょうさいことう）　傷寒論・太陽病中・下篇・陽明病・少陽病・厥陰病・差後病，金匱要略・黄疸・嘔吐・婦人産後

柴胡，半夏，人参，大棗，甘草，生姜，黄芩。

〔目標〕体力中等度の人で胸脇苦満のある場合に用いる。
①熱性疾患では食欲不振，口中不快感を伴う場合，②胸脇苦満の認められる諸種慢性疾患，③食欲不振，全身倦怠感などを伴う諸種慢性疾患，④小児虚弱体質の改善。

〔適応〕体力中等度で上腹部が張って苦しく，舌苔を生じ，口中不快，食欲不振，ときにより微熱，悪心などのあるものの次の諸症：諸種の急性熱性病，肺炎，気管支炎，感冒，胸膜炎・肺結核などの結核性諸疾患の補助療法，リンパ腺炎，慢性胃腸障害，肝機能障害，産後回復不全。

〔病態〕少陽病期・胸脇苦満型，虚実間証。

肝の陽気の病的過剰状態が主体をなし，これに軽度の脾胃の衰えを伴う病態。明らかな胸脇苦満があり，軽度の心下痞鞕をみる。舌にはやや乾燥した白苔がみられる。

〔鑑別〕
1) 柴胡桂枝湯：少陽病期，胸脇苦満型で共通するが，自汗の傾向があり，胸脇苦満と共に両側の腹直筋の攣急（上腹部）を認める。
2) 補中益気湯：少陽病期，胸脇苦満型で全身倦怠感を認める点で共通するが，気虚の症状が顕著で，脈力，腹力ともに軟弱であり，胸脇苦満も軽度である。

小柴胡湯加桔梗石膏（しょうさいことうかききょうせっこう） 本朝経験

石膏，柴胡，半夏，黄芩，桔梗，大棗，人参，甘草，生姜。

〔目標〕体力中等度の人で，咽喉，鼻，耳などの亜急性ないし慢性の炎症性諸疾患に用いられる。一般に季肋部に苦満感を訴え，肋骨弓下部に抵抗圧痛（胸脇苦満）を認めるとともに，微熱があることが多い。このとき，食欲不振，悪心・嘔吐，口中の不快感，舌の白苔などを伴うことがある。

〔適応〕咽頭炎，扁桃炎，扁桃周囲炎，耳下腺炎，顎下腺炎，頸部リンパ節炎，中耳炎，外耳炎，鼻炎，副鼻腔炎。その他，感冒，インフルエンザ，気管支炎，甲状腺炎。

〔病態〕少陽病期・胸脇苦満型，実証。

小柴胡湯に桔梗と石膏を加味したものである。肝の陽気の病的過剰状態があり，これに軽度の脾胃の衰えがあり，しかも咽喉部の充血・炎症を伴うもの。桔梗には抗炎症と鎮咳作用があり，石膏には熱を去り，気道を潤す作用がある。

〔鑑別〕
1) 柴胡清肝湯：少陽病期，胸脇苦満型で咽喉部の炎症をみる点で共通するが，顔面の充血，血虚，津液の不足がみられる。神経過敏などの精神症状を伴う。
2) 荊芥連翹湯：咽頭痛をみるが，顔面の充血，皮疹，手掌の発汗，血虚がある。
3) 桔梗湯：咽頭痛をみるが，胸脇苦満はない。

小青竜湯（しょうせいりゅうとう） 傷寒論・太陽病中篇，金匱要略・痰飲・婦人雑病

半夏，甘草，桂皮，五味子，細辛，芍薬，麻黄，乾姜。

〔目標〕体力が中等度の人で喘鳴，咳嗽，呼吸困難・鼻症状などがある場合に用いられる。この場合，泡沫水様の痰や，水様鼻汁，くしゃみを伴うことが多い。呼吸困難のないときは，腹部は比較的軟らかく，上腹部の腹直筋の軽度の緊張と心窩部の振水音を認めることがある。気管支喘息では，発作時ばかりではなく発作のないときにも用いられる。ただし，やせて顔色が悪く胃腸の弱い人には，麻黄が主薬となっている本方は用いないほうがよい。

〔適応〕気管支炎，気管支喘息，鼻水，うすい水様の痰を伴う咳，鼻炎。

〔病態〕太陽病期，表虚証。

脾が寒に侵され，その作用が衰えて気虚とともに水滞の症状が現れ，これに加えて表に仮寒証（悪寒），発熱などの表証を呈する。胃部振水音をみることが多い。

〔鑑別〕
1) 苓甘姜味辛夏仁湯：病態は似るが，脾の衰えと水滞が一層強い。
2) 麻黄附子細辛湯：病態は似るが，裏と表の寒証が主徴で水滞の症状はない。悪寒が著しい。
3) 香蘇散：脾の衰えのある感冒様症状で共通するが，喘鳴や咳嗽を伴うことは少ない。

小半夏加茯苓湯（しょうはんげかぶくりょうとう）

金匱要略・痰飲咳嗽病第十二

半夏，生姜，茯苓．

〔目標〕体力中等度の人を中心に，悪心，嘔吐のある場合に幅広く用いられる．このとき，軽度であるが，口渇，尿量減少，めまい，動悸，心窩部振水音を伴うことが多い．本方は，とくに強い悪心が持続して嘔吐を繰り返す場合に用いられる．

〔適応〕体力中等度のものの次の諸症：妊娠嘔吐（つわり），その他の諸病の嘔吐（急性胃腸炎，湿性胸膜炎，水腫性脚気，蓄膿症），悪心．

〔病態〕少陽病期・心下痞鞕型，虚証．

心下に水滞があり，気逆を伴う病態で，嘔吐，悪心を主徴とする．半夏は心下の水滞を取り除くことにより，気の上衝を降す（気逆を治す）といわれている．嘔吐に先立ち口渇を覚えることがある．

〔鑑別〕

1) 二陳湯：きわめて類似の病態であるが，心下の水滞が著しく，嘔吐の他に湿性の咳嗽などを伴う．悪心は主徴とはならない．
2) 半夏瀉心湯：悪心をともにみるが，嘔吐は主徴とはならない．グル音の亢進，下痢傾向をみる．
3) 五苓散：嘔吐・口渇をともに認めるが悪心は主徴とならず，尿量の減少が明らか．

消風散（しょうふうさん）

和剤局方・巻1・治諸風

石膏，地黄，当帰，蒼朮，防風，木通，知母，甘草，苦参，荊芥，牛蒡子，胡麻，蝉退．

〔目標〕比較的体力のある人の慢性の皮膚疾患で，患部に熱感があって，多くは湿潤し，瘙痒のはなはだしい場合に用いる．①頑固な皮疹で，分泌物があって痂皮を形成し，その外観が汚穢で地肌に赤味を帯び，口渇を訴える場合．②皮膚の病変が夏季に向かって，増悪する傾向のある場合．

〔適応〕分泌物が多く，かゆみの強い慢性の皮膚病（湿疹，蕁麻疹，水虫，あせも，皮膚瘙痒症）．

〔病態〕少陽病期・瘀血型，虚実間証．

瘀血型と分類したが正確には血熱の状態である．血熱とは血が熱を帯びた病態で紅斑，血管炎，身体内部の熱感などを呈する．このような病態では当然に血の巡りも障害されるので瘀血型に包括した．半表半裏に血熱があり，表に病変が現れたもので，皮疹の分泌物が多い傾向にある．血虚の症状と口渇を伴う．

〔鑑別〕

1) 越婢加朮湯：熱性の皮疹をともにみるが，滲出物が多く，水疱形成などがみられることもある．口渇と尿量減少をみる．
2) 温清飲：血熱による皮疹で共通するが口渇はなく，滲出液は少ない．
3) 治頭瘡一方：熱性の皮疹をともにみるが，瘀血の症状が明らか．

升麻葛根湯（しょうまかっこんとう） 和剤局方・巻2・治傷寒

葛根，芍薬，升麻，甘草，生姜．
〔目標〕体力のいかんにかかわらず，熱性疾患の初期で，頭痛，発熱，悪寒，身体痛などがある場合に用いる．麻疹の初期に発疹の出現を促進し，経過を順調にする目的で用いられることもある．
〔適応〕感冒，麻疹（初期）．その他，水痘，インフルエンザ，扁桃炎，蕁麻疹，皮膚炎など．
〔病態〕太陽病期，表虚実間証．
　表に病態の主座があり，太陽病期に分類されるが，葛根湯などで現れる表仮寒証は伴わず，表熱の病態を呈するもので，麻疹などウイルス性疾患に伴って現れることが多い．
〔鑑別〕
　1) 麻杏甘石湯：表熱の病態で共通するが，口渇があり，咳嗽が主徴となる．

辛夷清肺湯（しんいせいはいとう） 外科正宗・巻4・鼻痔

石膏，麦門冬，黄芩，細辛，知母，升麻，百合，辛夷，枇杷葉．
〔目標〕体力中等度，あるいはそれ以上の人で，鼻閉塞，膿性鼻漏，後鼻漏などの鼻症状のある場合に用いる．局部に熱感および疼痛を伴うことがある．
〔適応〕副鼻腔炎，肥厚性鼻炎，慢性鼻炎，鼻ポリープ．
〔病態〕少陽病期・胸内型，虚実間証．
　肺と気道に熱があり，津液（水）が枯燥した病態．とくに鼻腔，副鼻腔に充血と炎症があるもの．ときに粘稠性の喀痰をみる．口渇，身体の熱感を伴うことが多い．
〔鑑別〕
　1) 葛根湯加川芎辛夷：鼻炎，副鼻腔炎にともに用いられるが，項背部のこりが明らかで，津液の枯燥状態は伴わない．
　2) 荊芥連翹湯：顔面，頭部の充血，鼻炎をともに呈するが，血虚と血熱がみられ，皮疹，手掌発汗，瘀血傾向のあるもの．
　3) 柴胡清肝湯：顔面，頭部の充血，鼻閉は共通するが，咽喉の炎症，頸部リンパ節腫脹を伴い，血虚の症状があり，胸脇苦満を認める．

参蘇飲（じんそいん） 　　　　　　　　　　　　　　　　　　　和剤局方・巻2・治傷寒

半夏，茯苓，葛根，桔梗，陳皮，大棗，人参，甘草，枳実，蘇葉，生姜，前胡。

〔目標〕平素より胃腸虚弱な人が感冒などにかかり，数日を経て病気がやや長引いた場合に用いられる処方である。この場合，微熱，軽度の頭痛，咳嗽・痰の喀出などがあり，心窩部膨満感，ときに悪心，嘔吐，不安感などを伴うこともある。

〔適応〕感冒，上気道炎。その他，気管支炎，気管支喘息など。

〔病態〕太陽病期，表虚証。

気虚の病態にあったものが，表に寒を受け太陽病期の症状を呈したものである。気鬱の症状もみられ，胸内苦悶感，不安感，心窩部膨満感を伴うことが多い。

表の営衛を和し，気虚を改善し，気鬱を除く効能があるので，感冒の急性期が過ぎ，軽い微熱や咳嗽のみが残る場合にも用いられる（調理という）。

〔鑑別〕
1）香蘇散：胃腸虚弱を伴う感冒で共通するが，気虚の症状は主徴とならない。
2）桂枝湯：病態は似るが，気虚の症状は軽く，頭痛は激しく上熱下寒の傾向がある。

神秘湯（しんぴとう） 　　　　　　　　　　　　　　　　　　外台秘要・巻10・雑療上気欬嗽方

麻黄，杏仁，厚朴，陳皮，甘草，柴胡，蘇葉。

〔目標〕体力中等度あるいはそれ以上の人が，咳嗽，喘鳴，呼吸困難を訴え，喀痰の少ない場合に用いる。このとき，抑うつ気分などの精神神経症状を伴うことが多いが，胃腸は比較的丈夫である。

〔適応〕気管支喘息，小児喘息，気管支炎。その他，感冒，肺気腫。

〔病態〕少陽病期・胸内型，虚実間～実証。

気道に仮性の寒があり，肺に熱があって，気鬱を伴い，さらに肝の陽気の病的過剰状態を示す病態である。鼻炎症状，喘息，咳嗽とともにのぼせ感，胸内苦悶感，神経過敏などを示す。

〔鑑別〕
1）麻杏甘石湯：咳嗽，呼吸困難で共通するが，口渇，自汗があり，精神症状はない。
2）五虎湯：熱性の咳嗽，呼吸困難がともにみられるが，咳嗽が激しく，口渇，自汗があり，精神症状は伴わない。
3）柴陥湯：亜急性期の熱性の咳嗽で共通するが，胸脇苦満・季肋部や胸内の苦悶感，胸痛，口苦，口粘などを伴う。
4）柴朴湯：熱性の咳嗽，抑うつ気分で共通するが，胸脇苦満，咽喉の閉塞感が強い。
5）竹茹温胆湯：熱性の咳嗽，精神不安で共通するが，脾の衰えを伴う。
6）清肺湯：熱性の咳嗽をともにみるが，喀痰の量が多く，喀出困難を伴う。

真武湯（しんぶとう） 傷寒論・太陽病中篇

茯苓，芍薬，蒼朮，生姜，附子。

〔目標〕新陳代謝が低下して体力虚弱な人で，全身倦怠感や四肢の冷感，下痢，腹痛などを訴える場合に用いる。①本方の下痢は，裏急後重を伴わない。②めまい，身体動揺感，心悸亢進などを伴う場合。

〔適応〕新陳代謝の沈衰しているものの次の諸症：胃腸疾患，胃腸虚弱症，慢性胃炎，消化不良，胃アトニー症，胃下垂症，ネフローゼ，腹膜炎，脳溢血，脊髄疾患による運動ならびに知覚麻痺，神経衰弱，高血圧症，心臓弁膜症，心不全で心悸亢進，半身不随，リウマチ，老人性瘙痒症。

〔病態〕少陰病期・裏寒型，虚証。

五臓の陽気（とくに脾，腎）が衰え，裏寒と水滞を来した病態。このため全身倦怠，四肢の冷感がみられ，とくに裏寒の症状として下痢が，水滞の症状としてめまい感が現れる。腎の陽気の衰えにより中枢神経系の運動知覚の障害がみられる。

〔鑑別〕
1) 四逆湯：裏寒による四肢の冷え，下痢で共通するが，水滞の症状は伴わない。
2) 啓脾湯：脾の衰えによる下痢をともにみるが，四肢の冷えは著しくない。ガスとともに出る泡沫状の下痢が多い。
3) 苓桂朮甘湯：水滞によるめまい感で共通するが，裏寒の症状はなく，上熱下寒がある。めまいは起立性眩暈の型である。

清上防風湯（せいじょうぼうふうとう） 万病回春・巻5・面病

黄芩，桔梗，山梔子，川芎，浜防風，白芷，黄連，甘草，枳実，荊芥，連翹，薄荷。

〔目標〕比較的体力が充実した人，顔面，頭部の発疹，発赤，化膿しやすい場合に用いる。のぼせ，赤ら顔，頭痛，めまい，眼球結膜の充血などの症状を伴うことが多い。

〔適応〕尋常性痤瘡，頭部・顔面湿疹，酒皶皮性痤瘡，その他，慢性中耳炎，慢性副鼻腔炎，慢性結膜炎，頭部・顔面癰・癤・疔など。

〔病態〕少陽病期・瘀血型，実証。

瘀血型に分類されるが，血熱（血に熱を帯びたもの）が主体で，これを基盤に皮膚症状が現れた病態。顔面の紅潮，酒皶鼻，上半身に分布する炎症性の皮疹がみられる。

〔鑑別〕
1) 柴胡清肝湯：病態は近似するが，血虚の症状があり皮膚が枯燥し浅黒い。皮疹よりは咽喉部の炎症，リンパ節炎などが主徴となる。
2) 十味敗毒湯：熱性の皮疹をともにみるが，顔面の紅潮は少なく，化膿性の病変にも勢いがない。
3) 荊芥連翹湯：熱性の皮疹をともにみるが，手掌発汗，鼻炎症状，血虚の症状を伴う。

清暑益気湯（せいしょえっきとう）

医学六要

蒼朮，人参，麦門冬，黄耆，陳皮，当帰，黄柏，甘草，五味子。

〔目標〕比較的体力の低下した人で，食欲不振，全身倦怠感を訴える場合に用いる。①軟便，尿量減少，自然発汗，手足の熱感などを伴う場合，②いわゆる夏やせ，夏まけに多様される。

〔適応〕暑気あたり，暑さによる食欲不振・下痢・全身倦怠，夏やせ。

〔病態〕少陽病期・腸型，虚証。

　熱暑による発汗と生気の消耗のために気虚と津液の不足を来たした病態。遷延化した熱性疾患，外科手術，甲状腺機能亢進症，糖尿病などに伴い気虚と津液の不足を招来したもの。脾と腸の作用の衰えがあり，軟便や下痢がみられることがある。

〔鑑別〕
1) 啓脾湯：脾の衰えによる下痢で共通するが，津液は過剰で，水滞の病態で，しかも脾の陰液が不足している。
2) 十全大補湯：気虚と津液の不足がともにみられるが，血虚の症状を伴う。下痢を伴うことは少ない。
3) 補中益気湯：脾の衰えと気虚で共通するが，下痢を伴うことは少ない。また津液の不足は軽度である。

清心蓮子飲（せいしんれんしいん）

和剤局方・巻5・治痼冷

麦門冬，茯苓，黄芩，車前子，人参，黄耆，甘草，蓮肉，地骨皮。

〔目標〕比較的体力の低下した人で，軽度の頻尿・残尿感・排尿痛などを目標に，主として慢性の泌尿器疾患に用いられる。

〔適応〕慢性尿道炎，慢性膀胱炎，膀胱神経症，慢性前立腺炎，前立腺肥大。その他，尿路結石，ネフローゼ。

〔病態〕少陽病期・心下痞鞕型，虚証。

　五臓の陰液（とくに脾，腎，心）の衰えがあり，気虚を伴い，抑うつ，眠りが浅い，排尿困難などを呈する。また陰液の不足により仮性の熱候を表す。
　炎症は著しいものではなく，神経症的要素が症状を修飾している。

〔鑑別〕
1) 猪苓湯：熱感を伴う排尿時痛などで共通するが，明らかな口渇があり，精神症状は乏しい。
2) 竜胆瀉肝湯：熱感を伴う排尿困難をともにみるが，易怒性，イライラ感など心と肝の陽気の亢りがある。
3) 五淋散：尿路の炎症にともに用いられるが，炎症機転が激しく，疼痛も強い。

清肺湯（せいはいとう） 万病回春・巻2・咳嗽

当帰，麦門冬，茯苓，黄芩，桔梗，杏仁，山梔子，桑白皮，大棗，陳皮，甘草，五味子，生姜，竹筎，天門冬，貝母．

〔目標〕比較的体力の低下した人で，咳嗽が遷延化し，痰が比較的多く，かつ粘稠で切れにくい場合に用いる．咳はときとして激しく血痰を伴うこともある．その他，咽・喉頭痛・嗄声，咽喉頭異常感などを伴うこともある．

〔適応〕気管支炎，咽・喉頭炎，気管支拡張症，肺気腫，気管支喘息．その他，肺炎，肺結核．

〔病態〕少陽病期・胸内型，虚実間証．
気道の表面に熱と津液（水）の不足があり，肺と脾には水滞と気鬱が併存する病態．粘稠な多量の喀痰があり，喀出が困難な熱性の病態である．軽度の気逆の症状を伴う．

〔鑑別〕
1) 麦門冬湯：気道の津液の不足を伴う咳嗽で共通するが，多量の喀痰は伴わない．
2) 滋陰降火湯：気道の津液の不足による咳嗽をともにみるが，肺の陰液も不足しており，口舌の乾燥，夜半の咳嗽がある．喀痰の量は少ない．
3) 滋陰至宝湯：慢性の経過，気道の津液の不足による咳嗽は共通するが，神経過敏，気虚，血虚の症状が明らか．
4) 五虎湯：比較的多量の粘稠な喀痰，熱性傾向で共通するが，口渇を伴う．
5) 麻杏甘石湯：熱性の咳嗽をともにみるが，口渇，自汗があり，脈は比較的充実．

川芎茶調散（せんきゅうちゃちょうさん） 和剤局方・巻2・治傷寒

香附子，川芎，荊芥，薄荷，白芷，防風，甘草，羌活，茶葉．

〔目標〕体力の強弱に関係なく，感冒および頭痛に用いられる．感冒では頭痛を伴う初期に用いられ，その際，めまい，鼻閉，鼻声，四肢関節痛または筋肉痛などを伴うことがある．また，血の道症（婦人の月経周期に関連して起こる精神神経症状）の頭痛，筋緊張性頭痛，常習性頭痛などに用いられる．

〔適応〕感冒，インフルエンザなどの頭痛，片頭痛，血の道症，筋緊張性頭痛．

〔病態〕太陽病期，虚実間証．
太陽病期の病態はすべて表の気血（営衛）の巡りに失調を来たした病態であるが，表が強く寒に侵され，気血の渋滞を呈したものが川芎茶調散の病態である．また軽度の水滞の症状も伴う．

〔鑑別〕
1) 香蘇散：気のうっ滞を伴う頭痛をともにみるが，悪心などの消化器症状をみる．
2) 小青竜湯：病態は似るが，心下の水滞の症状が明らかで，喘咳を伴う．
3) 麻黄附子細辛湯：表寒証をともにみるが，悪寒，全身倦怠などが著しい．

疎経活血湯（そけいかっけつとう） 　　　　　　　万病回春・巻5・痛風

芍薬，地黄，川芎，蒼朮，当帰，桃仁，茯苓，牛膝，陳皮，防已，防風，竜胆，甘草，白芷，生姜，威霊仙，羌活。

〔目標〕体力中等度の人を中心に，とくに腰部より下肢にかけての筋肉，関節などに激しい疼痛のある場合に用いる。この場合，冷えると増悪することが多い。また，一般に浮腫の傾向があり，下腹部の抵抗・圧痛を認め，多くは肌が黒みを帯びた人を目標とする。

〔適応〕腰痛，神経痛，変形性膝関節症，関節リウマチ。その他，筋肉リウマチ，脳卒中後遺症，痛風，血栓性静脈炎，脚気様症候群などに用いられることがある。

〔病態〕少陽病期・瘀血型，虚実間〜虚証。
　瘀血と血虚を基盤に有するものが風湿に侵された病態。

〔鑑別〕
  1) 五積散：関節痛，神経痛など風湿に侵された点は共通するが，瘀血の症状には乏しく，悪寒，頭痛など表証があり，また下痢，腹痛など裏寒の証を伴い，気鬱の症状も呈する。
  2) 桂枝茯苓丸：瘀血を基盤とした疼痛がみられる点で共通するが，血虚の症状には乏しく，気逆を伴う。
  3) 薏苡仁湯：風湿に侵された関節痛で共通するが，瘀血の症状はなく，関節の熱感もある。

大黄甘草湯（だいおうかんぞうとう） 　　　　　　　金匱要略・嘔吐噦下痢第十七

大黄，甘草。

〔目標〕体力中等度の人を中心に習慣性に便秘傾向の強い場合に広く用いられる。
〔適応〕常習性便秘，急性便秘。
〔病態〕陽明病期・腸型，虚実間証。
　裏に熱があり，このため便秘する。ただし熱候は少ない。気虚，気滞，血虚などの症候は一般的には伴わない。

〔鑑別〕
  1) 調胃承気湯：病態は似るが，腹部膨満感，胃部不快感があり，また熱性傾向が明らか。
  2) 桃核承気湯：便秘は共通するが，気逆(顔面の紅潮)，臍傍の圧痛・S状結腸の圧痛など瘀血の症状を伴う。
  3) 潤腸湯：便秘が主徴であるが，津液の枯燥，血虚の症状がある。
  4) 麻子仁丸：便秘が主徴であるが，津液が枯燥し，腹満感があり，兎糞状の乾燥便を呈するもの。

大黄牡丹皮湯（だいおうぼたんぴとう） （金匱要略・瘡癰腸癰浸淫病第十八）

桃仁，牡丹皮，大黄，冬瓜子，芒硝。

〔目標〕比較的体力の充実した人で，下腹部が緊張し，抵抗・圧痛があり，便秘する人の瘀血に伴う諸症状に用いる。月経困難，過多月経などの月経異常のある場合。

〔適応〕比較的体力があり，下腹部痛があって，便秘しがちなものの次の諸症：月経不順，月経困難，便秘，痔疾。

〔病態〕陽明病期・瘀血型，実証。

瘀血病態に消化管などの下腹部の炎症の加わったもの。便秘傾向があり，右下腹部に圧痛と抵抗をみることが多い。虫垂炎，クローン病など消化管疾患に応用されるが，その他，特発性脱疽など瘀血と関連する疾患でこの病態が広くみられる。

〔鑑別〕
1) 桃核承気湯：陽明病期，瘀血型で共通するが，顔面紅潮などの気逆の状態があり，S状結腸部の擦過痛がみられる。
2) 腸癰湯：陽明病期，瘀血型で，しかも消化管の炎症で共通するが，便秘傾向は少なく，血便，膿血便などを伴うことが多い。
3) 通導散：陽明病期，瘀血型で共通するが，腹部膨満感など気鬱症状を伴う。
4) 桂枝茯苓丸：陽証の瘀血で共通するが，上熱下寒など気逆の症状を伴い，便秘傾向はなく，腹部の瘀血の圧痛も臍周囲に限局している。

大建中湯（だいけんちゅうとう） 金匱要略・腹満寒疝宿食病第十

人参，山椒，乾姜。

〔目標〕体力が低下した人で，手足・腹部が冷え，比較的強い腹痛を訴え，腹部膨満・鼓腸を呈している場合に用いられる。また，腹壁が軟弱で，蠕動不安が認められることがある。

〔適応〕過敏性大腸症候群，鼓腸，腹膜癒着による腸管通過障害，尿路結石症，その他，胆石症，慢性腸炎，腹膜炎，慢性膵炎など。

〔病態〕太陰病期・腸型，虚証。

五臓，特に脾の衰えがあり，胃腸が寒に侵され，気血の巡りが高度に障害された病態。このため消化管の蠕動が失調し，ムクムクと蛇が動きまわるような腸の動きを自覚的にも他覚的にも認める。また消化管，Oddi括約筋，尿管などの痙攣性攣縮をみることもある。腹力は軟弱で腹壁は薄く腸の蠕動を視認することができることが多い。太陰病から少陰病へ移行する寸前の病態である。

〔鑑別〕
1) 当帰建中湯：気血巡行の障害の程度は軽く，腹直筋の攣急，血虚の症状を伴う。
2) 当帰四逆加呉茱萸生姜湯：臍疝痛など症状は似るが，四肢の冷痛が主徴となる。
3) 附子粳米湯：病態はきわめて似るが，グル音の亢進，激しい腹痛，嘔吐などイレウス類似の症状があり，四肢の冷えも伴う。

大柴胡湯（だいさいことう） 傷寒論太陽病中・下篇，金匱要略・腹満寒疝宿食病第十

柴胡，半夏，芍薬，大棗，枳実，生姜，大黄，黄芩．

〔目標〕体格・体力とも充実した人で，胸脇苦満が強く，便秘する場合に用いる．①悪心，嘔吐，季肋部の苦満感などを伴う場合，②肩こり，頭痛，頭重，めまい，耳鳴りなどを伴う場合．

〔適応〕比較的体力のある人で，便秘がちで，上腹部が張って苦しく，耳鳴り，肩こりなどを伴うものの次の諸症：胆石症，胆嚢炎，黄疸，肝機能障害，高血圧症，脳溢血，蕁麻疹，胃酸過多症，急性胃腸カタル，悪心，嘔吐，食欲不振，痔疾，糖尿病，ノイローゼ，不眠症．

〔病態〕少陽病期・胸脇苦満型，実証．
肝の陽気の病的過剰とともに肝の陰液の不足もみられ，加えて軽度の脾の作用の衰えのある病態．胸脇部，腹部に気鬱もある．このため頭痛，肩こり，のぼせ感があり，神経過敏状態がみられる．他覚的には脈力・腹力が充実し，明らかな胸脇苦満がある．

〔鑑別〕
1) 四逆散，2) 柴胡加竜骨牡蛎湯，3) 柴胡桂枝湯などとの鑑別は少陽病期，胸脇苦満型のまとめ（「症例から学ぶ和漢診療学 第2版」130, 194頁）に一括した．

大柴胡湯去大黄（だいさいことうきょだいおう）

柴胡，半夏，生姜，黄芩，芍薬，大棗，枳実．

〔目標〕気力・体力ともに充実した人で，胸脇苦満が強く，疲労感や肩こり，精力減退などを訴える場合に用いる．

〔適応〕比較的体力のある人で，上腹部が張って苦しく，耳鳴り，肩こりなどを伴い，便秘をしないものの次の諸症：高血圧，動脈硬化，胃腸病，気管支喘息，黄疸，胆石症，胆嚢炎，不眠症，神経衰弱，陰萎，肋膜炎，痔疾，半身不随．

〔病態〕大柴胡湯より大黄を除いた方剤である．したがって大柴胡湯よりは，やや虚証の方向に位置する．

〔鑑別〕大柴胡湯に準ずる．

大承気湯（だいじょうきとう）　　　　　　傷寒論陽明病・少陰病，金匱要略痙・腹満・産後

厚朴，枳実，大黄，芒硝。

〔目標〕体力の充実した人の腹満，便秘に用いる。腹部は臍を中心に膨満して腹壁の緊張が強く，脈にも力がある。このとき，大便は硬くなって秘結し，口渇を伴い，ときとして不安，不眠，興奮などの神経症状を呈することもある。

〔適応〕急・慢性便秘，神経症，高血圧，食傷（食あたり）。その他，躁うつ病，統合失調症などに用いられることがある。

〔病態〕陽明病期・腸型，実証。

裏に病変の主座があり，便秘，腹部膨満感を呈するもの。裏熱が著しく，このために脳症を併発することもある。気鬱の傾向を伴う。腹力，脈力ともに充実。

〔鑑別〕
1) 小承気湯：病態は似るが，裏熱と便秘の程度は比較的軽い。
2) 三黄瀉心湯：のぼせ，精神症状，便秘で共通するが，心下痞鞕があり，腹満感は著しくない。
3) 桃核承気湯：のぼせ，精神症状，便秘をともにみるが，瘀血症状を明らかに伴う。
4) 調胃承気湯：便秘，腹満感で共通するが，便秘が主徴となり，熱性傾向，腹満感は軽度。腹力は中等度。

大防風湯（だいぼうふうとう）　　　　　　　　　　　和剤局方・巻1・治諸風

黄耆，防風，人参，地黄，川芎，羌活，芍薬，甘草，杜仲，蒼朮，牛膝，乾姜，当帰，大棗，附子。

〔目標〕比較的体力の低下した人で，顔色が悪く，関節の腫脹・疼痛，運動機能障害などがあり，一般にこれらの症状が慢性に経過した場合。

〔適応〕関節がはれて痛み，麻痺，強直して屈伸しがたいものの次の諸症：下肢の関節リウマチ，慢性関節炎，痛風。

〔病態〕太陰病期・瘀血型，虚証。

脾と腎の作用の衰えがあり，血虚と瘀血を呈すると同時に表が風湿に侵された病態である。このため四肢筋力の低下，筋の萎縮，関節痛などを伴う。冷えの症状もある。

〔鑑別〕
1) 桂枝芍薬知母湯：全身の衰弱を伴う関節痛で共通するが，関節の腫脹，熱感が強く，骨破壊が高度なもの。
2) 桂枝加朮附湯：冷えを伴う関節痛，筋力の低下をともに認めるが，血虚，瘀血の症状は軽い。両側の腹直筋の攣縮，四肢筋の攣縮がある。
3) 牛車腎気丸：腎の衰え，関節痛が共通するが，関節痛は下半身に分布することが多く，夜間尿，口渇，陰萎など腎の衰えが明らか。浮腫傾向もある。

竹筎温胆湯（ちくじょうんたんとう） 万病回春

半夏，柴胡，麦門冬，茯苓，桔梗，枳実，香附子，陳皮，黄連，甘草，生姜，人参，竹筎。

〔目標〕比較的体力の低下した人で，感冒，流感などの呼吸器症状を伴う疾患に罹患後，咳，痰，微熱などの症状が遷延した場合に用いられる。このとき，軽度の季肋部の苦満感と抵抗・圧痛（胸脇苦満），不眠，精神不安，軽度の心悸亢進，神経過敏などを伴うことがある。

〔適応〕感冒，インフルエンザ，上気道炎，気管支炎，肺炎，気管支喘息，その他，不眠症，神経症，心臓神経症に用いられることがある。

〔病態〕少陽病期・胸内型，虚実間証。
肺に熱があり脾の衰えを伴う病態。肝の陽気の病的過剰と腹部を主とする気鬱があり，咳嗽とともにイライラ感，のぼせ感，不眠，腹部膨満感，食欲不振などを呈する。

〔鑑別〕
1) 麦門冬湯：微熱を伴う咳嗽で共通するが，咽喉の絞扼感，痙攣性の咳嗽発作があり，咽喉の乾燥感を伴う。精神不安はない。
2) 神秘湯：亜急性期の熱性の咳嗽で，胸脇苦満を伴う点で共通するが，脾の衰えは少なく，気虚の症状は伴わない。脈は比較的充実している。
3) 柴陥湯：悪急性期の熱性の咳嗽，胸脇苦満を伴う点で共通するが，熱性傾向が明らかで，季肋部や胸部の苦悶感，胸痛，口苦，口粘などを伴う。
4) 柴朴湯：熱性の咳嗽，神経過敏，胸脇苦満をともにみるが，咽喉の閉塞感，胸内苦悶感が明らか。

治頭瘡一方（ぢずそういっぽう） 本朝経験

川芎，蒼朮，連翹，防風，甘草，荊芥，紅花，忍冬，大黄。

〔目標〕比較的体力のある人，頭部・顔面の皮膚疾患，発赤，丘疹，水疱，結痂，滲出液等，瘙痒感，化膿を伴う。主に小児。

〔適応〕乳児の湿疹，脂漏湿疹，湿疹，アトピー性皮膚炎，癤，癰。

〔病態〕少陽病期・瘀血型，虚実間証。
便宜的に瘀血型と分類したが，湿熱の状態が加わって皮膚症状が現れている。皮膚の枯燥はなく，炎症機転の明らかな熱性の皮疹を呈する。

〔鑑別〕
1) 消風散：病態は似るが，血虚による皮膚の枯燥と血熱による口渇がある。
2) 温清飲：湿熱の皮疹で共通するが，血虚の症状がある。
3) 越婢加朮湯：湿熱の皮疹をともにみるが，水滞の症状が明らかで，滲出液が多く，水疱を形成することが多い。口渇と尿量の減少がある。
4) 十味敗毒湯：熱性の皮疹をともにみるが，化膿傾向があり，しかも化膿が遷延しているもの。

治打撲一方（ぢだぼくいっぽう）　　　　　　　　　　　　　　香川修庵経験方

桂皮，川芎，川骨，甘草，大黄，丁子，樸樕。

〔目標〕打撲，捻挫などによる患部の腫脹，疼痛に幅広く用いられる。一般に打撲直後よりも，数日以上を経たものに用いることが多い。

〔適応〕打撲，捻挫，打撲後遺症，慢性腱鞘炎。

〔病態〕少陽病期・瘀血型，虚実間〜実証。

打撲が原因となり皮下出血などの諸種の出血が起こり，瘀血の症状が現れ，また気の流通に支障を来たした病態である。

〔鑑別〕
1) 桃核承気湯：瘀血をともに認めるが，気鬱よりは気逆の症状が主徴となる。
2) 通導散：打撲による瘀血と気鬱で共通するが，症状は一層重く，脈も腹も充実している。便秘傾向も強い。

調胃承気湯（ちょういじょうきとう）　　　　　　　　傷寒論・太陽病上・中篇・陽明病

大黄，甘草，芒硝。

〔目標〕体力中等度の人を中心に，便秘するものに用いられる。この場合，腹壁は比較的厚くて緊張がよく，ときに腹痛，腹部の膨満感を伴うこともある。また，熱性疾患の経過中，口中乾燥感を呈する場合の便秘に頓用されることがある。

〔適応〕常習性便秘，急性便秘，その他，慢性胃腸炎(他剤と併用)。

〔病態〕陽明病期・腸型，実証。

裏に病変の主座があり，便秘，腹部膨満感を呈する。裏熱が著しく，口内乾燥感やときに脳症を伴う。腹力は中等度。

〔鑑別〕
1) 大承気湯：病態は似るが，裏熱はさらに激しく，腹部膨満感も著しく，腹力・脈力ともに充実。
2) 大黄甘草湯：病態は似るが，裏熱の傾向は少なく，精神症状には乏しい。
3) 桂枝加芍薬大黄湯：便秘で共通するが，便秘と下痢が交互にみられることがある。腹力は弱く，腹直筋の攣急をみる。
4) 潤腸湯：便秘をともにみるが，津液の枯燥がみられる。
5) 麻子仁丸：便秘で共通するが，胃腸の作用が衰えた麻痺性の便秘。

釣藤散（ちょうとうさん）

本事方・巻2・頭痛頭暈方

石膏，陳皮，麦門冬，半夏，茯苓，人参，防風，甘草，生姜，釣藤鈎，菊花。

〔目標〕体力中等度あるいはやや低下した中年以降の人で，慢性に経過する頭痛，肩こり，めまいなどを訴える場合に用いる。①朝方あるいはめざめ時に頭痛，頭重感のあることが多い。②のぼせ，耳鳴り，不眠，眼球結膜の充血などを伴う場合。

〔適応〕慢性に続く頭重で中年以降，または高血圧の傾向のあるもの。

〔病態〕少陽病期・瘀血型，虚証。

肝の陽気と陰液とがともに不足しているが，陰液の抑制効果の衰えが強く，このため仮性の肝の陽気の過剰状態がみられる。同時に半表半裏の熱と脾の衰えによる気虚がある。ここでは瘀血型に分類したが，その程度は軽く，また軽度の心下痞鞕を伴うことがある。

〔鑑別〕
  1) 七物降下湯：病態は似るが，気虚の症状はなく，血虚の症状が主徴をなす。
  2) 抑肝散加陳皮半夏：気虚に仮性の肝の陽気の過剰がみられる点で共通するが，半表半裏の熱は少なく，のぼせ，眼の充血などは伴わない。

腸癰湯（ちょうようとう）

千金方・巻二十三・痔漏

薏苡仁，冬瓜子，桃仁，牡丹皮。

〔目標〕比較的体力がなく，便秘もなく，また尿が出渋ったり，頻尿，あるいは帯下を伴う場合に用いる。

〔適応〕回盲部の疼痛や腫瘤，月経痛。

〔病態〕少陽病期～陽明病期の移行期・瘀血型，虚実間証。

回盲部や下腹部の疼痛を伴う炎症症状，子宮内膜症など，骨盤腔内の炎症を推定させる病態。

〔鑑別〕
  1) 大黄牡丹皮湯：病態は近似するが，便秘を伴う。

猪苓湯（ちょれいとう）　　　　　　　　傷寒論陽明病・少陰病，金匱要略消渇第十三

猪苓，茯苓，沢瀉，阿膠，滑石．
〔目標〕体質にこだわらず，頻尿，残尿感，排尿痛，血尿などの排尿障害のある場合に用いる．
〔適応〕尿量減少，小便難，口渇を訴えるものの次の諸症：尿道炎，腎臓炎，腎結石，淋炎，排尿痛，血尿，腰以下の浮腫，残尿感，下痢．
〔病態〕陽明病期・水滞型，虚実間証．
　裏熱を伴う水滞が下部消化管と尿路にあり，身体の熱感，排尿時痛，手足のほてり，口渇を現す．これに伴って血尿，下痢がみられる．
〔鑑別〕
　1) 清心蓮子飲：熱感を伴う排尿痛，排尿困難などで共通するが，気虚の症状が明らかで，不安，抑うつなど精神症状を伴う．
　2) 竜胆瀉肝湯：熱感を伴う排尿痛で共通するが，イライラ感，易怒性，攻撃性など，心と肝の陽気の亢りがみられる．
　3) 五淋散：尿路の熱証にともに用いるが，炎症が明らかで，疼痛も激しい．

猪苓湯合四物湯（ちょれいとうごうしもつとう）

地黄，芍薬，川芎，沢瀉，猪苓，当帰，茯苓，阿膠，滑石．
〔目標〕体力中等度の人を中心に，頻尿，残尿感，排尿痛などを目標として，やや慢性化した泌尿器疾患に用いられる．一般に，顔色は不良で，やや冷え性であるが，胃腸虚弱の傾向はない．ときに混濁尿，血・膿尿などを呈したり，口渇，胸苦しさ，不安感などを訴えることが多い．
〔適応〕慢性膀胱炎，慢性尿道炎，膀胱神経症，慢性前立腺炎，慢性腎炎．その他，上記疾患の急性症ならびに前立腺肥大，尿路結石，特発性腎出血，ネフローゼ．
〔病態〕陽明病期・水滞型，虚証．
　裏熱を伴う水滞が下部消化管と尿路にあり，身体の熱感，排尿時痛，手足のほてり，口渇を現す．これに伴って血尿，膿尿があり，かつ皮膚が枯燥し，不安，眠りが浅いなど血虚の症状がみられる病態である．
〔鑑別〕
　猪苓湯に同じ．

通導散（つうどうさん） 万病回春・巻8・折傷

枳実，大黄，当帰，甘草，紅花，厚朴，陳皮，木通，芒硝，蘇木。

〔目標〕いわゆる瘀血に対する処方の1つである。

〔適応〕月経不順，月経困難症，腰痛，便秘，更年期障害，高血圧症とその随伴症状（頭痛，めまい，肩こりなど），打撲。

〔病態〕陽明病期・瘀血型，実証。

典型的な瘀血の病態で，しかも気鬱の症状，裏実・裏熱の症状を伴う。打撲，手術侵襲など急性期の瘀血でこの病態を呈するものが多い。

〔鑑別〕
1) 桃核承気湯：病態は近似するが，気逆の症状があり，のぼせ感が強い。S状結腸の擦過痛を認める。
2) 大黄牡丹皮湯：病態は近似するが，腸管，骨盤内臓器の炎症が主徴となり，回盲部に圧痛をみる。
3) 防風通聖散：裏熱を伴う高血圧症，肩こりなどで共通するが，瘀血の症状はない。

桃核承気湯（とうかくじょうきとう） 傷寒論・太陽病中篇

桃仁，桂皮，大黄，甘草，芒硝。

〔目標〕いわゆる瘀血に対する代表的な処方の1つである。体力が充実した人で，のぼせ，頭痛，めまい，不眠，不安，興奮などの精神神経症状，月経不順，月経困難，便秘などのある場合に用いられる。また，腹部では左腸骨窩にしばしば索状の抵抗と顕著な圧痛を認める。

〔適応〕月経不順，月経困難症，更年期障害，不安，腰痛，便秘，高血圧の随伴症状（頭痛，めまい，肩こりなど）。

〔病態〕陽明病期・瘀血型，実証。

陽明病期・腸型と移行する病態で，便秘を呈し，S状結腸付近の擦過痛を認めることが多い。また気逆を伴い，顔面の紅潮，のぼせ感，不安などを示す。

〔鑑別〕
1) 桂枝茯苓丸：陽証の瘀血，気逆で共通するが，便秘はなく，精神症状は少ない。
2) 大黄牡丹皮湯：陽明病期・瘀血型で共通するが，消化管の炎症所見，回盲部の圧痛がみられる。精神症状には乏しい。
3) 通導散：陽明病期の瘀血で共通するが，気鬱の症状があり腹部膨満感を伴う。
4) 女神散：のぼせ，精神興奮，瘀血がともにみられるが，気虚の症状があり，脈力，腹力ともに弱い。
5) 三黄瀉心湯：のぼせ，精神興奮が共通するが，月経障害など瘀血の症状はない。

当帰飲子（とうきいんし） 癘瘍機要

当帰，地黄，芍薬，川芎，防風，黄耆，荊芥，甘草，蒺藜子，何首烏。

〔目標〕比較的体力の低下した人の皮膚疾患で，滲出液はなく，発赤が淡く，皮膚瘙痒感を主訴とするものに用いる。このとき，皮膚の乾燥傾向があり，軽度の貧血を認めることがある。一般に高齢者に用いられることが多い。

〔適応〕湿疹，皮膚瘙痒症，慢性蕁麻疹，尋常性痒疹。その他，皮膚炎，尋常性乾癬。

〔病態〕太陰病期・瘀血型，虚証。瘀血型に分類されるが，血虚と津液（水）の不足も明らかで，これと併せて表が風に侵され，皮疹，瘙痒を呈している。皮疹は乾燥性で分泌物が少ない。皮膚全体の低栄養状態や軽度の手足の冷えを伴う。

〔鑑別〕
1) 温清飲：血虚を伴う皮疹で共通するが，のぼせ，神経過敏など心の陽気の亢りがみられる。少陽病期で虚実間証。
2) 十味敗毒湯：皮疹で共通するが，化膿傾向があり，皮疹の分泌物もある。顔色は不良なことが多いが，全体的には陽証で，皮疹も発赤充血を伴う。
3) 八味地黄丸：高齢者の皮膚瘙痒症にともに用いられるが，夜間尿，排尿障害など腎虚の症状があり，下肢に浮腫をみるなど水滞の症状を伴う。

当帰建中湯（とうきけんちゅうとう） 千金方，方彙続貂・産後65

芍薬，桂皮，大棗，当帰，甘草，生姜。

〔目標〕体力の低下した人で，疲労しやすく，顔色が悪く，手足が冷え，下腹部や腰が痛み，ときに性器出血，痔出血などのあるものに用いる。とくに，上記症状を持つ婦人の腹痛ならびに疼痛の激しいとき，脱肛に用いる。腹部は全体に軟弱で，両側の腹直筋が緊張し，ときに下腹部に軽度の抵抗・圧痛を認める。

〔適応〕疲労しやすく，血色のすぐれないものの次の諸症：月経痛，下腹部痛，痔，脱肛の痛み。

〔病態〕太陰病期・腹直筋攣急型，虚証。

五臓，とくに脾の衰えがあり，胃腸の気血の巡りが低下した病態。このため消化管，Oddi括約筋，尿管などの痙攣性攣縮を生じる。気虚と血虚，瘀血の症状を伴う。腹直筋は両側が全長にわたり緊張し，皮膚は浅黒い。

〔鑑別〕1) 桂枝加芍薬湯，2) 小建中湯など，類似の方剤の鑑別は「症例から学ぶ和漢診療学第2版」153頁に一括した。
3) 大建中湯：病態は共通するが，腹中の冷えが一層強く，腸管がモクモク動くという蠕動亢進がある。腹直筋の攣急はなく，腹壁全体が軟弱で薄い。
4) 当帰四逆加呉茱萸生姜湯：臍疝痛など病態は似るが，四肢冷，しもやけなどを伴う。
5) 芎帰膠艾湯：陰証の血虚，瘀血は共通するが，胃腸症状は主徴とならない。
6) 当帰芍薬散：陰証の瘀血，不妊症など類似の病態だが，津液は過剰傾向で，浮腫，冷えを伴う。

当帰四逆加呉茱萸生姜湯（とうきしぎゃくかごしゅゆしょうきょうとう）　傷寒論

大棗，桂皮，芍薬，当帰，木通，甘草，呉茱萸，細辛，生姜。

〔目標〕平素より冷え性で体質虚弱な人が，寒冷のため手足が冷えて痛み，下腹部痛や腰痛などを訴える場合に用いる。①頭痛・悪心，嘔吐などを伴う場合，②下腹部や腰痛の開腹術後の不定愁訴。

〔適応〕手足の冷えを感じ，下肢が冷えると下肢または下腹部が痛くなりやすいものの次の諸症：しもやけ，頭痛，下腹部痛，腰痛。

〔病態〕太陰病期・腹直筋攣急型，虚証。
表の気血すなわち営衛の巡りが悪化し，四肢の冷えを来した病態で，さらに五臓，とくに脾の衰えがあり，胃腸の気血の巡りも低下した病態。気虚，気逆を呈し，軽度の水滞を伴う。肝の陰液も不足の傾向にある。

〔鑑別〕
1) 当帰建中湯：胃腸の気血の巡りの衰えは共通するが，表の気血の巡りは著しくは障害されていない。すなわち四肢の冷痛やしもやけは伴わない。
2) 当帰芍薬散：下腹部痛，冷えはともにみられるが，月経障害など瘀血の症状が主。
3) 大建中湯：冷えを伴う腹痛をみるが，頭痛など気逆の症状はなく，表の気血の巡りの障害は主徴とならない。

当帰芍薬散（とうきしゃくやくさん）　金匱要略・婦人妊娠病第二十

芍薬，蒼朮，沢瀉，当帰，茯苓，川芎。

〔目標〕比較的体力の低下した成人女子に用いられることが多く，一般に冷え性で貧血傾向があり，性周期に伴って軽度の浮腫，腹痛などを呈する場合に用いる。①全身倦怠感，四肢冷感，頭痛，めまい，耳鳴り，肩こり，心悸亢進などの症状を訴える場合，②無月経，過多月経，月経困難など，月経異常のある婦人，③妊娠中および分娩後の諸症。

〔適応〕筋肉が一体に軟弱で疲労しやすく，腰脚の冷えやすいものの次の諸症：貧血，倦怠感，更年期障害（頭重，頭痛，めまい，肩こりなど），月経不順，月経困難，不妊症，動悸，慢性腎炎，妊娠中の諸病（浮腫，習慣性流産，痔，腹痛），脚気，半身不随，心臓弁膜症。

〔病態〕太陰病期・瘀血型，虚証。瘀血が主体をなすが，血虚と水滞を伴い，裏の寒証を呈する病態である。頭痛，めまい，肩こりなどは水滞と気血の巡行障害と解釈できるが，肝の陰液の不足とも考えられる。

〔鑑別〕
太陰病期・瘀血型の類似の方剤〔1) 芎帰膠艾湯，2) 五積散，3) 当帰飲子〕については「症例から学ぶ和漢診療学 第2版」156頁に一括した。
4) 当帰建中湯：裏の寒証による腹痛は似るが，瘀血の症状は伴わない。
5) 当帰四逆加呉茱萸生姜湯：腹痛，冷えをともに認めるが，気逆，四肢の冷え，しもやけ罹患傾向が明らか。

当帰芍薬散加附子（とうきしゃくやくさんかぶし）

当帰，川芎，芍薬，茯苓，白朮，沢瀉，加工ブシ．

〔適応〕血色悪く貧血性で足腰が冷えやすく，頭痛，頭重で小便頻数を訴え，ときに目眩，肩こり，耳鳴り，動悸のあるものの次の諸症：婦人の冷え症，月経痛，神経痛，慢性腎炎，更年期障害，妊娠中の障害，産後の肥立ち不良．

〔病態〕当帰芍薬散に附子を加えた方剤である．附子は新陳代謝を賦活し，温熱産生を促し，痛みを止める．したがって，当帰芍薬散より冷えが一層明らかで，痛みを伴う病態である．

〔鑑別〕当帰芍薬散に準ずる．

当帰湯（とうきとう） 千金方

当帰，半夏，桂皮，厚朴，芍薬，人参，黄耆，山椒，甘草，乾姜．

〔目標〕比較的体力の低下した冷え性の人で，胸腹部から背部にかけて持続性の鈍痛あるいは発作性の疼痛を訴える場合に用いる．このとき，腹部膨満感，腹痛，鼓腸を伴うこともある．これらの症状はしばしば寒冷により誘発される．

〔適応〕背中に寒冷を覚え，腹部膨満感や腹痛のあるもの．

〔病態〕太陰病期・気滞型，虚証．

気虚と血虚を基盤に胸腹部の気滞を生じた病態．五臓と表が寒に侵された状態でもあり，寒冷刺激により気滞の症状が悪化するのが特徴的である．

〔鑑別〕
1) 五積散：病態は近似するが，上熱下寒があり，頭痛，関節痛が主徴となる．
2) 当帰四逆加呉茱萸生姜湯：寒冷により増悪する腹痛で共通するが，胸部の愁訴が主徴となることはなく，しもやけ罹患傾向を示す．
3) 疎経活血湯：血虚を伴う神経痛で共通するが，瘀血の症状を伴い，胸腹部の疼痛が主徴となることは少ない．

二朮湯（にじゅつとう）

万病回春・巻5・臂痛

半夏，蒼朮，黄芩，香附子，陳皮，白朮，茯苓，甘草，生姜，威霊仙，天南星，和羌活。

〔目標〕体力中等度の人を中心に，肩や上腕の痛みに用いられる。

〔適応〕頸肩腕症候群，肩甲関節周囲炎（五十肩），上腕神経痛，肩こり。

〔病態〕少陽病期・水滞型，虚証。

風湿に侵されて関節に腫脹・疼痛が生じたもので，気鬱と水滞を伴い，脾胃の衰えのみられる病態。関節の熱感は少なく，寒冷により疼痛の増悪をみる。

〔鑑別〕
1) 薏苡仁湯：水滞を伴う関節痛で共通するが，血虚の症状と，関節の熱感が明らか。
2) 越婢加朮湯：水滞を伴う関節痛をともにみるが，口渇，尿量減少があり，関節の熱感を伴う。
3) 桂枝加朮附湯：水滞を伴う寒性の関節痛をともに認めるが，四肢筋の攣縮，四肢の冷えがある。
4) 葛根湯：肩こり，五十肩を呈するが，水滞の症状はなく，脈も力がある。

二陳湯（にちんとう）

和剤局方・巻4・治痰飲

半夏，茯苓，陳皮，甘草，生姜。

〔目標〕体力中等度の人を中心に，胃部不快感および重圧感のある場合に用いられる。このとき，めまい，動悸，悪心，嘔吐，頭痛などを伴うことがある。心窩部に振水音を認めることが多い。本方は単独でも用いられるが，また，胃腸症状を除く目的でしばしば他の処方と併用される。

〔適応〕急性胃炎，慢性胃炎，その他，悪阻，胃下垂症，胃アトニー症。

〔病態〕太陰病期・心下痞鞕型，虚証。

太陰病期に位置づけたが，少陽病期から太陰病期への移行期に位置し，心下に水滞のある病態である。脾の作用不全とともに気逆，気鬱の症状を伴う。他覚所見として，軽度の心下痞鞕，胃部振水音，上熱下寒の傾向をみる。

〔鑑別〕
1) 小半夏加茯苓湯：病態はきわめて近似するが，悪心，嘔吐が強い。
2) 半夏厚朴湯：近似の病態であるが，咽喉部の気鬱が主徴となる。
3) 五苓散：嘔吐と水滞で共通するが，胃部不快感は少なく，口渇，尿量減少がある。
4) 六君子湯：胃部不快感をともにみるが，脾の衰えが主徴で気虚の症状が明らかである。

女神散（にょしんさん） 和剤局方・巻7・治咽喉口歯

香附子，川芎，蒼朮，当帰，黄芩，桂皮，人参，檳榔子，黄連，甘草，丁子，木香．

〔目標〕体力中等度あるいはそれ以上の人で，のぼせとめまい，頭痛，頭重感，動悸，腰痛，不眠，不安などの精神神経症状は概して慢性で訴えは多彩である．産前産後や流産後あるいは月経異常のある婦人に適用されることが多いが，男性にもしばしば適用される．

〔適応〕のぼせとめまいのあるものの次の諸症：産前産後の神経症，月経不順，血の道症．

〔病態〕少陽病期・瘀血型，虚実間証．

気虚・気鬱を伴う瘀血病態で，心と肝の陽気の病的過剰状態がある．軽度の血虚の症状も伴う．心下痞鞕と下腹部の所々の圧痛を伴うことが多い．

〔鑑別〕
1) 加味逍遙散：心と肝の陽気の病的過剰状態，陽証の瘀血は共通するが，気逆の症状が明らかで，愁訴が次々と変わる傾向があり，軽度の胸脇苦満がみられる．気鬱の傾向は少ない．
2) 桂枝茯苓丸：陽証の瘀血で共通するが，気虚の傾向はなく，気鬱も伴わず，心・肝の陽気の過剰状態もない．
3) 桃核承気湯：陽証の瘀血で，のぼせ，顔面の紅潮などが共通するが，気虚の症状はなく，脈も腹も充実．

人参湯（にんじんとう） 傷寒論・金匱要略

人参，乾姜，甘草，蒼朮．

〔目標〕比較的体力の低下した冷え性の人で，食欲不振，胃部停滞感，下痢など胃腸機能が低下している場合に用いる．①胃腸虚弱，倦怠感，尿が希薄で量が多い，口中に薄い唾液がたまるなどの症状を伴う場合，②腹部が軟弱無力で振水音のある場合．

〔適応〕体質虚弱の人，あるいは虚弱により体力低下した人の次の諸症：急性・慢性胃腸カタル，胃アトニー症，胃拡張，つわり，萎縮腎．

〔病態〕太陰病期・心下痞鞕型，虚証．

脾が寒に侵され機能不全に陥った病態．他覚所見としては舌は淡白紅でやや腫大し，湿潤した白苔がある．腹力は軟弱で，明らかな心下痞鞕があり，ときに胃部振水音をみる．気虚に軽度の気鬱があり，胸内苦悶感を現すことがある．

〔鑑別〕
1) 桂枝人参湯：病態は似るが，仮性の心の陽気の亢りがあり，頭痛，のぼせ感など気逆の症状を伴う．
2) 呉茱萸湯：心下の気鬱が明らかで，また嘔吐，頭痛など気逆の症状を伴う．
3) 真武湯：裏寒による下痢で共通するが，心下痞鞕はなく，尿量減少，浮腫など水滞の症状を伴う．
4) 茯苓杏仁甘草湯：心下痞鞕を伴う胸内苦悶感で共通するが，消化器症状はない．

人参養栄湯（にんじんようえいとう） 和剤局方・巻5・治痼冷

地黄，当帰，白朮，茯苓，人参，桂皮，遠志，芍薬，陳皮，黄耆，甘草，五味子．

〔目標〕消耗性疾患に罹患し，あるいは外科的手術後，体力低下が著しい場合に用いられる．さらに，生来体質虚弱で種々の愁訴のある場合にも用いられる．この場合，全身倦怠感，動悸，寝汗，咳嗽，下痢，健忘などを伴うことが多い．

〔適応〕病後の体力低下，疲労倦怠，食欲不振，寝汗，手足の冷え，貧血．

〔病態〕太陰病期・腹直筋攣急型，虚証．
脾胃の衰えを主体とする気虚と血虚が著しく，肺と心に仮性の陽気の過剰がみられる病態．このため動悸，咳嗽，微熱など偽似少陽病の病態をときに呈することがある．

〔鑑別〕
1) 十全大補湯：病態は近似するが，肺と心の仮性の陽気の過剰は少なく，咳嗽，眠りが浅いなどの症状には乏しい．
2) 帰脾湯：気虚とともに眠りが浅いなどの心の陰液の不足がみられる点で共通するが，血虚の症状は少ない．
3) 補中益気湯：気虚の症状をともにみるが，血虚の症状には乏しく，軽度の胸脇苦満をみる．
4) 黄耆建中湯：気虚に血虚を兼ねる点で共通するが，血虚が主体であり，腹痛，明らかな腹直筋の攣急を示す．

排膿散及湯（はいのうさんきゅうとう） 華岡青州

桔梗，甘草，枳実，芍薬，生姜，大棗．

〔目標〕体力中等度の人を中心に，主として皮膚，粘膜の化膿性疾患に用いる．発症の初期・中期，および化膿の遷延，再燃時，いずれの場合にも消炎・排膿の効果がある．

〔適応〕副鼻腔炎，鼻炎，中耳炎，歯槽膿漏，歯齦炎，麦粒腫，癤，癰．その他，化膿性リンパ腺炎，瘭疽，乳腺炎，肛門周囲膿瘍，創傷の化膿など．

〔病態〕少陽病期・胸内型，虚実間証．
半表半裏の熱とともに化膿性の皮疹が現れた病態．炎症機転が十分に発揮されず化膿が遷延化したものでこの病症を呈するものが多い．

〔鑑別〕
1) 十味敗毒湯：近似の病態であるが，皮疹の滲出液が多い．
2) 葛根湯加川芎辛夷：副鼻腔炎，歯齦炎などをともに目標とするが，皮疹は主徴とならない．脈が有力で項背のこわばりを伴う．
3) 清上防風湯：化膿性の皮疹で共通するが，顔面紅潮，のぼせ感を伴い，脈も腹力も充実している．
4) 乙字湯：肛門周囲炎で鑑別を要するが，便秘，熱感を伴う．
5) 小柴胡湯加桔梗石膏：リンパ腺炎で鑑別を要するが，胸脇苦満がある．

麦門冬湯（ばくもんどうとう） 金匱要略・肺痿肺癰咳嗽上気病第七

麦門冬，半夏，大棗，甘草，人参，粳米。
〔目標〕体力中等度もしくはそれ以下の人の激しい咳嗽で，発作性に咳が頻発して顔面紅潮する場合に用いる。①粘稠で切れにくい痰を伴う場合，②咽喉の乾燥感や違和感のある場合，③妊娠時や高齢者の咳嗽。
〔適応〕痰の切れにくい咳，気管支炎，気管支喘息。
〔病態〕少陽病期・胸内型，虚証。
　肺に熱があり，気道が乾燥した病態であり，このため咽喉の乾燥感，粘稠な喀痰を伴う。咽喉部の絞扼感，痙攣性の咳嗽，発作に伴う顔面の紅潮を示すことが多い。また心窩部のつかえ感，軽度の口渇がときにある。皮膚は枯燥し，自汗傾向はない。
〔鑑別〕
　1) 麻杏甘石湯：明らかな口渇と自汗傾向があり，咽喉の乾燥感は少ない。
　2) 半夏厚朴湯：咽喉の違和感をともにみるが，激しい咳嗽はみない。
　3) 竹筎温胆湯：熱性の咳嗽で共通するが，口渇や自汗の傾向はなく，イライラ感，のぼせ感，不眠などの精神症状を伴う。
　4) 滋陰降火湯：気道の乾燥を伴う咳嗽がともにみられるが，乾燥症状が著しく，乾燥した鏡面舌，咽頭壁の乾燥がある。

八味地黄丸（はちみじおうがん） 金匱要略・中風歴節病第五

地黄，山茱萸，山薬，沢瀉，茯苓，牡丹皮，桂皮，附子。
〔目標〕中年以降，とくに高齢者に頻用。腰部と下肢の脱力感・冷え・しびれなどがあり，排尿の異常（とくに夜間の頻尿）を訴える場合に用いる。①上腹部に比べて下腹部が軟弱無力の場合，②多尿，頻尿，乏尿，排尿痛などを伴う場合，③疲労倦怠感，腰痛，口渇などを伴う場合。
〔適応〕疲労，倦怠感著しく，尿利減少または頻数，口渇し，手足に交互に冷感のあるものの次の諸症：腎炎，糖尿病，陰萎，坐骨神経痛，腰痛，脚気，膀胱カタル，前立腺肥大，高血圧。
〔病態〕太陰病期・水滞型，虚証。
　腎の陽気と陰液がともに不足した病態である。小腹不仁（臍下の正中部の腹壁が軟弱無力となり，知覚が低下する）があり，四肢の冷えと軽度の浮腫傾向がみられる。
〔鑑別〕
　1) 六味丸：腎の作用の衰えで共通するが，腎の陰液が不足した病態であり，皮膚の枯燥，四肢の煩熱（ほてり）がみられる。浮腫傾向はない。
　2) 牛車腎気丸：腎の作用の衰えがともにみられるが，腎の陽気が不足した病態であり，浮腫傾向が明らかで，関節痛やしびれが顕著である。
　3) 真武湯：尿量減少，浮腫，四肢の冷えで共通するが，口渇や排尿障害はなく，下痢，めまい感を伴うことが多い。

半夏厚朴湯（はんげこうぼくとう） 　　　　　　金匱要略・婦人雑病第二十二

半夏，茯苓，厚朴，蘇葉，生姜。

〔目標〕体力中等度以下の人で，顔色がすぐれず，神経症的傾向があり，咽喉が塞がる感じ（いわゆるヒステリー球）を訴える場合に用いる。①気分がふさぎ，不眠，動悸，精神不安などを訴える場合，②呼吸困難，咳嗽，胸痛などを伴う場合，③心窩部の振水音を伴う場合。

〔適応〕気分がふさいで，咽喉，食道部に異物感があり，ときに動悸，めまい，嘔気などを伴うものの次の諸症：不安神経症，神経性胃炎，つわり，せき，嗄声，神経性食道狭窄症，不眠症。

〔病態〕少陽病期・胸内型，虚実間症。
咽喉部の気鬱があり，また脾胃に水滞を伴う病態である。軽度の気逆もみられる。これらの病態を基盤にして梅核気（声門〜鎖骨上窩に異物が貼りついた感じ）があり，呼吸困難，抑うつ傾向，悪心，嘔吐などを呈する。梅核気はヒステリー球に相当する。

〔鑑別〕
1) 甘麦大棗湯：不安感，焦躁感が強く，あくびの頻発などを伴う。
2) 加味帰脾湯：脾の衰えと不眠などの精神症状をともにみるが，抑うつ傾向よりは神経過敏，イライラ感がみられる。
3) 桂枝加竜骨牡蛎湯：ヒステリー性の動悸，不安，不眠がともにみられるが，梅核気はない。気鬱の症状よりは気逆の症状が主徴となる。

半夏瀉心湯（はんげしゃしんとう） 　　　　　　　　　　傷寒論・金匱要略

半夏，黄芩，甘草，大棗，人参，黄連，乾姜。

〔目標〕体力中等度の人で，心窩部の膨満感，腹中雷鳴があり，悪心，嘔吐，下痢，などを訴える場合に用いる。①食欲不振，軽度の上腹部痛などを伴う場合，②不安・不眠などの精神神経症状を伴う場合。

〔適応〕みぞおちがつかえ，ときに悪心，嘔吐があり，食欲不振で腹が鳴って軟便または下痢の傾向のあるものの次の諸症：急性・慢性胃腸カタル，発酵性下痢，消化不良，胃下垂，神経性胃炎，胃弱，二日酔，げっぷ，胸やけ，口内炎，神経症。

〔病態〕少陽病期・心下痞鞕型，虚実間証。
胃の表層に熱があり，脾は寒に侵された病態であり，加えて軽度の心の陽気の過剰状態がみられる。他覚所見としては心下痞鞕が明らかで，グル音の亢進がみられる。

〔鑑別〕
1) 黄連湯：上熱下寒が著しく，顔面が紅潮して下肢の冷えがある。微熱を伴う。
2) 安中散：上腹部痛，胸やけをともにみるが，グル音の亢進，神経過敏症状はない。
3) 平胃散：心窩部のつかえ感，下痢があるが，心窩部痛や，神経過敏も伴わない。
4) 茯苓飲：心窩部のつかえ感，悪心をともにみるが，尿量の減少，浮腫傾向など水滞の症状を伴う。下痢を伴うことは少ない。

半夏白朮天麻湯（はんげびゃくじゅつてんまとう） 万病回春・巻5・頭痛

陳皮，半夏，白朮，茯苓，黄耆，沢瀉，人参，黄柏，生姜，天麻，麦芽，乾姜。
〔目標〕比較的体力の低下した胃腸虚弱な人が，冷え性で，持続性のあまり激しくない頭痛，頭重感，めまいなどを訴える場合に用いる。①悪心，嘔吐，食欲不振，全身倦怠感などを伴う場合，②腹部が軟弱で下肢が冷え，心窩部に振水音を認める場合。
〔適応〕胃腸虚弱で，心窩部に振水音を認める場合。
　胃腸虚弱で下肢が冷え，めまい，頭重などがあるもの。
〔病態〕太陰病期・心下痞鞕型，虚証。
　心窩部に水滞があり，このため脾の機能不全が生じ，また，気が下降できずに上逆し，頭痛，めまい，嘔吐を来たした病態。頭痛は頭に物をかぶせられたような感じ（頭冒感）として訴えられることが多い。また脾の不全のため食後に異常な眠気を催す症状もよく現れる。腹力は軟弱で胃部振水音を認めるが，心下痞鞕は軽度である。
〔鑑別〕
　1) 呉茱萸湯：近似の病態で頭痛をともに認めるが，頭痛は比較的激しく，寒さにより増悪する。明らかな心下痞鞕がある。
　2) 釣藤散：気虚を伴う頭重感をともにみるが，肝の陽気の亢りの症状として眼の充血，耳鳴り，精神興奮などがみられる。

白虎加人参湯（びゃっこかにんじんとう） 傷寒論太陽病・上・下篇・陽明病，金匱要略

石膏，知母，甘草，人参，粳米。
〔目標〕比較的体力がある人で，急性症では激しい口渇や発汗，身体的灼熱感などを伴って高熱を発する場合に用いる。慢性症では，口渇，局所的灼熱感，のぼせ，発疹，皮膚瘙痒感，ときとして尿量の増加，発汗などを呈する場合に用いる。
〔適応〕喉の渇きとほてりのあるもの。
〔病態〕陽明病期・裏熱型，実証。
　裏熱を主体に全身にくまなく熱があり，このため津液が不足した状態に陥ったもの。血熱（血が熱を帯び，紅斑，皮疹，血管炎など）の状態を示すこともある。
　著しい口渇があり，舌は乾燥した白苔を被る。尿量の減少はない。
〔鑑別〕
　1) 猪苓湯：熱を伴う口渇をともにみるが，尿量は減少傾向である。血熱の症状は伴わない。
　2) 五苓散：熱性の口渇をともに認めるが，嘔吐など気逆の症状と下痢など水滞の症状を伴う。
　3) 八味地黄丸：口渇と多尿で共通するが，熱候はなく腎の衰えを伴う。

茯苓飲（ぶくりょういん） 金匱要略・痰飲咳嗽病第十二

茯苓，蒼朮，陳皮，人参，枳実，生姜。

〔目標〕体力中等度またはそれよりやや低下した人で，胃部膨満感，心窩部振水音，胸やけ，悪心などがある場合に用いる。その他，食欲不振，胃部疼痛，心悸亢進，尿利減少などを伴うことがある。

〔適応〕急性・慢性胃炎，胃下垂症，胃アトニー，神経性胃炎。

〔病態〕少陽病期・心下痞鞕型，虚証。

胸郭内から心下に水滞があり，気血の停滞を併発した病態である。軽度胃熱の症状（胸やけ，げっぷ）があることから少陽病期としたが，病態は太陰病期への移行期にあると考えてよい。神経性胃炎のようなストレスによる胃腸障害でこの病態がよくみられる。

〔鑑別〕
1) 六君子湯：胃部の水滞で共通するが，気虚の症状が明らかで，胃熱の症状はない。
2) 胃苓湯：病態は似るが，胃部症状の他に下痢，腹鳴がみられる。
3) 半夏瀉心湯：胃熱の症状で共通するが，明らかな心下痞鞕，グル音の亢進，下痢傾向がみられる。

茯苓飲合半夏厚朴湯（ぶくりょういんごうはんげこうぼくとう） 本朝経験

半夏，茯苓，蒼朮，厚朴，陳皮，人参，蘇葉，枳実，生姜。

〔目標〕体力中等度あるいはやや低下した人で，抑うつ症状を呈し，咽喉部の異物感，胃部膨満感を訴え，心窩部振水音を認める場合に用いられる。このとき，めまい，動悸，悪心，胸やけなどを伴うことがある。

〔適応〕咽・喉頭神経症，神経性胃炎，急・慢性胃炎，胃アトニー，胃下垂症，食道神経症，不安神経症。その他，つわり，嗄声など。

〔病態〕少陽病期・心下痞鞕型，虚証。

胸郭内から心下に水滞があり，気血の停滞を併発し，とくに気のうっ滞が咽喉部で著しい病態。このため咽喉部の異物感，抑うつ傾向が主徴となる。

〔鑑別〕
1) 柴朴湯：咽喉部の閉塞感がともにみられるが，胸脇苦満，肝の陽気の亢り（イライラ感，易怒性）などがみられる。

附子理中湯（ぶしりちゅうとう） 　　　　　　　　　　　　　　　　　　　　　直指方

人参，甘草，白朮，乾姜，加工ブシ。

〔適応〕胃腸虚弱で血色悪く，顔に生気なく，尿量多く手足に冷感あり，しばしば嘔気，目眩，頭重，胃痛を訴えるものの次の諸症：慢性の胃腸カタル，胃アトニー症。

〔病態〕太陰病期・心下痞鞕型，虚証。

人参湯に附子を加えた方剤である。したがって人参湯の病態に準ずるが，冷え症状が明らかである。

〔鑑別〕人参湯に準ずる（325頁参照）。

平胃散（へいいさん） 　　　　　　　　　　　　　　　　　　　　　　　和剤局方・巻3・治一切気

蒼朮，厚朴，陳皮，大棗，甘草，生姜。

〔目標〕体力中等度の人が，心窩部不快感，腹部膨満感などの消化器症状を訴える場合に用いる。一般に，食欲不振，食後の腹鳴，下痢などを伴い，心窩部振水音を認めることが多い。

〔適応〕急性・慢性胃炎，胃アトニー症，胃下垂症，急性腸炎。

〔病態〕少陽病期・心下痞鞕型，虚証。

心下部の水滞があって，脾の作用不全を来し，併せて腹部を主とする気鬱を伴う病態。少陽病期から太陰病期への移行期に位置する。他覚的所見としては軽度の心下痞鞕，腹部の鼓音，グル音の亢進，心窩部振水音をみる。

〔鑑別〕

1) 半夏瀉心湯：心窩部不快感，腹鳴をともに認めるが，胸やけが明らかで，イライラ感などの神経症状をみる。また軟便，下痢傾向もある。
2) 茯苓飲：心下の水滞と気うつを伴う心窩部不快感で共通するが，動悸，浮腫傾向，尿量減少など水滞の症状がない。腹鳴は伴わない。
3) 安中散：心窩部不快感は共通するが，上腹部痛があり，胸やけが主徴となる。胃部振水音は伴わない。
4) 人参湯：心窩部不快感，心下痞鞕をともにみるが，気虚の症状が明らかで，腹部膨満感など気鬱の症状は少ない。

防已黄耆湯（ぼういおうぎとう） 　　　　　　　　　　　　金匱要略・痙湿暍病第二

黄耆，防已，大棗，甘草，生姜，蒼朮．

〔目標〕比較的体力が低下し色白で筋肉が軟らかく，いわゆる水肥り体質の人が，全身倦怠感，多汗傾向を訴える場合に用いる．浮腫，尿量減少，関節（とくに膝関節）の腫脹・疼痛などを伴う場合（中年以降の婦人の肥満者で，運動不足のものに多い）．

〔適応〕色白で筋肉軟らかく水肥りの体質で疲れやすく，汗が多く，小便不利で下肢に浮腫を来たし，膝関節の腫痛するものの次の諸症：腎炎，ネフローゼ，妊娠腎，陰嚢水腫，肥満症，関節炎，癰，癤，筋炎，浮腫，皮膚病，多汗症，月経不順．

〔病態〕太陰病期・水滞型，虚証．気虚に水滞を伴う病態．水滞は皮膚，関節型である．一応は太陰病期に分類されるが，営衛の衰えがあり，病変の主座は表にある特異な病態である．発汗傾向，悪風，頭部の発汗などとともに下肢浮腫，膝関節痛，身体の重だるさ，軽度の口渇と尿量減少を伴う．

〔鑑別〕
1) 越婢加朮湯：皮膚，関節型の水滞で共通するが，気虚の症候はなく，口渇と尿量減少が明らかで，脈力，腹力も中等度．
2) 桂枝加朮附湯：太陰病期の水滞で共通するが，四肢の冷え，筋の攣縮を伴う．
3) 防風通聖散：膨隆した腹，関節痛をともにみるが，明らかな陽証で，実証．
4) 薏苡仁湯：関節痛で共通するが，陽証で，血虚の傾向があり，口渇は伴わない．

防風通聖散（ぼうふうつうしょうさん） 　　　　　　　　　　　　宣明論・巻3・風門

黄芩・甘草，桔梗，石膏，白朮，大黄，荊芥，山梔子，芍薬，川芎，当帰，薄荷，防風，麻黄，連翹，生姜，滑石，芒硝．

〔目標〕体力が充実しているいわゆる卒中体質で，症状としては，便秘がちで，肥満し，腹はへそを中心に膨満かつ充実しており，俗にいう太鼓腹を目標とする．

〔適応〕高血圧症とその随伴症状（動悸，肩こり，のぼせなど），肥満症，常習性便秘．

〔病態〕陽明病期・裏熱型，実証．
裏熱を主体とするが，半表半裏にも表にも裏にも熱があり，表実証，半表半裏実証，裏実証を呈する病態である．この種の病態を基盤として皮膚の炎症などがみられる．腹力，脈力ともに充実し，顔面は紅潮がある．自汗傾向は少なく，胸脇苦満や臍傍の圧痛は伴わない．

〔鑑別〕
1) 白虎加人参湯：全身のうつ熱で共通するが，著しい口渇があり，皮膚症状は主徴とならない．
2) 大柴胡湯：腹力充実と便秘をともに認めるが，胸脇苦満があり，皮膚症状は主徴とならない．

補中益気湯（ほちゅうえっきとう） 弁惑論・巻中・飲食労倦論

黄耆，蒼朮，人参，当帰，柴胡，大棗，陳皮，甘草，升麻，生姜。

〔目標〕諸種の原因—虚弱体質・結核症などの慢性疾患，貧血症，外科手術後など—によって全身倦怠，食欲不振，咳嗽，微熱，寝汗，動悸，不安などの症状が持続的に存在する場合に用いられる。この場合しばしば言語，眼勢に力がないことがある。

〔適応〕消化機能の衰え，四肢倦怠感著しい虚弱体質者の次の諸症：夏やせ，病後の体力増強，結核症，食欲不振，胃下垂，感冒，痔，脱肛，子宮下垂，陰萎，半身不随，多汗症。

〔病態〕少陽病期，心下痞鞕型，虚証。

微熱のあることから少陽病期に一応は分類されるが，気虚の症状が著しく，限りなく太陰病期に近い位置にある。脾の衰えが主体となっており，これに加えて表の衛気の不足，半表半裏の熱がある。脾の衰えを反映して脱力，筋の萎縮，内臓下垂がみられる。

〔鑑別〕
1) 帰脾湯：全身倦怠の著しい点で共通するが，健忘，抑うつ傾向，貧血がみられる。微熱の傾向はない。
2) 人参養栄湯：脾の衰えと気虚をともにみるが，血虚の症状も明らかで，皮膚の枯燥，低栄養，不眠がみられる。
3) 十全大補湯：脾の衰えと気虚をともにみるが，血虚の症状が明らかである。
4) 柴胡桂枝乾姜湯：微熱，亜急性の感染症を適応とする点で共通するが，気虚の症状は少なく，胸脇苦満，上熱下寒をみる。

麻黄湯（まおうとう） 傷寒論・太陽病中篇・陽明病

杏仁，麻黄，桂皮，甘草。

〔目標〕平素から丈夫で体力充実した人の熱性疾患の初期で，頭重，発熱，悪寒，腰痛，四肢の関節痛などがあり，自然発汗のない場合に用いる。①喘鳴，咳嗽などを伴う場合，②乳幼児の感冒で，鼻閉塞のある場合。

〔適応〕悪寒，発熱，頭痛，腰痛，自然に汗が出ないものの次の諸症：感冒，インフルエンザ(初期のもの)，関節リウマチ，喘息，乳児の鼻閉塞，哺乳困難。

〔病態〕太陽病期，表実証。

表に外乱因子が加わり，悪寒，発熱を来たした太陽病期の病態で，脈は浮，数，緊。自然発汗の傾向がない。関節痛，腰痛，喘鳴，咳嗽，鼻出血を伴うことが多い。

〔鑑別〕
1) 葛根湯：病態は似るが，脈は充実しているものの緊とはならず，項背部痛が主徴となり，関節痛を伴うことは少ない。この他の太陽病期の方剤との鑑別は「症例から学ぶ和漢診療学 第2版」114頁に一括した。

麻黄附子細辛湯（まおうぶしさいしんとう） 傷寒論・少陰病

麻黄，細辛，附子。

〔目標〕体力の低下した人の，悪寒を伴う発熱に用いる。この場合，発熱は顕著でないが，全身倦怠，無気力などがあり，脈は沈んで細く力がないのが特徴である。また，頭痛，咳嗽，水様鼻漏，手足の冷え・痛みなどを呈することもある。したがって高齢者や虚弱者の感冒にしばしば応用される。

〔適応〕①無気力感，全身倦怠感などを伴う場合。②頭痛，咳嗽，水様性鼻汁，手足の冷え・痛みなどを伴う場合。

〔病態〕少陰病期・表寒型，虚実間～虚証。

五臓の陽気の衰えを基盤として表寒証が主徴として現れた病態。直中（じきちゅう）の少陰といわれ，高齢者など五臓の陽気が衰えていたものが感冒に罹患すると太陽病期ではなく，この病症を呈する。悪寒が著しく，全身倦怠，嗜眠など気虚の症状を示す。

〔鑑別〕
1) 真武湯：五臓の陽気の衰えを伴う感冒様症状を呈することがあるが，動悸，めまい感など水滞の症状を伴う。
2) 桂姜棗草黄辛附湯：類似の病症を呈するが，咳嗽，胸内苦悶感，腰痛を伴う。また心下に抵抗を認める。

麻杏甘石湯（まきょうかんせきとう） 傷寒論・太陽病中・下篇

石膏，杏仁，麻黄，甘草。

〔目標〕比較的体力のある人で，咳嗽が強く，口渇や自然発汗があり，熱感，喘息，呼吸困難などを訴える場合に用いられる。せき痰は粘稠でやや切れにくいことが多い。本方は発作時の頓服の他，長期間の服用も行われている。また小児にはとくによく用いられる。

〔適応〕気管支喘息，喘息性気管支炎。その他，感冒，気管支炎，肺炎，百日咳など。

〔病態〕少陽病期・胸内型，実証。

肺に熱があり，喘息，咳嗽と喀痰を主徴とする病態で，口渇と自汗（ねばる汗）があり，身体の熱感を示すもの。

〔鑑別〕
1) 五虎湯：病態は近似するが，咳嗽が激しく，上逆感など気逆の症状をみる。
2) 越婢加半夏湯：咳嗽，怒責，口渇があり，きわめて類似の病態であるが，顔面の紅潮があり，脾の衰えを少し伴い，咳嗽発作に伴い嘔吐がみられ，また食欲の低下がある。
3) 麦門冬湯：激しい咳込みがともに認められるが，咽喉の絞扼感と乾燥感があり，口渇や自汗は伴わない。
4) 神秘湯：熱性の咳嗽で共通するが，鼻炎症状を伴い，また，神経過敏などの精神症状がある。

麻杏薏甘湯（まきょうよくかんとう） 金匱要略・痙湿暍病第二

薏苡仁，麻黄，杏仁，甘草。

〔目標〕比較的体力のある人で，関節の腫脹・疼痛，あるいは筋肉痛のある場合用いる。一般に腫脹，疼痛ともに軽度で発汗傾向，浮腫を伴うことがある。また疣贅，肌あれなどの皮膚疾患にも用いられる。

〔適応〕関節痛，筋肉痛，神経痛。

〔病態〕少陽病期・水滞型，虚実間証。
太陽病期から少陽病期への移行期の病態で，皮膚と関節に主に水滞がみられ，関節の腫脹，熱感がみられる。尿量の減少を伴うことが多い。

〔鑑別〕
1) 越婢加朮湯：病態は似るが，半表半裏の熱証が明らかで，口渇，顔面の紅潮を伴う。
2) 薏苡仁湯：病態は似るが，慢性期の関節炎で，血虚の症状があり，水滞の症状も明らかなもの。
3) 防已黄耆湯：水滞を伴う関節痛で共通するが，気虚の症状があり，身体の重だるさ，自汗傾向をみる。
4) 疎経活血湯：水滞を伴う関節痛で共通するが，血虚と瘀血の症状を伴う。

麻子仁丸（ましにんがん） 傷寒論・陽明病

大黄，枳実，杏仁，厚朴，芍薬，麻子仁。

〔目標〕体力中等度ないしやや低下した人の習慣性便秘に用いられる。高齢者や病後の虚弱者の便秘にもしばしば用いられる。大便は硬く塊状を呈することが多い。

〔適応〕便秘。

〔病態〕太陰病期・腸型，虚実間証。
脾の陰液が不足し，胃腸の働きが衰えた麻痺性の便秘。腹中の気滞を伴い腹部膨満感を伴う。便は乾燥して硬い。

〔鑑別〕
1) 潤腸湯：病態はきわめて近似するが，血虚の症状を伴う。また皮膚の枯燥，舌の乾燥など津液（水）の不足状態をみる。
2) 桂枝加芍薬大黄湯：便秘は共通するが，腹痛，腹直筋の攣急がみられ，痙攣性便秘の傾向がある。
3) 大黄甘草湯：太陰病期，虚実間証の便秘で共通点があるが，脾の陰液の不足は明らかでなく，便の乾燥も主徴とならない。
4) 小建中湯：虚弱者や高齢者の便秘で鑑別を要するが，腹直筋の攣急があり，腹痛，痙攣性便秘を伴う。
5) 調胃承気湯：便秘が共通するが，裏熱があり，このために乾燥した便がみられる点で異なる。舌が紅味が強く，乾燥した白黄苔があり，脈は虚弱ではない。

木防已湯 （もくぼういとう） 　　　　　　　　　　金匱要略・痰飲咳嗽病第十二

石膏, 防已, 桂皮, 人参.

〔目標〕比較的体力の低下した人が, 心窩部がつかえて硬く, 呼吸困難, 浮腫, 動悸などを訴える場合に用いる. 口渇, 尿量減少などを伴う場合.

〔適応〕顔色がさえず, 咳を伴う呼吸困難があり, 心臓下部に緊張圧重感があるものの心臓, あるいは, 腎臓に基づく疾患, 浮腫, 心臓性喘息.

〔病態〕少陽病期・胸内型, 実証.

胸内を主に水滞を来たし, このために呼吸困難, 咳嗽などを呈する. したがって水滞型との移行型とするのが正しい. 半表半裏の熱証があり, 口渇を伴う. 脈力, 腹力ともに充実し, 心下部の広汎な抵抗（心下痞堅）をみる.

〔鑑別〕
1) 茯苓杏仁甘草湯：胸内の水滞, 心下痞堅, 呼吸困難をともにみるが, 脈力も腹力も弱く, 口渇はない.
2) 五苓散：浮腫, 口渇をともにみるが, 心下痞堅はなく, 胃部振水音を伴う.
3) 越婢加朮湯：浮腫, 口渇で共通するが, 顔面の紅潮があり, 浮腫は上半身に強い. 心下痞堅はない.

薏苡仁湯 （よくいにんとう） 　　　　　　　　　　　　　　　　明医指掌

薏苡仁, 蒼朮, 当帰, 麻黄, 桂皮, 芍薬, 甘草.

〔目標〕体力中等度以上の人で, 四肢の関節・筋肉の疼痛・腫脹がある場合に用いられる処方である. この場合, 患部の熱感, 腫脹, 疼痛が比較的慢性に経過するものを目標とする.

〔適応〕変形性関節症, 関節リウマチ. その他, 種々の原因による関節痛・筋肉痛.

〔病態〕少陽病期・水滞型, 虚実間証.

太陽病期と少陽病期の移行期で, 皮膚と関節に熱性の水滞があり, 軽度の血虚の症状を伴う. 口渇を伴うことはない.

〔鑑別〕
1) 麻杏薏甘湯：病態は似るが, 急性期の関節痛に適する.
2) 越婢加朮湯：熱性の関節痛をともにみるが, 口渇があり, 尿量減少, 浮腫傾向をみる.
3) 二朮湯：水滞を伴う関節痛で共通するが, 熱感に乏しく, 脾の衰えがある.

抑肝散（よくかんさん） 保嬰撮要

蒼朮，茯苓，川芎，当帰，柴胡，甘草，釣藤鈎．

〔目標〕体力中等度の人が，神経過敏で興奮しやすく，怒りやすい，イライラする，眠れないなど神経興奮状態を訴える場合に用いる．そのほか，眼瞼・顔面・手足の痙攣などを訴えることもある．小児では，おちつきがない，ひきつけを起こす，泣きわめくなどの症状を呈する．腹部症状としては，左腹直筋の緊張していることが多い．

〔適応〕神経症（いわゆる小児疳症を含む），不眠症，夜泣症．その他，ヒステリー，更年期障害，チック病，眼瞼痙攣，脳出血後遺症など．

〔病態〕少陽病期・胸脇苦満型，虚証．

肝の陽気と陰液がともに不足しているが，陰液の抑制効果の衰えが強く，このため仮性の肝の陽気の過剰状態がみられる病態である．気虚と血虚の症状を軽度に伴う．腹力は中等度ないしやや弱く，左側の腹直筋が攣急していることが多いが，心窩部から臍にかけての正中部の攣急をみることもある．臍上悸のあることも少なくない．

〔鑑別〕
1) 抑肝散加陳皮半夏：病態は似るが，脾の衰えが明らかで，気鬱の症状を伴うもの．
2) 四逆散：病態は似るが，肝の陽気の過剰状態は真性である．両側の腹直筋の全長にわたる攣急がある．
3) 甘麦大棗湯：ヒステリー症状をともにみるが，抑うつ傾向，不安，あくびの頻発など心の陰液の不足が主徴である．

抑肝散加陳皮半夏（よくかんさんかちんぴはんげ） 本朝経験

半夏，蒼朮，茯苓，川芎，陳皮，当帰，柴胡，甘草，釣藤鈎．

〔目標〕抑肝散を用いるべき状態よりも体力が低下した場合に用いられる処方である．すなわち，比較的体力のない人が，神経過敏で興奮しやすく，怒りやすい，イライラする，眠れないなどの症状を訴えることもある．その他，眼瞼・顔面・手足の痙攣などを訴えることもある．小児では，おちつきがない，ひきつけを起こす，泣きわめくなどの症状を呈する．腹部症状としては抑肝散の腹部所見と似て，さらに腹部大動脈の拍動が強く触知されることが多い．

〔適応〕虚弱な体質で神経が亢るものの次の諸症：神経症，不眠症，小児夜泣き，小児疳症．

〔病態〕抑肝散の病態に加えて，脾の衰えと気鬱を伴うもの．

〔鑑別〕
抑肝散の項に掲げたものの他に，
1) 黄連阿膠湯：津液の不足が明らかで，皮膚の枯燥，やせがみられる．
2) 柴胡桂枝乾姜湯：神経過敏の症状をともに認めるが，上熱下寒，臍上悸をみる．
3) 桂枝加竜骨牡蛎湯：神経症の症状で共通するが，上熱下寒，自汗傾向，臍上悸がある．胸脇苦満は伴わない．痙攣も主徴とならない．

六君子湯（りっくんしとう） 医学正伝・巻3・飽逆

人参，半夏，茯苓，大棗，陳皮，甘草，生姜，蒼朮。

〔目標〕比較的体力の低下した人が胃腸機能が低下して，食欲不振，心窩部の膨満感などを訴える場合に用いる。①全身倦怠感，手足の冷えなどを伴う場合，②腹壁の緊張が弱く，心窩部に振水音を認める場合。

〔適応〕胃腸の弱いもので，食欲がなく，みぞおちがつかえ，疲れやすく，貧血性で手足が冷えやすいものの次の諸症：胃炎，胃アトニー，胃下垂，消化不良，食欲不振，胃痛，嘔吐。

〔病態〕太陰病期・心下痞鞕型，虚証。
脾の陽気が衰え，全身性に気虚の症状のみられるもので，心下の水滞，軽度の気逆を伴う病態。他覚的所見としては，腹力が軟弱で胃部振水音をみる。

〔鑑別〕
1) 四君子湯：気虚の症状は共通するが，心下の水滞は著しくない。
2) 人参湯：脾の陽気の衰えで共通するが，その程度は重く，下痢，軟便，手足の冷えを示す。
3) 茯苓飲：心下の水滞を伴う胃腸症状がともにみられるが，気虚の程度は軽く，水滞，気鬱の症状が明らか。
4) 補中益気湯：気虚の著しい点で共通するが，心下の水滞は少なく，微熱傾向など陽証の所見がある。

立効散（りっこうさん） 衆方規矩

細辛，升麻，防風，甘草，竜胆。

〔目標〕一般に，歯痛，歯齦痛および口腔内の腫脹・疼痛に用いられる。

〔適応〕歯牙痛，抜歯後の疼痛，歯齦炎，その他，歯根膜炎，舌痛，口内炎・舌咽神経痛，三叉神経痛，顎関節痛。

〔病態〕少陽病期・胸内型，虚実間証。
歯根膜，口腔粘膜など表～半表半裏に熱があり，気血が巡らず疼痛を来たした病態。太陽病期から少陽病期への移行期に位置する病態である。

〔鑑別〕
1) 葛根湯：歯牙痛，三叉神経痛をともにみるが，肩こり，後頭部痛を伴う。

竜胆瀉肝湯（りゅうたんしゃかんとう） 薛立斎十六種

地黄，当帰，木通，黄芩，車前子，沢瀉，甘草，山梔子，竜胆。

〔目標〕比較的体力のある人で，排尿痛，頻尿，帯下などを目標として，急性あるいは慢性の泌尿器・生殖器疾患に用いられる。このときに，混濁尿，血・膿尿などを呈し，ときに陰部の瘙痒感を伴うことがある。

〔適応〕比較的体力があり，下腹部筋肉が緊張する傾向があるものの次の諸症：排尿痛，残尿感，尿の濁り，帯下。

〔病態〕陽明病期・水滞型，実〜虚実間証。
尿路と下部消化管を主とした裏熱を帯びた水滞があり，排尿痛，排尿障害などの症状を呈する。併せて，心と肝の陽気の病的過剰状態があり，イライラ感，のぼせ感，易怒性，攻撃性などの精神症状を現す。

〔鑑別〕
1) 五淋散：病態は近似するが，尿路系の炎症が強い。
2) 猪苓湯：熱性の排尿時痛で共通するが，口渇があり，心と肝の陽気の過剰は伴わない。
3) 清心蓮子飲：熱性の排尿障害をともに認めるが，気虚の症状が明らかで，不安・抑うつなどを伴う。

苓甘姜味辛夏仁湯（りょうかんきょうみしんげにんとう） 金匱要略・痰飲咳嗽病第十二

杏仁，甘草，半夏，細辛，茯苓，乾姜，五味子。

〔目標〕体力の低下した人で，冷え性で顔色が悪い人の喘鳴・咳嗽・喀痰・水様鼻汁（漏）などに用いられる。この際，疲労感，動悸，息切れ，浮腫などを認めることがある。腹部は軟弱で（腹壁の緊張力がはなはだ弱く），振水音の認められることが多い。また，麻黄剤服用で，胃障害などのみられるものによい。

〔適応〕①胃腸虚弱で，麻黄薬の服用により胃障害などを呈する場合，②疲労倦怠感，動悸，息切れ，浮腫などを伴う場合，③腹部が軟弱で，心窩部に振水音を認める場合。

〔病態〕少陽病期・胸内型，虚証。
脾が寒に侵され，その作用が衰え，気虚とともに水滞の症状も伴う。これに加えて肺には熱があり，気逆と咳嗽がみられる。少陽病期に分類はされるが，太陰病期へ移行しつつある病態と考えられる。胃部振水音を高頻度で認める。

〔鑑別〕
1) 小青竜湯：心下に水滞を伴う咳嗽，喘鳴で共通するが，悪寒，発熱などの表証を伴う。
2) 茯苓杏仁甘草湯：喘息に水滞を伴う点で共通するが，心下痞鞕が明らかで，胃部振水音は伴わない。
3) 麻杏甘石湯：喘息，咳嗽をともに認めるが，肺熱が主徴で水滞の症状はない。

苓姜朮甘湯（りょうきょうじゅつかんとう） 金匱要略・五臓風寒積聚病第十一

茯苓，白朮，甘草，乾姜。

〔目標〕比較的体力の低下した人で，主として腰部，ときに下肢にかけて冷感が著しく，疼痛を伴い，頻尿のある場合に用いる。このとき，口渇は伴わず，下半身がはれぼったい感じがあり，腹壁は一般に軟らかく，心窩部に腹部大動脈の拍動亢進を認め，尿の色は清澄であることが多い。

〔適応〕腰痛，腰部冷感，神経痛（とくに坐骨神経痛），夜尿症，膀胱神経症，頻尿。

〔病態〕太陰病期・水滞型，虚証。

脾が寒に侵され，腎の陽気の衰えも加わり，気虚と水滞を生じた病態。腰部の重だるさ，下肢の冷え，口渇を伴わない頻尿が三主徴である。

〔鑑別〕
1) 真武湯：寒性の水滞で共通するが，裏寒は一層激しく，下痢，四肢の冷えをみる。
2) 当帰芍薬散：寒性の水滞をみるが，臍傍の圧痛，月経痛など瘀血の症状を伴う。
3) 五積散：寒さにより悪化する腰痛，神経痛をともに認めるが，上熱下寒の傾向があり，浮腫は伴わない。頻尿多尿もない。

苓桂朮甘湯（りょうけいじゅつかんとう） 傷寒論・太陽病中篇・金匱要略・痰飲咳嗽病

茯苓，桂皮，甘草，蒼朮。

〔目標〕比較的体力の低下した人で，めまい，身体動揺感，立ちくらみなどを訴える場合に用いる。①息切れ，心悸亢進，頭痛，のぼせ，尿量減少などを伴う場合，②心窩部に振水音を認める場合。

〔適応〕めまい，ふらつきがあり，または動悸があり，尿量が減少するものの次の諸症：神経質，ノイローゼ，めまい，動悸，息切れ，頭痛。

〔病態〕少陽病期・水滞型，虚証。

脾胃に水滞があり，心の陽気が衰え，気逆を伴った病態。胃部振水音，両側腹直筋の軽度の緊張，臍上悸，上熱下寒を呈する。起立性低血圧，神経症，頭痛，尿量の減少がみられるが，口渇は伴わない。

〔鑑別〕
1) 炙甘草湯：ともに陽証であり，心の陽気の衰えによる動悸，息切れを示す点は共通するが，津液(水)は不足した病態で，口舌の乾燥，手足のほてりなどを伴う。
2) 五苓散：ともに陽証で，気逆，水滞を伴う点で共通するが，口渇があり，嘔吐，浮腫を示すなど水滞と気逆の症状は強く，また表証や下痢を伴う。
3) 半夏白朮天麻湯：脾の衰え，水滞の症状は似るが，気虚の症状が明らか。
4) 真武湯：水滞によるめまいは共通するが，陰証で足腰の冷えがみられる。

六味丸（ろくみがん）　　　　　　　　　　　　　　　　　　　　小児薬証直訣

地黄，山茱萸，山薬，沢瀉，茯苓，牡丹皮．

〔目標〕比較的体力の低下した人で，漢方のいわゆる腎虚の症状に用いられる．その症状は，すなわち疲労感，下半身のしびれ感，尿量減少または多尿，夜間尿，遺尿，残尿感，陰萎，遺精，腰痛などのいくつかが複合した場合である．一般に，上腹部に比べ下腹部が軟弱である．ただしこの場合，冷えおよび浮腫は比較的軽度である．小児においては，上記の他に喘息症状を呈することがある．

〔適応〕疲れやすくて尿量減少または多尿で，ときに口渇があるものの次の諸症：排尿困難，頻尿，むくみ，かゆみ．

〔病態〕太陰病期・水滞型，虚証．

水滞型に一応は分類したが，尿量減少，多尿など水分代謝の障害はあるが，浮腫傾向はなく，皮膚は枯燥していることが多い．腎の陰液の不足がある病態である．このため四肢の煩熱（ほてり）を呈する．小腹不仁がみられる．

〔鑑別〕
1) 八味地黄丸：腎の作用の衰えをともにみるが，腎の陽気の衰えが主体であり，四肢の冷え，軽度の浮腫傾向がみられる．
2) 牛車腎気丸：腎の作用の衰えがともにみられるが，腎の陽気も陰液も不足した病態で，浮腫傾向が明らかで，関節痛やしびれが顕著である．

付録 3

方剤一覧（五十音順）
（保険薬価基準未収載方剤）

症例から学ぶ和漢診療学 第2版．p.309-322，医学書院，1998より一部改変し，転載．

● 右帰飲（うきいん）

附子，肉桂，熟地黄，山茱萸，山薬，枸杞子，杜仲，炙甘草，茯苓。

〔目標〕五臓論の腎の陽気の衰えたもので，易疲労，腹痛，腰痛，下肢の冷え，陰萎を示すもの。

〔応用〕諸種の老人性の退行性疾患，多発性神経炎，骨粗鬆症，腎障害，老人性白内障，インポテンス。

● 烏頭桂枝湯（うずけいしとう）

烏頭，桂皮，生姜，大棗，芍薬，甘草。

〔目標〕少陰病期・表寒型・実証。激しい腹痛・関節痛で，四肢の冷えを認めるもの。烏頭湯に比べて気虚の症状が相対的に強く，腹直筋の攣急・発汗傾向がある。

〔応用〕腹部疝痛，三叉神経痛，関節リウマチ，坐骨神経痛，中枢性・末梢性の運動麻痺・知覚障害。

● 烏頭湯（うずとう）

麻黄，芍薬，黄耆，甘草，烏頭。

〔目標〕少陰病期・表寒型・実証。激しい胸痛・腹痛・関節痛で，四肢の冷えを認めるもの。

〔応用〕三叉神経痛，関節リウマチ，坐骨神経痛，腹部疝痛，中枢性・末梢性の運動麻痺・知覚障害。

● 烏薬順気散（うやくじゅんきさん）

麻黄，烏薬，陳皮，川芎，白殭蚕，白芷，枳殻，桔梗，乾姜，甘草，大棗，生姜。

〔目標〕太陽病期―少陽病期・虚実間証。表証（頭痛，四肢のしびれ）があり，気鬱の症状を伴うもの。

〔応用〕脳血管障害による運動麻痺・知覚障害・顔面神経麻痺，小脳性運動失調症，多発性神経炎，抑うつ傾向。

● 越婢加半夏湯（えっぴかはんげとう）

麻黄，石膏，生姜，大棗，甘草，半夏。

〔目標〕太陽病期・実証。喘鳴，咳嗽があり，顔面の紅潮，口渇，身体内部の熱感を示すもの。咳嗽はいわゆる痙攣性咳嗽の様相を示し，連続して激しく咳込むことが多く，嘔吐を伴うことがある。

〔応用〕気管支炎，気管支喘息，慢性呼吸不全。

● 延年半夏湯（えんねんはんげとう）

半夏，柴胡，鼈甲，桔梗，呉茱萸，枳実，檳榔，人参，生姜。

〔目標〕少陽病期・心下痞鞕型・虚実間証。肩甲間部痛，肩こり，心窩部痛があり，下肢の冷え，痃癖（患者を立位にさせて心窩部に圧を加えると激しい痛みを訴える）を伴うもの。

〔応用〕肋間神経痛，胃炎，常習性頭痛，肩こり，慢性膵炎。

● 黄耆桂枝五物湯（おうぎけいしごもつとう）

黄耆，芍薬，桂皮，大棗，生姜。

〔目標〕太陰病期・虚証。気血の不足があって身体や四肢の知覚障害，運動麻痺を示すもの。皮膚の瘙痒・蟻走感を伴うこともある。

〔応用〕SMON，多発性硬化症，脊髄障害，多発性神経炎，顔面神経麻痺，代謝性神経障害，湿疹，小児ストロフルス，滲出性中耳炎。

● 黄連阿膠湯（おうれんあきょうとう）

黄連，黄芩，芍薬，阿膠，鶏子黄。

〔目標〕少陰病期・血虚型・虚証。血虚の症状があり，動悸，胸内苦悶感，不眠を示すもの。膿血便，血痰，血尿などを伴うことがある。また，皮膚の枯燥を伴う瘙痒症をみることもある。

〔応用〕不眠症，高血圧性心疾患，腸炎，尿道炎，不正性器出血，尋常性乾癬，湿疹，老人性皮膚瘙痒症，化膿性皮膚疾患。

● 解急蜀椒湯（かいきゅうしょくしょうとう）

粳米，半夏，人参，蜀椒，乾姜，甘草，附子，膠飴。

〔目標〕太陰病期―少陰病期・実証。腹部が冷えて，疝痛性の腹痛がみられ，腸管の蠕動亢進，あるいはイレウス様症状，嘔吐を示すもの。

〔応用〕急性腸炎，諸種のイレウス。

● 葛根黄連黄芩湯（かっこんおうれんおうごんとう）

葛根，甘草，黄連，黄芩。

〔目標〕太陽病期―少陽病期・腸型・実証。下痢で発熱，項背のこり，胃部不快感，喘鳴を示すもの。

〔応用〕急性胃腸炎，感冒性下痢症，気管支喘息。

● 乾姜人参半夏丸（かんきょうにんじんはんげがん）

乾姜，人参，半夏。

〔目標〕太陰病期・心下痞鞕型・虚証。激しい悪心・嘔吐，明らかな心下痞鞕，衰弱傾向を示すもの。

〔応用〕悪阻，制癌剤の投与に伴う悪心・嘔吐，吃逆。

● 甘草乾姜湯（かんぞうかんきょうとう）

甘草，乾姜。

〔目標〕太陰病期・虚証。五臓論でいう肺が冷え，このために泡沫状の喀痰，喘鳴，尿量の増加，精神不穏を示すもの。

〔応用〕気管支喘息，気管支炎，慢性呼吸不全，夜尿症，アレルギー性鼻炎。

● 甘草瀉心湯（かんぞうしゃしんとう）

半夏，甘草，黄芩，人参，大棗，乾姜，黄連。

〔目標〕少陽病期・心下痞鞕型・虚証。下痢，グル音の亢進，舌尖が赤く・白苔があり，悪心，嘔吐，胸やけ，精神不穏を示すもの。

〔応用〕胃炎，腸炎，過敏性腸症候群，不安神経症，アフタ性口内炎，ベーチェット病。

● 甘草附子湯（かんぞうぶしとう）

甘草，白朮，桂皮，附子。

〔目標〕少陰病期・表寒型・虚証。悪寒が特に首の周囲で著しく，関節痛，筋肉痛，精神不穏，尿量減少を示すもの。軽度の発汗傾向・浮腫傾向を伴うことが多い。

〔応用〕感冒，関節リウマチ，坐骨神経痛，肋間神経痛，多発性神経炎。

● 帰耆建中湯（きぎけんちゅうとう）

桂皮，芍薬，大棗，生姜，甘草，膠飴，黄耆，当帰。

〔目標〕太陰病期・腹直筋攣急型・虚証。気血がともに虚したもので，易感染性，腹痛，貧血，皮膚の枯燥を示すもの。また，諸種の化膿創や膿瘍などが遷延化したもの。

〔応用〕虚弱体質，アトピー性皮膚炎，慢性中耳炎，膿瘍，過敏性腸症候群。

● **枳朮湯**（きじゅつとう）
　枳実，白朮。
〔目標〕少陽病期—太陰病期・水滞型・虚実間証。悪心，嘔吐，胸内苦悶感，心窩部の支え感，心下痞鞕を示すもの。抑うつ傾向を伴うことが多い。
〔応用〕狭心症，肋間神経痛，慢性胃炎，常習性頭痛，不安神経症，気管支喘息，過敏性腸症候群。

● **枳縮二陳湯**（きしゅくにちんとう）
　枳実，縮砂，半夏，茯苓，陳皮，香附子，厚朴，延胡索，茴香，木香，草豆蔲，乾姜，甘草。
〔目標〕少陽病期—太陰病期・虚実間証で気鬱を伴うもの。胸部から背部にかけて激しく痛み，胃部振水音，悪心，嘔吐，めまい感を示すもの。抑うつ状態，頭痛，頭重を伴うことが多い。
〔応用〕狭心症，肋間神経痛，慢性胃炎，常習性頭痛，不安神経症，気管支喘息，過敏性腸症候群，坐骨神経痛。

● **橘皮枳実生姜湯**（きっぴきじつしょうきょうとう）
　橘皮，枳実，生姜。
〔目標〕少陽病期—太陰病期・虚実間証。胸腹部の気鬱が明らかで，胸内苦悶感，腹部膨満感を示すもの。
〔応用〕狭心症，肋間神経痛，気管支喘息，抑うつ状態，不安神経症，肩こり。

● **下瘀血湯**（げおけつとう）
　大黄，桃仁，䗪虫。
〔目標〕陽明病期・瘀血型・実証。赤ら顔でのぼせ傾向があり，月経障害，下腹部の深部（腰椎前面付近の圧痛），精神不穏，下腹部痛を示すもの。
〔応用〕月経障害，血の道症，妊婦の腹痛，腰痛，坐骨神経痛，常習性頭痛，不安神経症，常習性便秘。

● **桂姜棗草黄辛附湯**（けいきょうそうそうおうしんぶとう）
　桂皮，生姜，大棗，甘草，麻黄，細辛，附子。
〔目標〕少陰病期・表寒型・虚証。感冒の初期で，悪寒が強く，頭痛，喘鳴，咳嗽，関節痛を示すもの。あるいは，抑うつ状態があり，心下の異常（円盤状の腹壁筋の異常緊張が胸骨剣状突起と臍の中間にみられる）がみられ，腰痛を伴うもの。
〔応用〕高齢者や虚弱者の感冒，感冒症状が遷延化し喘鳴や胸苦しさが除かれないもの，気管支喘息，腰痛症，坐骨神経痛，不安神経症，抑うつ状態。

● 桂枝加附子湯（けいしかぶしとう）

桂皮，芍薬，大棗，生姜，甘草，附子。

〔目標〕太陰病期・水滞型・虚証。急性感染症の初期に発汗剤を用い，発汗が過度になったために四肢の筋肉が攣急し，尿量が減少し，悪寒を示すもの。

〔応用〕関節リウマチ，中枢神経性・末梢神経性運動麻痺，肩関節周囲炎，中耳炎，副鼻腔炎，痔。

● 桂枝去桂加茯苓白朮湯（けいしきょけいかぶくりょうびゃくじゅつとう）

芍薬，大棗，生姜，茯苓，白朮，甘草。

〔目標〕太陰病期・水滞型・虚証。蒼白な顔色で，頭痛，頭重感，背筋のこり，心窩部のつかえ感を示すもの。尿量の減少，下痢，胃部振水音を伴うことが多い。

〔応用〕常習性頭痛，慢性胃炎，抑うつ状態。

● 桂枝二越婢一湯（けいしにえっぴいっとう）

桂皮，芍薬，甘草，麻黄，生姜，大棗，石膏。

〔目標〕太陽病期・虚実間証。脈が浮・数，顔面の紅潮，口渇，発汗傾向を伴うもの。咽喉部痛，関節痛および筋肉痛をみることが多い。

〔応用〕感冒，インフルエンザ，関節リウマチ，肩関節周囲炎，ベーチェット病，湿疹。

● 桂枝二越婢一湯加朮附（けいしにえっぴいっとうかじゅつぶ）

桂皮，芍薬，甘草，麻黄，生姜，大棗，石膏，蒼朮，附子。

〔目標〕体力がやや衰えたもので，顔面の紅潮，下肢の冷感，口渇，発汗傾向を伴う関節痛および筋肉痛。朝のこわばり，浮腫，関節液の貯留，尿量減少をみる。

〔応用〕関節リウマチ，肩関節周囲炎，ベーチェット病，湿疹。

● 厚朴三物湯（こうぼくさんもつとう）

厚朴，枳実，大黄。

〔目標〕陽明病期・腸型・実証。熱性傾向があり，精神不穏などの精神症状，明らかな腹部膨満感，便秘を示すもの。

〔応用〕急性感染症で稽留熱・便秘・発汗を示すもの，急性腸炎，肺炎，脳炎，うつ状態。

● 厚朴七物湯（こうぼくしちもつとう）

厚朴，甘草，大黄，大棗，枳実，桂皮，生姜。

〔目標〕太陰病期・気鬱型・虚実間証。陽明病期から太陰病期への移行型。腹部膨満し，悪心，嘔吐，便秘，頭痛があり，わずかに熱性の傾向を示すもの。

〔応用〕常習性便秘。過敏性腸症候群。腹部外科手術後の腸管麻痺。脳血管障害に伴う腸管麻痺。

● 厚朴生姜半夏甘草人参湯（こうぼくしょうきょうはんげかんぞうにんじんとう）

厚朴，半夏，人参，甘草，生姜。

〔目標〕太陰病期・気鬱型・虚証。気血が衰え，腹部膨満し，悪心，嘔吐，便秘を示すもの。

〔応用〕神経性無食欲症。麻痺性イレウス。過敏性腸症候群。腹部外科手術後の腸管麻痺。脳血管障害に伴う腸管麻痺。

● 杞菊地黄丸（こきくじおうがん）

熟地黄，山茱萸，山薬，牡丹皮，茯苓，沢瀉，菊花，枸杞子。

〔目標〕五臓論の腎の陰液の衰えたもので，視力低下，目の乾燥感，めまい感，腰脚の筋力低下，口内乾燥を示すもの。

〔応用〕諸種の老人性の退行性疾患，多発性神経炎，骨粗鬆症，腎障害，老人性白内障，シェーグレン症候群。

● 柴胡加芒硝湯（さいこかぼうしょうとう）

柴胡，半夏，生姜，黄芩，大棗，人参，甘草，芒硝。

〔目標〕少陽病期・胸脇苦満型・実証。感染による高体温，便秘を示すもの。

〔応用〕感染症の亜急性期，慢性肝炎，気管支炎，腸炎。

● 柴胡疎肝湯（さいこそかんとう）

柴胡，芍薬，枳実，甘草，香附子，川芎，青皮。

〔目標〕少陽病期・胸脇苦満型・虚実間証で腹部に気鬱を伴うもの。胸脇苦満，両側腹直筋の緊張，腹部膨満感を示す。

〔応用〕肋間神経痛，過敏性腸症候群，慢性肝炎，慢性膵炎。

● 左帰飲 (さきいん)

熟地黄，山薬，山茱萸，枸杞子，茯苓，炙甘草。

〔目標〕五臓論の腎の陰液の衰えたもので，腰脚の筋力低下，口内乾燥，寝汗，口渇，皮膚枯燥を示すもの。

〔応用〕諸種の老人性の退行性疾患，多発性神経炎，骨粗鬆症，腎障害，老人性白内障，老人性腟炎。

● 四逆加人参湯 (しぎゃくかにんじんとう)

甘草，乾姜，附子，人参。

〔目標〕少陰病期・裏寒型・虚証。不消化の下痢，尿量減少，血圧低下，四肢の冷えを示すもの。あるいは全身倦怠感を訴えるもの。四逆湯よりも一層気虚の状態が明らかなもの。

〔応用〕諸種の下痢性疾患でpre-shock状態に陥ったもの，耐寒能の衰えたもの。

● 四逆湯 (しぎゃくとう)

甘草，乾姜，附子。

〔目標〕少陰病期・裏寒型・虚証。不消化の下痢，尿量減少，血圧低下，四肢の冷えを示すもの。あるいは全身倦怠感を訴えるもの。

〔応用〕諸種の下痢性疾患でpre-shock状態に陥ったもの。耐寒能の衰えたもの。

● 梔子豉湯 (しししとう)

山梔子，香豉。

〔目標〕少陽病期・胸内型・虚証で，胸内苦悶感，不眠，精神不穏，微熱を示すもの。

〔応用〕不安神経症，肝炎，食道炎，口内炎，不眠症，湿疹。

● 十棗湯 (じゅっそうとう)

大棗，芫花，甘遂，大戟。

〔目標〕少陽病期・水滞型・実証。胸郭内に水滞があり，胸痛，心窩部痛，呼吸困難，心窩部の腹壁筋の緊張(心下鞕満)を示すもの。

〔応用〕狭心症，心筋梗塞，急性膵炎，胃疝痛。

● **小承気湯**（しょうじょうきとう）
　大黄，枳実，厚朴。
〔目標〕陽明病期・腸型・実証。熱性傾向があり，精神不穏などの精神症状，腹部膨満感，便秘を示すもの。
〔応用〕急性感染症で稽留熱・便秘・発汗を示すもの，急性腸炎，肺炎，脳炎，うつ状態。

● **清熱補気湯**（せいねつほきとう）
　人参，当帰，芍薬，麦門冬，白朮，茯苓，升麻，五味子，玄参，甘草。
〔目標〕少陽病期・虚証で気虚証があり，胃に仮性の熱のあるもの。
〔応用〕アフタ性口内炎，舌炎。

● **赤丸**（せきがん）
　茯苓，半夏，烏頭，細辛。
〔目標〕少陰病期・表寒型・虚証。全身の著しい冷え，さむけ，全身倦怠感。
〔応用〕諸種の疾患で末梢循環不全，代謝低下状態に陥ったもの，あるいは全身倦怠を強く訴えるもの。

● **蘇子降気湯**（そしこうきとう）
　蘇子，半夏，陳皮，厚朴，前胡，桂皮，当帰，大棗，生姜，甘草。
〔目標〕少陽病期・胸内型・虚実間証で気逆を伴い，呼吸困難，胃腸虚弱，下肢の冷えを示すもの。
〔応用〕気管支喘息，気管支炎，慢性呼吸不全，口中びらん。

● **大烏頭煎**（だいうずせん）
　烏頭。
〔目標〕少陰病期・表寒型・実証。諸種の疾患に伴い激痛や疝痛を示すもの。
〔応用〕三叉神経痛，狭心痛，肋間神経痛，腸疝痛，胆石症，尿路結石，坐骨神経痛，腰痛，関節リウマチ。

● 大黄䗪虫丸（だいおうしゃちゅうがん）

大黄，黄芩，甘草，桃仁，杏仁，芍薬，乾地黄，乾漆，虻虫，水蛭，䗪虫，蠐螬。

〔目標〕少陽病期—太陰病期・瘀血型・虚証。下腹部の深部（椎体近傍）に圧痛があり，月経障害などの瘀血の症候を示し，併せて腹部膨満感，皮膚の低栄養状態のみられるもの。ときに，痔出血，不正性器出血，健忘，頭痛などを伴う。

〔応用〕月経障害，各種の消耗性疾患，慢性肝炎，肝硬変症，慢性呼吸不全，動脈硬化症，悪性腫瘍。

● 大黄附子湯（だいおうぶしとう）

大黄，附子，細辛。

〔目標〕太陰病期・実証。腹部疝痛もしくは側胸部痛，腰痛があり，冷えを認めるもの。

〔応用〕腸疝痛，胆石症，尿路結石，坐骨神経痛，腰痛，関節リウマチ。

● 大青竜湯（だいせいりゅうとう）

麻黄，杏仁，桂枝，生姜，大棗，石膏。

〔目標〕太陽病期・実証。脈が充実し，口渇，咳嗽，精神不穏，関節痛，筋肉痛を示すもの。

〔応用〕感冒，インフルエンザ，麻疹，湿疹。

● 沢瀉湯（たくしゃとう）

沢瀉，白朮。

〔目標〕少陽病期・水滞型・虚実間—虚証。真性のめまい，めまい感があり，尿量が減少するもの。

〔応用〕メニエール病。メニエール症候群，突発性難聴，小脳性運動失調症，脳底動脈循環不全症。

● 肘後方・奔豚湯（ちゅうごほう・ほんとんとう）

呉茱萸，桂皮，半夏，生姜，人参，甘草。

〔目標〕少陽病期—太陰病期・実証で気逆を伴うもの。気逆は激しく，発作性の不快感が腹部から胸や喉に突き上げて，頭痛や動悸を来すもの（奔豚気病）。心下痞鞕，心窩部振水音を伴う。

〔応用〕奔豚気病，不安神経症，更年期障害，腹部疝痛。

● 通脈四逆湯（つうみゃくしぎゃくとう）

甘草，乾姜，附子．

〔目標〕四逆湯の乾姜を増量した方剤．厥陰病期・虚証で，不消化の下痢，精神不穏，尿量減少，血圧低下，四肢の冷えを示すもの．

〔応用〕諸種の下痢性疾患でpre-shock状態に陥ったもの，あるいは全身倦怠を強く訴えるもの．

● 抵当湯（ていとうとう）

水蛭，虻虫，桃仁，大黄．

〔目標〕陽明病期・瘀血型・実証．下腹部全体が堅く張っており（小腹鞕満），月経障害，便秘，精神不穏などの瘀血の症候を示すもの．

〔応用〕精神疾患，記憶障害，月経前緊張症，子宮筋腫，子宮内膜症，慢性肝炎，肝硬変症，常習性頭痛．

● 桃花湯（とうかとう）

赤石脂，粳米，乾姜．

〔目標〕少陰病期・裏寒型・虚実間証．熱候のない下痢，粘液血便，腹痛があり，尿量の減少するもの．

〔応用〕細菌性腸炎，痔疾．

● 白虎湯（びゃっことう）

知母，粳米，石膏，甘草．

〔目標〕陽明病期・裏熱型・実証．高体温，激しい口渇があり，精神不穏を示すもの．口渇は激しいが，尿量の減少は一般には伴わない．

〔応用〕中枢性高体温症，感冒，関節リウマチなどの膠原病．

● 白虎加桂枝湯（びゃっこかけいしとう）

知母，粳米，石膏，甘草，桂皮．

〔目標〕陽明病期・裏熱型・実証．高体温，激しい口渇があり，気逆を伴うもの．頭痛，めまい感，精神不穏，関節痛を示すことが多い．

〔応用〕中枢性高体温症，感冒，関節リウマチなどの膠原病．

● 白通湯（びゃくつうとう）

葱白，乾姜，附子。

〔目標〕少陰病期・裏寒型・虚証。下痢が激しく，脈が微弱なもの。四肢の冷えは明らかでないことが多く，肛門の灼熱感は伴わない。

〔応用〕急性腸炎，膵炎。

● 茯苓杏仁甘草湯（ぶくりょうきょうにんかんぞうとう）

茯苓，杏仁，甘草。

〔目標〕少陽病期・胸内型・虚証。胸痛，呼吸困難，背部痛があり，心窩部の腹壁筋が異常に緊張しているもの（心下痞堅）。

〔応用〕気管支喘息，慢性呼吸不全，狭心症，心臓神経症，肋間神経痛。

● 茯苓四逆湯（ぶくりょうしぎゃくとう）

甘草，乾姜，附子，人参，茯苓。

〔目標〕厥陰病期・虚証で，精神不穏，心窩部不快感，尿量減少，四肢の冷えを示すもの。全身倦怠感が著しく，耐寒性の低下したもの。

〔応用〕諸種の疾患でpre-shock状態に陥ったもの，あるいは全倦怠を強く訴えるもの。

● 茯苓沢瀉湯（ぶくりょうたくしゃとう）

茯苓，沢瀉，白朮，生姜，桂皮，甘草。

〔目標〕少陽病期・心下痞鞕型・虚証で気逆を伴う。胃部に停滞感があり，口渇が明らかで水を飲むと嘔吐するもの。のぼせ，めまい感，頭痛，動悸を伴うことが多い。

〔応用〕胃腸虚弱，nonulcer dyspepsia，つわり，小児の吐乳。

● 附子粳米湯（ぶしこうべいとう）

附子，粳米，半夏，大棗，甘草。

〔目標〕少陰病期・裏寒型・実証―虚実間証。腹中が冷えて，グル音の亢進があり，疝痛を示すもの。

〔応用〕腸疝痛，胆石症，膵炎。

● 附子瀉心湯（ぶししゃしんとう）

大黄，黄連，黄芩，附子。

〔目標〕三黄瀉心湯に附子が加わった方剤。顔面紅潮・精神不穏・頭痛など肝・心の陽気の亢りがあり，しかも心窩部の膨満感があって悪寒するもの。

〔応用〕脳血管障害，常習性頭痛，高血圧症，抑うつ状態。

● 附子湯 (ぶしとう)

附子，茯苓，芍薬，白朮，人参。
〔目標〕少陰病期・表寒型・虚証で水滞を兼ねるもの。背部の悪寒が明らかで，四肢が冷え，関節痛，軽度の浮腫を伴うことが多い。
〔応用〕虚弱者や高齢者の感冒，神経痛，関節リウマチ。

● 分消湯 (ぶんしょうとう)

蒼朮，茯苓，陳皮，厚朴，香附子，猪苓，沢瀉，枳実，大腹皮，縮砂，木香，生姜，灯心草。
〔目標〕気鬱を伴う実証の浮腫・腹水を目標とする。腹部膨満感，尿量減少，便秘を伴うことが多い。
〔応用〕腹水，胸水，慢性腎炎，ネフローゼ症候群，浮腫。

● 分心気飲 (ぶんしんきいん)

桂枝，芍薬，木通，半夏，甘草，大棗，灯心草，生姜，桑白皮，青皮，陳皮，大腹皮，羌活，茯苓，紫蘇葉。
〔目標〕気鬱の証で抑うつ傾向，頭重感，食欲不振，腹部膨満感，腰痛などを示すもの。
〔応用〕神経症，抑うつ状態，神経性無食欲症，浮腫，腹水，咳嗽，神経痛。

● 防已茯苓湯 (ぼういぶくりょうとう)

防已，黄耆，桂皮，茯苓，甘草。
〔目標〕少陽病期―太陰病期・水滞型・虚証で気逆を伴う。四肢の浮腫。筋の線維束性攣縮。
〔応用〕腎炎，ネフローゼ症候群，心不全，筋萎縮症。

● 麻黄附子甘草湯 (まおうぶしかんぞうとう)

麻黄，附子，甘草。
〔目標〕少陰病期・表寒型・虚実間証。背部の悪寒，咽喉部痛，喘鳴，咳嗽。
〔応用〕虚弱者および高齢者の感冒，気管支炎，気管支喘息。

● 射干麻黄湯 (やかんまおうとう)

射干，麻黄，生姜，五味子，細辛，紫苑，款冬花，大棗，半夏。
〔目標〕少陽病期・胸内型・虚実間証。喘鳴と咳嗽があり，肺に熱のあるもの。頭痛・頭重・希薄な喀痰を伴うことが多い。
〔応用〕気管支喘息，気管支炎。

● 薏苡附子敗醬散（よくいぶしはいしょうさん）

薏苡仁，附子，敗醬根。

〔目標〕太陰病期の瘀血で回盲部の圧痛があり，皮膚の低栄養状態のあるもの。下肢の冷えを伴う。

〔応用〕瘀血に関連する月経障害，腸炎，子宮内膜症，手掌角化症，関節炎。

● 六鬱湯（りくうつとう）

香附子，川芎，蒼朮，陳皮，半夏，茯苓，山梔子，縮砂，甘草。

〔目標〕気鬱を主とした病態。

〔応用〕抑うつ状態。

● 良枳湯（りょうきとう）

茯苓，半夏，桂皮，大棗，枳実，甘草，良姜。

〔目標〕苓桂甘棗湯に半夏・枳実・良姜の加わったもので，気逆に加えて腹部に気鬱と水滞があり，このため，発作性の動悸，腹痛，嘔吐などを来たすもの。

〔応用〕奔豚気病，反復性・発作性の腹痛。

● 苓桂甘棗湯（りょうけいかんそうとう）

茯苓，桂皮，大棗，甘草。

〔目標〕気逆が激しく，発作性の不快感が腹部から胸や喉に突き上げて，動悸を来たすもの。

〔応用〕奔豚気病。不安神経症。更年期障害。

● 苓桂味甘湯（りょうけいみかんとう）

茯苓，桂皮，五味子，甘草。

〔目標〕咳嗽があって動悸・息切れのあるもの。気逆があり，顔面の紅潮・下肢の冷えをみる。

〔応用〕感冒で解熱後に咳の続くもの，慢性気管支炎，気管支喘息，奔豚気病。

事項索引

和文索引

あ

アントラキノン系下剤　194
赤ちゃんがえり(高齢者の)　33
汗臭い汗　99
安息香酸ベンジル　120

い

1処方箋あたりの薬剤費　254
1レセプトあたりの薬剤費　254
イミペネム・シラスタチン　250
イレウス　89, 91
　　── 術後　107
インフルエンザ　127
いびき　61
胃気　216
胃食道逆流症　124
胃瘻栄養　213, 217
胃瘻チューブ自己抜去　30
異常感覚　178
意識状態悪化　145
意欲の上昇　45
意欲の低下　41, 104
息切れ　135
咽喉閉塞感　62
咽中炙臠　216, 220
陰　8
　　── の病態　8, 13, 13, 15
陰萎　35
陰虚火旺　33
陰証　10
　　── の下痢　206
陰陽虚実　166
陰陽の概念　8, 247
陰陽の理論　8

う，え

うつ状態　44, 46, 48
うつ病　48, 54
烏頭桂枝湯　188
エキス剤(漢方薬の)　20
エチゾラム　54
エフェドリン　20
エリスロマイシン　149
栄養状態の不良　104
栄養チューブ抜去　217
塩酸セフォゾプラン　250
塩酸セフォチアム　250
塩酸チアプリド　32
塩酸バンコマイシン　153, 250
塩類下剤　197
嚥下改善薬　155, 157
嚥下反射改善薬　216

お

オイラックス軟膏　120
オピオイド受容体作用薬　215
悪心嘔吐に用いる方剤　216
瘀血　2, 5, 13, 14, 83, 174, 179, 239
　　── 改善　195
　　── スコア　5
　　── の診断基準　5
　　── の腹部症候　6
　　── を改善する漢方方剤　5
　　── を改善する処方　180
往来寒熱　129
黄耆　45
黄耆生薬末の振り出し　100
黄芩　20
黄連　20

嘔吐　91
遠志　150

● か

カマ　194
かすみ眼　72
かゆみ　116
下肢痛　232
下肢の冷え　180
下肢浮腫　78, 79
下腿痛を伴う腎不全　231
下腿浮腫　78, 80, 83
加齢に伴う免疫力の低下　149
風邪症候群　128
貨幣状湿疹　117
介護地獄　245
介護者の立場への漢方　245
介護の仕事量を軽減　246
介護力　245
疥癬　120
疥癬治療における漢方薬　121
咳嗽抑制効果　131
片麻痺　30, 251
肩こり　170, 171, 172, 173
掻破痕　116
甘草　21
完穀下痢　206, 211
肝
　── の異常　65
　── の機能　75
　── の失調　202
　── の失調状態　39, 70, 239
　── の陽気の過剰　220
　── の陽気の亢進　56
肝陰虚　202
肝気鬱結　179
肝気亢進　77
肝気の高ぶり　63, 66
肝臓（五臓論の）　7
肝陽上亢　32, 63, 65
疳の虫　245
乾性咳嗽　135, 138

患者主役の医療　253
寒証　92
寒熱，表裏などの概念　185
寒を伴う疼痛　174
間欠性跛行　160
間質性肺炎　136
感音難聴に伴う耳鳴り　69
感染症　242
感染性腸炎　205
感冒　127
漢方エキス製剤　19, 258
漢方治療導入の二次的な効果　253
漢方的診察法　13
漢方の四診　242
漢方薬
　── 使用後薬剤費の減少　250
　── の医療経済的な効果　253
　── のメリット　246
　── 服用　17, 18
関節痛　161
関節リウマチ（RA）　117, 158, 159, 163, 165
　── に対する漢方治療　166
簡易舌圧子　133
眼精疲労　74
顔面紅潮　62
顔面のしびれ　176

● き

木の芽時　247
気　1, 154
　── の不足　104
気鬱　2, 13, 50, 57, 62, 66, 70, 185
　── の症状　202
気逆　2, 185
気逆状態で易怒性　220
気虚　2, 13, 15, 44, 62, 65, 104, 104, 109, 110, 113, 154, 185, 228, 233
　── 改善薬　154, 156
　── スコア　2
　── の症候　150, 216
　── の症状　65
　── の状態　144

―― の診断基準　2
―― の治療方剤　3
気血
　―― の滞り　159
　―― を補う　4
気血虚　220
気血水　185
　―― の概念　1, 109
　―― のものさし　166
　―― 論　227
気血両虚　3, 14, 113, 117, 161, 162
　―― の病態　167
　―― を改善する漢方方剤　4
気滞　239
奇声を伴う　29
機能亢進作用（皮膚の）　118
機能性イレウス　92
機能性慢性便秘　193
義理を欠け　243
逆流　215
逆流予防　217
吸入ステロイド薬　136
急性尿路感染　223
去痰・鎮咳薬　128
虚　8
　―― の病態　8, 9, 14
虚血症状　109
虚実　138
　―― の理論　8
虚実間証　129
虚証　92, 138
　―― で水滞を伴う　174
　―― の便秘　196
虚脈　145
虚労の病態　44
胸脇　16
胸脇苦満　30, 50, 61, 62, 77, 115, 129, 130, 130, 174, 211, 226, 233
胸脇満微結　77
胸水　80
胸内型水滞　81
胸内苦悶感　57

胸部絞扼感　46
脇下　16
鏡面舌　14
均衡を保った消化機能（高齢者の）　238
金匱要略　28, 38, 44, 178, 190, 218
菌交代現象　142
筋肉痛　160, 161

● く

クアゼパム　55
クラリスロマイシン　123, 126, 149
クロチアゼパム　32
駆瘀血　162
　―― 剤　133, 159, 160, 223
駆水作用　228
駆虫剤　120
頸のこわばり　170

● け

下痢　22, 205
　――，穏和な　196
経管栄養　213, 215, 217
　――，漢方薬剤の　22
経管自己抜去　31
経鼻胃管　218
頸肩腕症候群　170, 172
血　1, 118
　―― を補う　4
血圧低下　145
血管性痴呆　51
血虚　2, 3, 13, 14, 86, 104, 109, 113, 117, 118, 144
　―― スコア　4
　―― の症状　86
　―― の診断基準　4
　―― を改善する漢方方剤　4
血行不良　104, 105
血痺　179
血流改善作用　118
厥陰病期　10, 185, 144
厥冷　145
肩関節周囲炎　170, 172

肩甲部の痛み　161
肩部のこわばり　170
建中湯類　144
弦脈　129

● こ

コリン類似薬　227
ゴールを決め込む　244
こむらがえり　109
呼吸困難　135
呼吸不全　135, 136
　——の漢方薬の選び方　139
五感を生かした介護　246
五臓の概念　6
五臓の働き　237
五臓六腑　6
五臓論　7, 39, 70
　——の概要　7
　——の肝　70
　——の腎　70
五味子　151
五輪書・水の巻　242
誤嚥　22
　——の予防　125
誤嚥性肺炎　122, 133, 149
　——への効果（清肺湯）　125
口苦　130
口腔ケア　132, 133, 241
口腔内の不衛生　133
向精神薬　37
抗炎症　195
抗炎症作用　160, 161
抗菌剤投与　124
抗菌薬　150, 208, 242, 250
　——中止　142
　——投与　142
抗コリン剤　227
抗精神・腎機能改善作用　195
抗ドーパミン剤　215
抗ヒスタミン剤　117
更衣　241
後天の気　154

後頭のこわばり　170
高齢者
　——の観察と評価　246
　——の興奮状態　28
　——の歯科治療　132
　——の証　246
　——の消化機能　238
項背のこわばり　174
膠飴　144
興奮　30, 56
極虚証　144

● さ

再生不良性貧血　86
再入眠困難　55
再燃性誤嚥性肺炎　122
最初の3か月　245
臍上　16
臍上悸　130
臍傍　16
臍傍圧痛　83
在宅介護　244
散剤　22
酸化マグネシウム　194
残尿感　228

● し

14環系マクロライド　215
しびれ　176
　——感　188
しぶり腹　206, 207, 211
しもやけ　160
止汗作用　98
止血効果　114
止痒効果（当帰飲子の）　118
止痒作用　117, 118
四肢麻痺　95
此事難治　159
自然治癒力　256
自然発汗　129, 130
刺激性下剤　195
　——の耐性　193

脂肪太り　62
視力障害　72, 75
視力低下　74
歯科治療（高齢者の）　133
歯科的疼痛　134
歯科領域の漢方薬　133
歯周炎　132
歯槽膿漏　132
自慰行為　35
自汗　130
　──　傾向　98
自己対照比較試験（Self-CT）　167
地黄　20
時間医学の考え方　247
時間の感覚を見直す　247
滋潤剤　138, 139
滋潤作用　116, 118
直中の少陰　129
湿　159
湿性咳嗽　135, 138
実　8
　──　の病態　8, 14
実証　138
芍薬　181
瀉下剤　99
瀉下作用　195
瀉下薬　195
腫痛　159
羞明　74
衆方規矩　70
柔軟に考える余裕　247
重症感染症　142
重痛　159
熟眠感　54
熟眠困難　53
出血傾向（皮膚の）　114
術後腸管麻痺のリスクファクター　93
術後癒着性イレウスの予防効果　218
潤腸作用　22, 195
証　11
　──　の概念　11
　──　の決定　11

　──　の定義　11
小腹　16
小腹不仁　2, 30, 78, 150, 173, 174, 216, 225, 226
小便自利　227
小便不利　227
少陰病期　10, 109, 129
　──　虚証　185
　──　裏証　185
少陽病期　10, 129
　──　実証　185
生薬の組み合わせのハーモニーの力　256
消炎酵素薬　128
消炎鎮痛作用　161
消化管蠕動亢進状態　65
焦燥感　56, 57
傷寒論　109, 128
　──　太陽病篇　173
上気道機能狭窄　139
上気道構成諸筋緊張低下　139
上肢運動制限　170
上衝　145
上熱下寒　183
承気湯類　217
食道アカラシア　124
食道癌　124
食欲がない　202
食欲の減退　104
食欲不振　130, 198
　──　の原因の検索　200
触診　15
褥瘡　101, 111, 147
　──　と漢方治療　104
　──　の病期によるドレッシング材　103
　──　の病期による外用剤　103
　──　の予防・治療ガイドライン　103
褥瘡感染症　149
褥瘡対策未実施減算　103
心因性障害に伴ううつ状態　49
心下　16
心下型水滞　81
心下痞鞕　30, 92, 129, 202, 208, 226

心下部につかえ感　219
心身一如　236
心性浮腫　81
心臓（五臓論の）　7
心と肝の陽気の病的過剰　220
心熱　56
心の失調状態　39, 239
心陽気の過剰　62
身体表現性障害　46, 47, 49
身土不二　236
神経因性膀胱　226
神経興奮状態　32
神経症　48
神農本草経　45, 98
津液枯燥　2
真寒表仮熱　10
真熱表仮寒　10
腎
　——の異常　65
　——の衰え　75
　——の機能失調　39
　——の機能低下　239
腎陰陽両虚　183
腎機能障害進展抑制　233
　——効果　234
腎虚　44, 65, 118, 135, 186, 225
　——の症状　72
　——の方剤　70
腎臓（五臓論の）　8

● す

スワンネック変形　164
頭痛　50
頭冒感　70
水　1
　——の異常　227
　——の変調　81
水穀の気　150, 237
水瀉性の下痢　210
水滞　2, 61, 62, 81, 118, 119, 136, 162, 180, 185, 223, 227, 239
水毒　2, 45, 81, 179, 227

睡眠呼吸障害　58
睡眠時無呼吸　58
睡眠時無呼吸症候群　61, 136, 139, 140
睡眠薬からの離脱　57
随証治療　226

● せ

セフォペラゾンナトリウム　250
セフタジジウム　250
セロトニン受容体作用薬　215
センナ　194
せん妄　32, 54
正中芯　225
西洋医学と東洋医学　255
性器の露出　38
性行為　38
性的逸脱行動　35, 36
性的接触　36
性欲　38
清潔　241
清熱剤　99
清熱作用　150
精神不安定　219
整容　241
切診　15
泄瀉　206
摂食拒否　201
摂食障害　201
舌診　14
先天の気　154, 237
洗顔　241
全身型水滞　81
全身倦怠感　131
全身性発汗　96
前立腺肥大　224
前立腺肥大症　160, 225
喘息　139

● そ

ゾルピデム　55
早朝覚醒　55
創傷治癒遅延　107

創の保護　112
湊理が開いた状態　99
瘙痒　119, 120

● た

多汗症　97
多関節痛　163, 251
足るを知る　247
食べられない　203
食べる意欲が乏しい　203
太陰〜少陰病期の状態　109
太陰病期　10, 92
　──　虚実間証　185
太陰暦　247
太陽病期　10, 129
体力の低下　109
対音源治療　69
耐性菌　124
耐寒能低下　93
帯状疱疹　178
　──　後神経痛　176
大黄　21, 194
大黄含有漢方薬　196
大黄非含有漢方薬　196
脱毛　109, 160
痰　139

● ち

チューブの自己抜去　218
痴呆　32, 48, 50
中気下陷　228
中焦　105, 144
中途覚醒　53, 55
中庸化作用　228
　──, 漢方薬の　35
腸管運動促進作用　195
腸管出血性病原性大腸菌　206
腸管蠕動運動亢進　66
直腸癌術後　107
陳皮　150
鎮咳剤　139
鎮痛効果　161

鎮痒剤　120

● て

手足のしびれ　109
手足の冷え性　180
鉄欠乏性貧血　88
臀部　177
　──　褥瘡　101
　──　痛　72
　──　のしびれ　177

● と

トラゾドン　54
ドパミン前駆物質　64
怒喜思憂恐悲驚　237
当荘庵家方口解　150
疼痛　188
　──　に用いられる方剤　162
　──　の改善　50
疼痛疾患　160
統合失調症圏　48

● な

勿誤薬室方函口訣　218
内耳機能改善薬　69
内臓のアトニー症状　2
長生きの秘訣　243

● に

二重盲検試験　56
日常生活動作の低下　41
入眠困難　53, 55
入浴　241
尿失禁　225, 227, 228
尿道炎　224
尿閉　226
尿利減少　119
尿路感染　226, 242
尿路感染症　150, 221

● ね

ネフローゼ症候群　78

寝たきり高齢者　43
　──の意欲の低下　44
　──の病態改善　43
熱証　13, 14
熱性傾向　145
　──, 皮膚の　114
熱性徴候　118, 119, 150

●の

ノルウェー疥癬　120
のどの痛み　129
のどのチクチク　130
脳血管性痴呆　28
膿性流涎　132
膿瘍　217

●は

ハロペリドール　32
バルビツール酸系薬剤　55
バンコマイシン耐性腸球菌　206
パーキンソン症候群　124
パーキンソン病　63
　──の治療ガイドライン　64
　──の病期の進行　65
長谷川式簡易知能評価スケール　244
歯磨き　241
肺炎　122, 242
肺炎抑制効果(清肺湯)　125
肺気腫　138
肺結核後遺症　136
肺性心　136
肺臓(五臓論の)　7
排尿困難　226, 227, 228
排尿障害　224, 225
排膿作用　134
排便の滞り　240
敗血症　142
廃用症候群　149
白内障　74, 160
　──の進行抑制　76
剥離創の早期治癒　114
剥離の防止　114

発汗　145
発汗過多　95
発熱　205, 251
反射性交感神経性ジストロフィー　188
煩躁　145

●ひ

ヒゼンダニ　120
ヒト疥癬虫　120
びらん　97
皮脂欠乏性皮膚炎　117
皮質性白内障　76
皮膚
　──の異常　104
　──のかさつき　109
　──の乾燥　117
　──の脆弱性改善　114
　──のびらん　217
　──剥離　111, 112
皮膚関節型水滞　81
皮膚甲錯　118
皮膚枯燥　105, 117, 118
皮膚瘙痒症　118
冷え　78, 82, 93, 180, 183
　──の傾向　179
　──の存在　82
非ステロイド抗炎症薬　128
卑猥な言葉を話す　36
脾
　──の虚弱　15
　──の異常　65, 104
　──の衰え　202
　──の失調状態　104
　──の働き　150
　──の働きを補う　216
脾胃の衰え　144, 202
脾胃の虚状　233
脾虚　44, 61, 104, 109, 186, 202
脾臓(五臓論の)　7
痺　159
膝以下の冷え　173
膝関節痛　158, 161

事項索引　365

人にやさしい医療　256
表の虚　99
表の失調状態　114
表皮の失調状態　99
表皮剥離　113
病位　10
貧血　85, 105
頻尿　160, 225, 226, 228
頻用処方　251, 255

● ふ
フェイス・スケール　188
不応性貧血　85
不穏　30
不穏行動　30
不消化便　211
不眠　56
　　——，身体表現性障害に伴う　52
　　—— の方剤　28
風呂の効用　158
浮腫　78, 81
附子末　160
風湿　159
風痺　178
腹候　92
腹診　15
腹直筋緊張　115
腹痛　160, 205
腹部の名称　16
腹満　92
振り出し　98
　　——，黄耆の生薬末　98
　　—— の作製法　99
聞診　14

● へ
ベンゾジアゼピン系薬剤　54
閉塞性睡眠呼吸障害　60
片麻痺　30, 251
弁惑論　219
便臭　211
便秘　119, 193, 219, 241

● ほ
ボタン穴変形　163
保嬰撮要　32
補気　113
補血剤　118
補剤　109, 140
補腎剤　155
補腎の効果のある薬方　227
補脾益気　50
補脾剤　238
母子同服　19, 245
方函口訣　44
望診　13
望聞問切　242
膀胱炎　221
本草綱目　98

● ま
マクロライド　215
麻黄　20
麻痺性イレウス　89
末期腎不全例に適応　234
万病回春　218
慢性気道感染症　147, 149
慢性下痢　210
慢性腎不全　230
　　—— の漢方方剤　235
慢性尿路感染症　149
慢性閉塞性肺疾患（COPD）　136, 138
慢性便秘　194
慢性膀胱炎　221

● み
未病を治す　155
水太り　61, 62
　　—— 体質　83
耳鳴り　68, 69, 72
脈が浮の状態　129
脈診　15
　　—— の情報　16

む，め，も

無汗　98
無難聴性耳鳴り　69
メロペム三水化物　250
めまい　72
めまい感　83
目に生ずる異常　75
眼が重い　74
眼に勢いがない　77
眼のかすみ　72, 76
眼の疲れ　72
免疫調節薬　155, 157
問診　14

や

夜間奇声　26
夜間せん妄　29
夜間の発汗　99
夜間の不眠　27
薬価差益　248
薬剤費節約の理由　254
薬剤費の減少　249

よ

よりよく生きること　241
陽　8
　──の病態　8, 13, 14, 15
陽実証　62
陽証　10, 144
　──の下痢　206
　──の慢性下痢　212
陽明病期　10, 223
　──実証　50, 185
腰痛　158, 160, 161, 181
抑うつ状態　70
抑肝散証　33

ら

ラタモキセフナトリウム　250
ランダム化群間対照比較試験（RCT）　167
落屑　118

り

リウマチ　159
利水剤　82, 138, 138
利水作用　161
利尿薬　81
痢疾　206
裏急後重　205, 206, 207, 211
裏熱　223
裏の気血循環の不全　92
流涙　74
両手指の関節痛　163
療養型病床群
　──，での頻用処方　251
　──と漢方薬　248
緑内障　74
緑膿菌感染　147

る

るいそう　104
類聚方広義　29, 38, 44, 105
　──解説　219

れ，ろ

攣急　130
老人性白内障　76
老人性皮膚瘙痒症　117
瘻孔からの漏れ（栄養剤の）　215
瘻孔周囲炎　217
瘻孔周囲のトラブル　217, 219
瘻孔部感染　215
六病位　9, 144

欧文索引

A
α遮断薬　227

B
$β_2$刺激薬　136
β遮断薬　189
BCM　250
bisphosphonate　189

C
CAM　123, 126, 149
CAZ　250
COPD　136
　──の治療法　137
CPZ　250
CTM　250
CZOP　250

E
EM　149

G
G-CSF　144
GM-CSF　144

I
IFN γ　144
IPM/CS　250

L
L-ドーパ　63, 64

L
LAK　144
LMOX　250

M
MEPM　250
MRSA対策　153
MTX　166

O
O-157感染症　206

R
RA（関節リウマチ）　165
　──治療方剤の鑑別　168
　──に応用される方剤　166
　──の病期からみた治療戦略　168
RSD　188, 188
　──と漢方治療　190
　──の治療方剤　191

S
SAS　61
SIRS　143
sleep apnea syndrome　61

V
vancomycin hydrochloride　153
VCM　153
VRE　206

W
Wearing off 現象　63, 64

方剤索引

太数字は方剤解説（付録2，3）の記載頁を示す。

● あ 行

安中散　56, **268**
胃苓湯　**268**
茵蔯蒿湯　118, **269**
茵蔯五苓散　118, **269**
右帰飲　**344**
烏頭桂枝湯　118, 190, **344**
烏頭　**344**
烏薬順気散　**344**
温経湯　**270**
温清飲　4, 114, 118, **270**
エンビ　**271**
越婢加朮湯　82, 118, 121, 161, 168, **271**
越婢加半夏湯　**344**
延年半夏湯　**345**
黄耆桂枝五物湯　176, 177, 179, **345**
黄耆建中湯　3, 7, 41, 100, 104, 114, 133, 142, 145, 150, 156, 176, 185, **272**
黄芩湯　**272**
黄連阿膠湯　56, **345**
黄連解毒湯　28, 33, 39, 40, 44, 56, 62, 66, 118, 190, 225, **273**
黄連湯　**273**
乙字湯　**274**

● か 行

解急蜀椒湯　**345**
加工ブシ末　186, 252, **274**
葛根黄連黄芩湯　**345**
葛根加朮湯　158, 161, **275**
葛根湯　39, 127, 150, 158, 161, 173, 174, **275**
葛根湯加川芎辛夷　**276**
加味帰脾湯　28, 44, 87, 150, 156, **276**
加味逍遥散　6, 28, 33, 185, **277**
乾姜人参半夏丸　**346**
甘草乾姜湯　160, **346**
甘草湯　134, **277**
甘草瀉心湯　**346**
甘草附子湯　166, 185, **346**
甘麦大棗湯　33, **278**
桔梗石膏　**278**
桔梗湯　**279**
帰耆建中湯　101, 104, 107, 109, 115, **346**
枳朮湯　**347**
枳縮二陳湯　**347**
橘皮枳実生姜湯　**347**
帰脾湯　3, 4, 85, 87, 133, 150, **279**
芎帰膠艾湯　4, 6, 86, **280**
芎帰調血飲　**280**
玉屏風散　100
九味檳榔湯　**281**
下瘀血湯　**347**
荊芥連翹湯　4, **281**
桂姜棗草黄辛附湯　**347**
桂枝湯　129, 158, **283**
桂枝加黄耆湯　3, 98, **282**
桂枝加葛根湯　170, 172, 174, **282**
桂枝加厚朴杏仁湯　**283**
桂枝加芍薬湯　65, **284**
桂枝加芍薬大黄湯　**284**
桂枝加朮附湯　158, 166, 168, 179, **285**
桂枝加附子湯　185, **348**
桂枝加苓朮附湯　161, 190, **285**
桂枝加竜骨牡蛎湯　28, 33, 35, 37, 39, 185, **286**
桂枝去桂加茯苓白朮湯　**348**
桂枝芍薬知母湯　161, 163, 166, **286**
桂枝二越婢一湯　166, 168, **348**

方剤索引

桂枝二越婢一湯加朮附　348
桂枝人参湯　287
桂枝茯苓丸　6, 160, 167, 171, 173, 177, 180, 185, 255, 287
桂枝茯苓丸加薏苡仁　288
桂枝麻黄各半湯(桂麻各半湯)　129, 288
啓脾湯　156, 289
香蘇散　50, 68, 129, 159, 289
厚朴三物湯　348
厚朴七物湯　92, 349
厚朴生姜半夏甘草人参湯　89, 92, 349
杞菊地黄丸　349
五虎湯　290
五積散　160, 185, 290
牛車腎気丸　8, 70, 76, 78, 82, 118, 156, 160, 185, 251, 291
呉茱萸湯　3, 185, 291
五淋散　150, 292
五苓散　82, 179, 255, 292

● さ　行

柴陥湯　293
柴胡加竜骨牡蛎湯　28, 33, 37, 39, 44, 50, 56, 61, 155, 171, 174, 293
柴胡加芒硝湯　349
柴胡桂枝湯　130, 150, 174, 251, 255, 294
柴胡桂枝乾姜湯　47, 72, 75, 77, 127, 130, 139, 145, 150, 174, 185, 294
柴胡清肝湯　4, 295
柴胡疎肝湯　159, 349
柴朴湯　295
柴苓湯　167, 179, 190, 296
左帰飲　350
三黄瀉心湯　7, 28, 56, 62, 296
三物黄芩湯　297
酸棗仁湯　26, 28, 56, 297
滋陰降火湯　8, 118, 298
滋陰至宝湯　298
紫雲膏　104, 266
四逆散　50, 61, 68, 70, 144, 299
四逆散合香蘇散料　69

四逆加人参湯　185, 350
四逆湯　145, 185, 350
四君子湯　3, 110, 144, 299
梔子豉湯　350
梔子柏皮湯　56, 119, 300
七物降下湯　4, 300
四物湯　4, 86, 113, 118, 144, 255, 301
炙甘草湯　7, 51, 301
芍薬甘草湯　65, 106, 302
十全大補湯　4, 44, 86, 104, 111, 113, 117, 140, 144, 150, 154, 156, 168, 185, 251, 302
十棗湯　350
十味敗毒湯　303
潤腸湯　4, 303
小建中湯　3, 41, 42, 44, 155, 304
小柴胡湯　70, 130, 150, 155, 174, 179, 304
小柴胡湯加桔梗石膏　305
小承気湯　351
小青竜湯　129, 139, 305
小半夏加茯苓湯　306
消風散　118, 306
升麻葛根湯　307
辛夷清肺湯　134, 307
参蘇飲　129, 308
神秘湯　308
真武湯　80, 82, 145, 185, 251, 309
清上防風湯　309
清暑益気湯　3, 156, 310
清心蓮子飲　7, 150, 310
清熱補気湯　351
清肺湯　8, 112, 122, 125, 151, 155, 311
赤丸　185, 351
川芎茶調散　66, 311
疎経活血湯　4, 6, 159, 160, 177, 185, 312
蘇子降気湯　351

● た　行

大烏頭煎　351
大黄甘草湯　312
大黄䗪虫丸　6, 352
大黄附子湯　352

大黄牡丹皮湯　6, 121, **313**
大建中湯　92, 155, **313**
大柴胡湯　28, 61, 70, 174, **314**
大柴胡湯去大黄　**314**
大承気湯　99, **315**
大青竜湯　**352**
大防風湯　4, 161, 163, 166, 167, **315**
沢瀉湯　**352**
竹筎温胆湯　56, **316**
治頭瘡一方　**316**
治打撲一方　6, 159, 160, **317**
肘後方・奔豚湯　**352**
調胃承気湯　99, **317**
釣藤散　7, 28, 50, 70, 125, **318**
腸癰湯　6, **318**
猪苓湯　150, **319**
猪苓湯合四物湯　**319**
通導散　6, **320**
通脈四逆湯　185, **353**
抵当湯　6, **353**
桃花湯　**353**
桃核承気湯　6, 28, 50, 99, 180, 185, **320**
当帰飲子　4, 98, 116, 118, 185, **321**
当帰建中湯　3, 86, 115, 156, **321**
当帰四逆加呉茱萸生姜湯　134, 160, 179, 185, 190, **322**
当帰芍薬散　82, 113, 185, 251, **322**
当帰芍薬散加附子　6, **323**
当帰湯　185, **323**

● な 行

二朮湯　162, 174, **324**
二陳湯　**324**
女神散　**325**
人参湯　3, 7, 82, 155, 181, **325**
人参養栄湯　4, 44, 86, 109, 113, 125, 139, 140, 150, 156, 185, 251, **326**

● は 行

排膿散及湯　132, **326**

麦門冬湯　8, 130, 139, 171, 172, **327**
八味地黄丸（八味丸）　8, 39, 65, 68, 72, 76, 118, 156, 160, 166, 170, 173, 174, 181, 251, 255, **327**
半夏厚朴湯　28, 44, 50, 56, 61, 66, 125, 139, 155, 255, **328**
半夏瀉心湯　**328**
半夏白朮天麻湯　3, 185, **329**
白虎加人参湯　99, 118, 255, **329**
白虎加桂枝湯　99, **353**
白虎湯　**353**
白通湯　**354**
茯苓飲　3, 82, **330**
茯苓飲合半夏厚朴湯　**330**
茯苓杏仁甘草湯　82, **354**
茯苓四逆湯　145, 185, **354**
茯苓沢瀉湯　**354**
附子粳米湯　92, **354**
附子瀉心湯　52, 56, **354**
附子湯　185, **355**
附子理中湯　185, 186, **331**
分消湯　82, **355**
分心気飲　**355**
平胃散　**331**
防已黄耆湯　61, 82, 98, 161, 166, 168, 177, 255, **332**
防已茯苓湯　98, **355**
防風通聖散　61, 139, **332**
補中益気湯　3, 7, 44, 46, 51, 58, 61, 75, 77, 95, 100, 101, 104, 107, 110, 114, 130, 139, 144, 147, 151, 154, 185, 251, **333**

● ま 行

麻黄湯　129, **333**
麻黄附子甘草湯　**355**
麻黄附子細辛湯　127, 129, 139, **334**
麻杏甘石湯　**334**
麻杏薏甘湯　161, 166, 168, **335**
麻子仁丸　99, 251, **335**
木防已湯　82, 138, **336**

や 行

射干麻黄湯　335
薏苡仁湯　116, 163, 166, 167, **336**
薏苡附子敗醬散　6, **356**
抑肝散　7, 28, 30, 33, 63, 65, **337**
抑肝散加陳皮半夏　7, 56, 65, 96, 251, 255, **337**

ら 行

六鬱湯　356
六君子湯　3, 7, 44, 63, 65, 66, 156, 186, 190, **338**
立効散　133, **338**
竜胆瀉肝湯　150, **339**
良枳湯　356
苓甘姜味辛夏仁湯　139, 185, 186, **339**
苓姜朮甘湯　160, 186, **340**
苓桂朮甘湯　340
苓桂甘棗湯　356
苓桂味甘湯　356
六味丸　8, 33, 76, 139, 156, 160, 176, **341**